JN273673

ハンセン病絶対隔離政策と日本社会

無らい県運動の研究

無らい県運動研究会 編

六花出版

本研究会は、らい予防法違憲国賠訴訟西日本弁護団より研究助成を受けました。同弁護団に感謝いたします。

目次

執筆者紹介（掲載順）

内田博文（うちだ・ひろふみ）
一九四六年　大阪府生まれ
現　在　神戸学院大学法科大学院教授
主な著作　『刑法学における歴史研究の意義と方法』九州大学出版会、一九九七年

藤野　豊（ふじの・ゆたか）
一九五二年　横浜市生まれ
現　在　日本近現代史研究者
主な著作　『戦後初期人身売買／子ども労働問題資料集成』六花出版、二〇一三年

和泉眞藏（いずみ・しんぞう）
一九三七年　中国長春市生まれ
現　在　アイルランガ大学熱帯病研究所客員教授（ハンセン病医学専攻）
主な著作　『医者の僕にハンセン病が教えてくれたこと』ＣＢＲ出版、二〇〇五年

訓覇　浩（くるべ・こう）
一九六二年　京都市生まれ
現　在　真宗大谷派僧侶、大谷大学非常勤講師、ハンセン病市民学会共同代表
主な著作　「解説」『近現代日本ハンセン病問題資料集成　補巻6　私立療養所』不二出版、二〇〇五年

徳田靖之（とくだ・やすゆき）
一九四四年　大分県別府市生まれ
現　在　ハンセン病市民学会共同代表、弁護士
主な著作　『つくられたＡＩＤＳパニック』桐書房、一九九三年

鮎京眞知子（あゆきょう・まちこ）
一九八二年　弁護士登録　福岡県生まれ
現　在　第二東京弁護士会所属（鮎京法律事務所）
主な著作　『権利擁護と成年後見制度』（共著）中央法規、二〇〇九年

宮坂道夫（みやさか・みちお）
一九六五年　長野県生まれ
現　在　新潟大学医学部保健学科教授
主な著作　『ハンセン病　重監房の記録』集英社新書、二〇〇六年

森川恭剛（もりかわ・やすたか）
一九六六年　愛知県生まれ
現　在　琉球大学法文学部教員
主な著作　『ハンセン病と平等の法論』法律文化社、二〇一二年

小松　裕（こまつ・ひろし）
一九五四年　山形県生まれ
現　在　熊本大学文学部教授
主な著作　『田中正造　未来を紡ぐ思想人』岩波現代文庫、二〇一三年

塚本　晋（つかもと・しん）
一九七五年　福岡県大牟田市生まれ
現　在　熊本県立宇土高等学校非常勤講師、熊本県無らい県運動検証委員会協力員

神谷誠人（かみや・まこと）
一九六一年　滋賀県生まれ
現　在　弁護士
主な著作　「ハンセン病問題から『人間の尊厳』を考える」名古屋御坊編集部編『いのちの尊厳』風媒社、二〇〇八年

佐藤　労（さとう・つとむ）
一九五七年　北海道函館市生まれ
現　在　藤田保健衛生大学医学部倫理学教授
主な著作　「ハンセン病「無癩県運動」の発端について」『ハンセン病市民学会　年報　２００７』

宮前千雅子（みやまえ・ちかこ）
一九六五年　大阪府生まれ
現　在　関西大学人権問題研究室委嘱研究員
主な著作　「ハンセン病」『部落史研究からの発信』第３巻　現代編、部落解放・人権研究所、二〇〇九年

まえがき

本書は、ハンセン病市民学会の活動の一環として結成された「無らい県運動研究会」における三年間にわたる共同研究の成果をまとめたものである。

無らい県運動の「無らい県」とは、すべてのハンセン病患者を隔離して在宅の患者が一人もいなくなった都道府県を意味する。この「無らい県」を実現するために患者を摘発して療養所に送り込もうとする官民一体の運動が「無らい県運動」であった。「無らい県運動」という語が流布されるようになったのは一九三一（昭和六）年の「癩予防法」公布により絶対隔離政策が実施されてからであった。そして、とりわけハンセン病患者の「二〇年根絶計画」が開始された一九三六年以降、無らい県運動が全国的に展開されていった。

無らい県運動の下でハンセン病患者は近隣の住民により密告され、療養所に強制的に隔離されていった。未隔離の患者は隔離されるまで戦前なら警察に、戦後なら地元自治体の専門（専任）職員により監視された。国、自治体、それに癩予防協会や日本ＭＴＬなどの団体は「民族浄化」を掲げて患者には隔離を受け入れるよう教化し、国民には隔離こそが患者を救済する道であると訴えた。戦後の基本的人権の尊重をうたった日本国憲法の下でも無らい県運動は継続され、むしろ強化された。現在、再審が求められている菊池事件も戦後の無らい県運動が生み出した重大な冤罪事件である。

「らい予防法」違憲国賠訴訟について原告勝訴の画期的な判決を下し、すべてのハンセン病患者を生涯にわたって強制的に隔離した絶対隔離政策を未曾有の人権侵害だとして国に損害賠償を命じた二〇〇一（平成一三）年五月一一日の熊本地裁は、無らい県運動についても次のように指摘した。

「無らい県運動の徹底的な実施は多くの国民に対し、ハンセン病が恐ろしい伝染病であり、ハンセン病患者が地域社会に脅威をもたらす危険な存在であるとの認識を強く根付かせた」「無らい県運動等のハンセン病政策によって生み出された差別・偏見はそれ以前にあったものとは明らかに性格を異にするもので、ここに、今日まで続くハンセン病患者に対する差別・偏見の原点があると言っても過言ではない」

地裁判決の確定を受けて厚生労働省の下に設置された第三者機関「ハンセン病問題に関する検証会議」の検証により国以外の責任も明らかにされた。絶対隔離政策は国のみによってなされたものではなかったからである。患者を隔離する実務を執ったのは都道府県であり、実際には市町村がその実行に当たった。絶対隔離を正当化する世論形成には、医学はもちろん宗教、福祉、教育に携わる人びとも関わり、新聞などのメディアも絶対隔離を煽る報道を行った。そして、一般の市民もこうした国策のもとで患者摘発の密告を行い、患者の隔離を促していった。

検証会議により無らい県運動の検証も飛躍的に進展することになった。しかし、マンパワーの問題に加えて、時間的な制約、そして何よりも資料的な制約などから、少なくない課題が残されることになった。戦前の無らい県運動と戦後の無らい県運動の異同の整理などもそのひとつ。地方自治体の動きに独自の動きがあるとすれば、どのような動きかについての検討もそのひとつ。これらに負けず劣らず重要だと思われたのは地域住民の動きである。戦後の無らい県運動においては地域住民が戦前とは比較にならないほど大きな役割を果たすことになったからである。国、自治体の無らい県運動と地域住民の無らい県運動との間に異同が見られるとすればどのような点かということも看過し得ない問題であった。

本「無らい県運動研究会」がハンセン病市民学会と連携する形で設置されたのもこのような課題を意識してのことであった。私たちはハンセン病患者に対する絶対隔離を進めた責任は国だけではなく、自治体、そして広く国民にもあるという認識を共有し、二〇一一年度から、戦前・戦後にわたる無らい県運動について医学、法学、歴史学、宗教学、生命倫理学など学際的に研究を行ってきた。

しかし、無らい県運動の研究のすそ野が広がるなかで、ハンセン病療養所は患者にとり「アジール」（聖域。隔離されたからこそ保証された平安な領域という意味）であったというような見方も提示されている。現象的に見れば、そのような見方も成立し得ないわけではない。検証会議が被害実態調査の一環として入所者に対し療養所はどんな所でしたかと尋ねたところ、「天国」と答えた人と「地獄」と答えた人とが相半ばしたからである。

しかし、療養所をもって「天国」と答えた人の背後には無らい県運動によって社会的な迫害を受けた記憶が伏在していることに注意しなければならない。無らい県運動が入所者をして過酷な療養所生活を「天国」と表現せしめさせている「逆説の構図」に留意しなければならない。

非入所者の存在をもって絶対隔離政策は不徹底であったということもできない。非入所者、その家族等は無らい県運動の圧力に直接さらされ続けることになったからである。彼らが置かれた状態は、施設内隔離ではなかったとしても社会内隔離とでも呼ぶべきもので、隔離には違いがなかったのである。

私たちの世代が犯した過ちを私たち自身の手で検証し、非人間的な真実を次世代の人たちに伝えていくことは私たちの責務である。次世代の人たちには同じような過ちを繰り返してほしくないからである。一九八五年五月八日、西ドイツ国会で行われ、全世界であまりにも有名となった「荒れ野の四〇年」と題された演説の中で、ヴァイツゼッカーは次のように述べている。

問題は過去を克服することではありません。さようなことができるわけはありません。後になって過去を変えたり、起こらなかったことにするわけにはまいりません。しかし過去に目を閉ざす者は結局のところ現在にも盲目となります。非人間的な行為を心に刻もうとしない者は、またそうした行為に陥りやすいのです。

（永井清彦訳『ヴァイツゼッカー大統領演説集』岩波書店、一九九五年、一〇–一一頁）

私たちの犯した過ちを教訓にして、無らい県運動にみられる「排除の社会」ではなく、「包摂と共生の社会」を築いていってほしいというのが私たちの切なる願いである。しかし、それは「見果てぬ夢」では決してない。そこに至り得る確かな道筋がすでに示されているともいえるからである。日本国憲法の基本的人権尊重の理念を糧にして過酷な療養所生活の中で入所者自治会を組織し、国のハンセン病強制隔離政策と官民一体の無らい県運動に対し果敢に闘いを挑み、ついには違憲判決を勝ち取った療養所入所者の勇気と団結力。そして、それを支え続けた支援者の存在。それこそは、この道筋を示しているといえないだろうか。問題はこの道の存在を示し、より多くの人たちが通れるように道を拡げ、誰でもが歩めるように障害を取り除き、この道をともに歩み始めることである。

本書を通して私たちの願いが伝えられるとすれば何よりの幸いである。

執筆者を代表して

内田博文

二〇一四年四月

I

無らい県運動とは

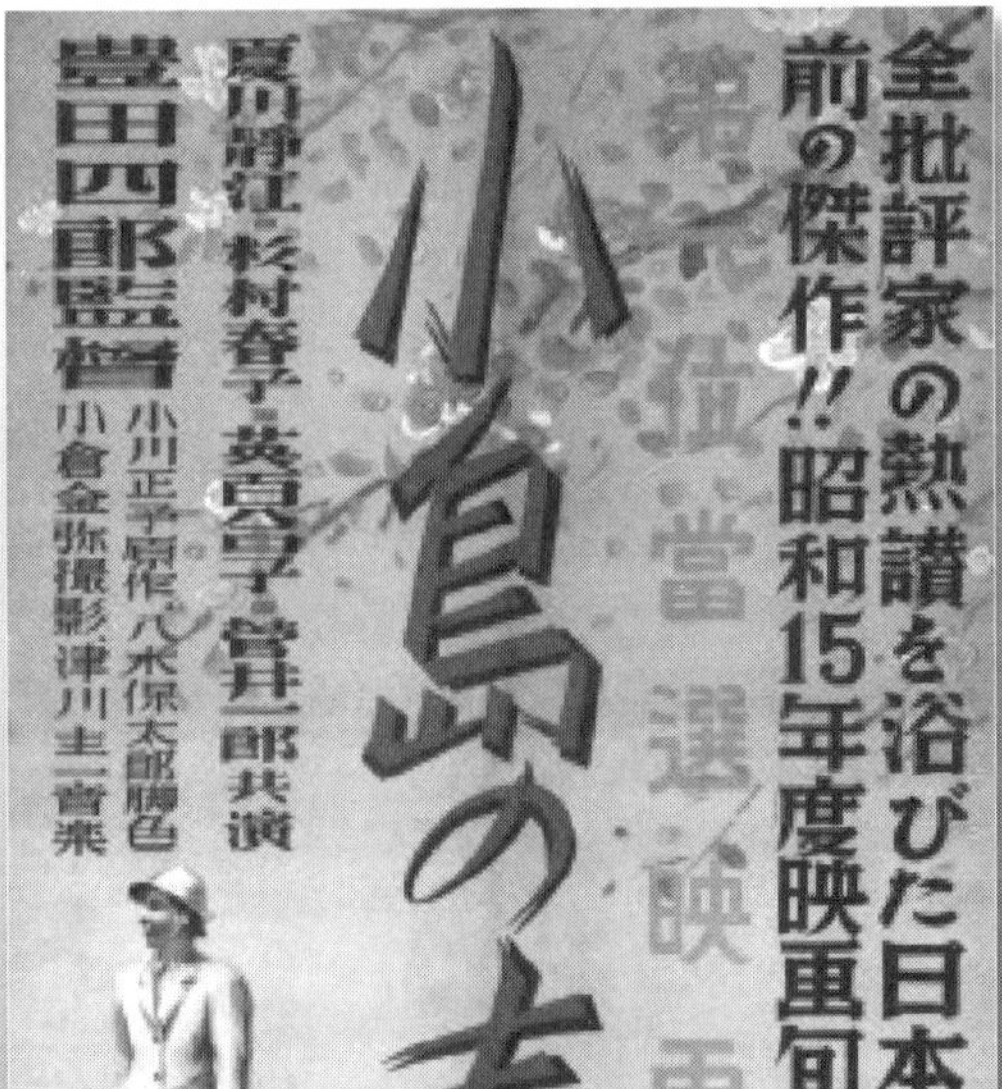

全批評家の熱讃を浴びた日本映画空
前の傑作!! 昭和15年度映画旬報選出
當選映画!!
小島の春
夏川静江・杉村春子・英百合子・菅井一郎共演
豊田四郎監督
小川正子原作・八木保太郎脚色
小倉金弥撮影・津川圭一音楽
© 1940 TOHO CO., LTD.

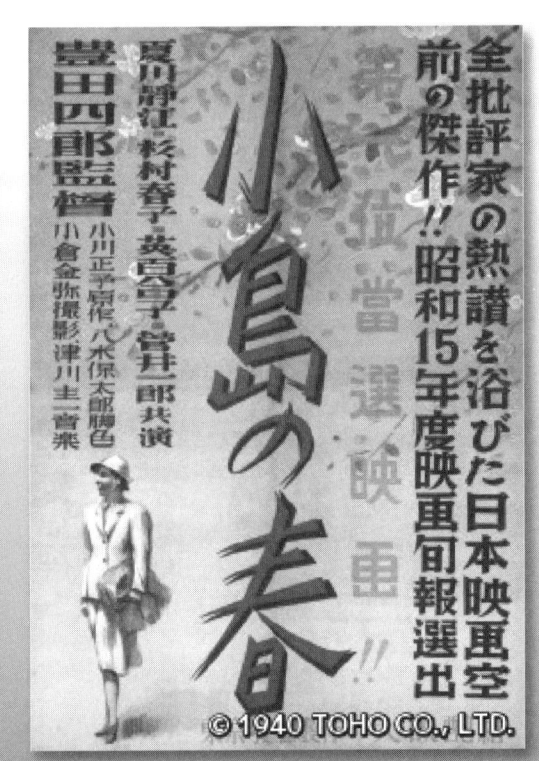

扉写真＝映画「小島の春」ポスター（p117～参照）

強制隔離政策と人権

内田博文

第一章　国際公約違反のハンセン病強制隔離政策

今も医療問題だとの理解は少なくないが、ハンセン病問題は優れて人権問題であった。しかし、人権問題として議論され、理解されるようになるまでには長い年月と想像を絶するような多くの犠牲を要した。この教訓を人権論の発展に生かしていくことは私たちの務めでもある。

ところで、第二次世界大戦後、日本国憲法が制定された後も日本は誤ったハンセン病強制隔離政策を続けた。それは、サンフランシスコ講和条約などで日本が世界に誓った国際公約に違反するものでもあった。同条約の前文は、次のように謳っていたからである。

日本国としては、国際連合への加盟を申請し且つあらゆる場合に国際連合憲章の原則を遵守し、世界人権宣言の目的を実現するために努力し、国際連合憲章第五十五条及び第五十六条に定められ且つ既に降伏後の日本国の法制によつて作られはじめた安定及び福祉の条件を日本国内に創造するために努力し、並びに公私の貿易及び通商において国際的に承認された公正な慣行に従う意思を宣言するので、……連合国は、前項に掲げた日本国の意思を歓迎するので、……よつて、連合国及び日本国は、この平和条約を締結することに決定し、これに応じて下名の全権委員を任命した。

そして、第二次世界大戦後の国際的な枠組みを定めた国際連合憲章の前文は、次のように謳っていた。

われら連合国の人民は、……われらの一生のうちに二度まで言語に絶する悲哀を人類に与えた戦争の惨害から将来の世代を救い、……基本的人権と人間の尊厳及び価値と男女及び大小各国の同権とに関する信念をあらためて確認し、……正義と条約その他の国際法の源泉から生ずる義務の尊重とを維持することができる条件を確立し、……一層大きな自由の中で社会的進歩と生活水準の向上とを促進すること……並びに、このために、……寛容を実行し、且つ、善良な隣人として互に平和に生活し、国際平和及び安全を維持するためにわれらの力を合わせ、共同の利益の場合を除く外は武力を用いないことを原則の受諾と方法の設定によって確保し、……すべての人民の経済的及び社会的発達を促進するために国際機構を用いることを決意して、……これらの目的を達成するために、われらの努力を結集することを決定した。

そこから、国連は真っ先に世界人権宣言の採択を行ったが、その前文でも、次のように謳われていた。

人類社会のすべての構成員の固有の尊厳と平等で譲ることのできない権利とを承認することは、世界における自由、正義及び平和の基礎であるので、……人権の無視及び軽侮が、人類の良心を踏みにじった野蛮行為をもたらし、言論及び信仰の自由が受けられ、恐怖及び欠乏のない世界の到来が、一般の人々の最高の願望として宣言されたので、……人間が専制と圧迫とに対する最後の手段として反逆に訴えることがないようにするためには、法の支配によって人権を保護することが肝要であるので、……諸国間の友好関係の発展を促進することが、肝要であるので、……加盟国は、国際連合と協力して、人権及び基本的自由の普遍的な尊重及び遵守の促進を達成することを誓約したので、……よって、ここに、国際連合総会は、……社会の各個人及び各機関が、この世界人権宣言を常に念頭に置きながら、加盟国自身の人民の間にも、また、加盟国の管轄下にある地域の人民の間にも、これらの権利と自由との尊重を指導及び教育によって促進すること並びにそれらの普遍的かつ効果的な承認と遵守とを国内的及び国際的な漸進的措置によって確保することに努力するように、すべての人民とすべての国とが達成すべき共通の基準として、この世界人権宣言を公布する。

しかし、日本政府は、このような国際公約に違反し、ハンセン病政策について、国連などからの勧告を無視し続けた。一九五二(昭和二七)年にリオデジャネイロで開催された「WHO第一回らい専門委員会」では、「強制隔離に関する実施については再考慮を必要とする」等と報告された。一九五三年にマドリッドで開催された「第六回国際らい会議」では、DDSを用いた在宅治療の可能性が再び強調された。同じく一九五三年にラクノーで開催された「MTL国際らい会議」では、強制収容を廃止し、施設入所は患者の合意の下で行うこと、施設入所は治療を目的とした一時的なものとし、軽快者を速やかに社会復帰させること、外来治療の場で引き続き十分な治療を行うこととし、療養所だけでなく、一般病院、保健所や一般医療機関でも外来治療を行えるようにすることが強調された。一九五六年にローマで開催された「らい患者救済及び社会復帰国際会議」では、どのような特別法規をも設けず、結核など他の伝染病の患者と同様に取り扱われること、したがって、すべての差別法は廃止されるべきこと、入院治療は特殊医療、あるいは外科治療を必要とする病状の患者のみに制限し、このような治療が完了したときには退院させるべきであること、などが決議された。

一九五八年に東京で開催された「第七回国際らい会議」では、「政府がいまだに強制的な隔離政策を採用しているところは、その政策を破棄するように勧奨する」「病気に対する誤った理解に基づいて、特別ならいの法律が強制されているところでは、政府にこの法律を廃止させ、登録を行っているような疾患に対して適用されている公衆衛生の一般手段を使用するよう促す必要がある」との決議がなされた。一九五九年にジュネーブで開催された「WHO第二回らい専門委員会」の委員会報告書(一九六〇年発行)では、一般保健医療活動の中でハンセン病対策を行うこと、ハンセン病を特殊な疾病として扱わないこと、施設入所は短期間とし、可及的速やかに対処し、外来治療の場に移すこと、らいの治療は外来治療所で実施するのを原則とすること、などが提唱された。

しかし、日本政府がハンセン病強制隔離政策の根拠法となった「らい予防法」を廃止したのは、それからずっと後の一九九六年のことであった。二〇〇一年五月一一日の熊本地裁判決が「……ハンセン病に関する国際会議の動向などからすれば、遅くとも昭和三五年には、新法の各地規定は、その合理性を支える根拠をまったく欠く状況に至っており、その違憲性は明白となっていたというべきである」と断じたのも当然のことといえる。

その意味では、国の誤った強制隔離政策によって、そしてまた官民一体の無らい県運動によって引き起こされた人権侵害は、憲法違反の人権侵害というだけではなく、国際公約違反の人権侵害であったということに留意しなければならない。

第二章　戦後の無らい県運動と「人生被害」の特質

前述の熊本地裁判決は、国の誤ったハンセン病強制隔離政策を実行するために展開された無らい県運動についても言及し、次のように判示した。

わが国で、医学的知見として伝染説が確立され、伝染説に依拠する「癩予防ニ関スル件」が制定された後も、社会一般には、ハンセン病が伝染病であるとの認識はすぐには広がらず、なお遺伝病であると信じているものも多かった。また、実際にも、ハンセン病が次々と伝染するような状況ではなかったことから、社会一般の伝染に対する恐怖心はそれほど強いものではなかった。このような状況は、昭和四年ころから終戦にかけて全国各地で大々的に行われた「無らい県運動」による強制収容の徹底・強化により、大きく変わった。「無らい県運動」により、山間へき地の患者までしらみつぶしに探索しての強制収容が繰り返され、また、これに伴い、患者の自宅等が予防着を着用した保健所職員により徹底的に消毒されることなどしたことが、ハンセン病が強烈な伝染力を持つ恐ろしい病気であるとの恐怖心をあおり、ハンセン病患者が地域社会に脅威をもたらす危険な存在であり、ことごとく隔離しなければならないという新たな偏見を多くの国民に植え付け、これがハンセン病患者及びその家族に対する差別を助長した。このような「無らい県運動」等のハンセン病政策によって生み出された差別・偏見は、それ以前にあったものとは明らかに性格を異にするもので、ここに、今日にまで続くハンセン病患者に対する差別・偏見の原点があるといっても過言ではない（解放出版社編『ハンセン病国賠訴訟判決』解放出版社、二〇〇一年、二五二－二五三頁）。

しかし、戦前の無らい県運動と戦後のそれとでは大きく異なる点も存在した。衛生警察等が物理力等で直接、患者を療養所に連行するという形で強制隔離が遂行された戦前に対し、戦後は衛生警察が廃止されたこともあって、自治体職員、保健所職員、医師、小中学校教員、民生委員等が、そして地域住民も強制隔離の実行者の役割を担うことになった。その方法も、物理力による直接強制ではなく、間接強制がもっぱらであった。特効薬の投与を療養所内に限定するとともに、村八分等によって患者から「社会での居場所」を剥奪することによって療養所に行かざるを得ないような状況に患者を追いやるという方法等がそれであった。村八分にあった家族・親族等が患者に療養所行きを説得することも稀ではなかった。

そのために戦後の無らい県運動によって患者・家族が被った「人生被害」は、質・量の面で、戦前のそれをはるかに上回るものがあった。療養所に物理的に隔離されたということだけが被害ではなかった。「社会での居場所」がすべて剥奪された結果、患者・家族が「社会で平穏に生活する権利」（熊本地裁判決）はすべて根こそぎ侵害されたという深甚性・日常性が特質の第一であった。

非入所の道を選択した患者・家族といえども、この被害から逃れることはできなかった。むしろ、非入所者及び家族の方がこの被害は直接的で、日常生活の隅々で被害を受け続けた。患者・家族だけでなく、患者ではないかと疑いをかけられた者、噂を立てられた者も被害の対象となった。医学的・科学的にではなく、差別・偏見によって対象が決められたために、被害対象は恣意的に線引きされ、拡張された。この恣意性・拡張性も特質の第二といえよう。特質の第三は被害の継続性・長期性である。「社会での居場所」が回復されるまでは、患者・家族の「社会で平穏に生活する権利」は侵害され続けているという点がそれである。現在でも「社会的な居場所」は回復されておらず、この「人生被害」が続いている点に注意しなければならない。世界人権宣言は、ナチス・ドイツ等が行ったホロコースト、ジェノサイド、人体実験等をはじめとする「人間の尊厳」を踏みにじる数々の残虐行為をもって「人類の良心を踏みにじった野蛮行為」と断罪したが、無らい県運動による患者・家族らに対する「社会的存在」の否定は、右の「野蛮行為」に近いものがある。

ちなみに、一九四八（昭和二三）年一二月の国連総会で採択されたジェノサイド条約（一九五一年一月発効、日本は二〇一三年現在も未批准）は、その第二条において、次のように規定している。

この条約では、ジェノサイド（集団殺害）とは、国民的、人種的、民族的又は宗教的集団を全部又は一部破壊する意図をもって行われた次の行為のいずれをも意味する。

（a）集団構成員を殺害すること。
（b）集団構成員に対して重大な肉体的又は精神的な危害を加えること。
（c）集団構成員の全部又は一部に肉体の破壊をもたらすために意図された生活条件を故意に課すること。
（d）集団内における出生を防止することを意図する措置を課すること。
（e）集団の児童を他の集団に強制的に移すこと。

また、後に国際刑事裁判所ローマ規程（一九九八年七月にローマで採択、二〇〇二年七月発効）において改めて定義された「人道に対する罪」についても、ニュールンベルグ裁判及び極東国際軍事裁判の基本法となった国際軍事裁判所憲章（一九四五年八月、ロンドンで英米仏ソ四カ国が調印）は、「戦争犯罪」の一つとして、はじめて規定した。すなわち、「犯行地の国内法に違反するか否かを問わず、本裁判所の管轄に属する犯行の実行に際して、またはそれと結びついて、戦前又は戦中に民間人に対してなされた殺人、せん滅、奴隷的酷使、強制移送、その他の非人道的行為、若しくは政治、人種、宗教的理由に基づく迫害行為」という定義がそれである。

ハンセン病強制隔離政策を支えた無らい県運動が右のジェノサイドにいう「集団構成員に対して重大な肉体的又は精神的な危害を加えること」等に該当するか、あるいはまた人道に対する罪にいう「せん滅」「強制移送」等に該当するかについては意見が分かれるところであろう。しかし、かりに該当しないとしても、無らい県運動がジェノサイドや人道に対する罪に近い可罰性を有することだけは確かであろう。

第三章　日本国憲法と人権保障

日本国憲法は、周知のように、基本原理の一つとして人権尊重主義を採用した。詳細な保障規定を置くとともに、保障機関についても規定した。にもかかわらず、戦前を上回る規模で無らい県運動が展開された。抑止されるということはなかった。それは日本国憲法下の人権の限界を示すものであった。なぜ、抑止されなかったのか。その理由を検討することは日本国憲法下の人権を発展させるための不可欠の作業といえよう。

法システムには四つの側面がある（田中成明『法学入門』有斐閣、二〇〇五年、五頁等を参照）。一つは規範的側面で、憲法や法律などの条文でどのような内容の指図がなされているかという点である。二つ目は制度的側面で、法の適用や執行のためにどのような制度的な仕組みが整備されているかという点である。三つ目は技術的側面で、専門的な法の解釈・適用のためにどのような専門的技法が法解釈学・実定法学等に蓄積されているかという点である。四つ目は主体的側面で、法の適用や執行を専門的に担う裁判官・検察官・弁護士等の法律家（法曹）などのようになっているのかという点である。そこで、右の理由もこの四つの側面に分けて各検討することにしたい。

日本国憲法下の人権の限界を規範的側面から検討した場合、何よりも指摘されなければならないことは、日本国憲法が「公共の福祉」による人権制限を許容しているという点である。たとえば、「すべて国民は、個人として尊重される。生命、自由及び幸福追求に対する国民の権利については、公共の福祉に反しない限り、立法その他の国政の上で、最大の尊重を必要とする」（同一三条）という規定などがそれである。国の誤ったハンセン病強制隔離政策と無らい県運動の根拠法となった「らい予防法」が国によって長らく合憲と主張され続けたのも、この「公共の福祉」概念によってであった。こうして国策に奉仕する医療が放置され続けたのである。

しかし、国連自由権規約委員会の日本政府宛ての最終見解は、この「公共の福祉」による人権制限について懸念を表明し続けているのである。たとえば、一九九八（平成一〇）年の見解では、「委員会は、『公共の福祉』に基づき規約上の権利に付し得る制限に対する懸念を再度表明する。この概念は、曖昧、無制限で、規約上可能な範囲を超えた制限を可能とし得る。前回の見解に引き続いて、委員会は、再度、締約国に対し、国内法を規約に合致させるよう強く勧告する」と記載されていた。にもかかわらず、この勧告が活かされることなく、今も日本の多くの学説は、この「公共の福祉」概念を人権相互の調整原理に限定するのは狭きに失するとして、国家的利益や社会的利益を含めて解釈しているのである（宍戸常寿『憲法解釈論の応用と展開』日本評論社、二〇一一年、五頁以下等を参照）。熊本地裁判決が確定した現在でも、規範的側面上の限界の見直しには未だ至っていない。

次は制度的側面上の問題である。ここでは、無らい県運動の中で起こるべくして起こった竜田寮事件において法務省人権擁護機関が寮児の通学確保にどのような役割を果たしたかが教訓とされなければならない。竜田寮児童が黒髪小学校本校に通学できない状態にあることについて、菊池恵楓園長から教育差別という被害申告を受けた熊本地方法務局の存在感は当初、特筆すべきものがあった。しかし、このような法務局の態度も、PTAの通学反対派からの圧迫で熊本市教育委員会の方針が後退するのに応じて、変質していった。市教委の方針の後退に対して、「現実的な措置」として、人権擁護機関としてのお墨付きを与え、そして、ついには市教委の方針後退を傍観するだけになっていったからである。この点についても、先の国連自由権規約委員会の一九九八年の見解は、「委員会は、（日本政府が）人権侵害を調査し、不服に対し救済を与えるための制度的仕組みを欠いていることに懸念を有する。当局が権力を濫用せず、実務において個人の権利を尊重することを確保するために効果的な制度的仕組みが要請される。委員会は、人権擁護委員は、法務省の監督下にあり、また、その権限は勧告を発することに限定されていることから、そのような仕組みには当たらないと考える。委員会は、締約国に対し、人権侵害の申立てに対する調査のための独立した仕組みを設立することを強く勧告する」と記載されている点が特筆されよう。

技術的側面においても指摘しなければならないことは少なくない。医療問題が患者の権利を中心とした人権論の観点から議論されるようになったのはつい最近のことだという点もその一つである。たとえば、患者の権利宣言全国起草委員会が、「すべての人は、その人格を尊重され健康に生きる権利を有しています。健康を回復・維持または増進するため、医療従事者の助言・協力を得て、自らの意思と選択のもとに、最善の医療を受けることは人としての基本的権利です。しかし、医療現場では、しばしば患者は、適切にその内容をしらないまま診察や治療を受けているなど、医療行為の単なる対象物として扱われ、その人間性は十分には尊重されていません。また、日々提供される医療は、薬づけ、検査づけや後を絶たない医療事故に見られるように、生命や健康を十分に守るものとはなっていません」との書き出しの下に、「患者の権利宣言案」を公表したのは一九八四年一〇月のことであった。町野朔『患者の自己決定権と法』（東京大学出版会）が出版されたのも一九八六年二月のことであった。患者の自己決定権という観点から、医療等における法的パターナリズムの問題点が意識されるようになったのも最近のことであった。

そして、ハンセン病検証会議の提言に基づく再発防止検討会が厚生労働大臣に対し、「国益に奉仕する医療から国民・市民の生命と健康を護る医療へのパラダイムの転換」という観点から、ヨーロッパ各国でみられるような、患者の権利を中核とした医療基本法の制定を提言したのは二〇〇九年四月のことであった。それ以前は、患者は医療の対象とされることはあっても主体として遇されることは稀で、医療問題は医療従事者と国の裁量に委ねられてきた。ハンセン病強制隔離政策も無らい県運動もこの医療従事者と国の国益重視の法的パターナリズムに基づいて実行された。「らい予防法」違憲判決の影響は今も精神科医療には及んでいない。

人権論においても問題が存在した。障害者権利条約（二〇〇六年一二月採択、二〇〇八年五月発効）にみられるような「当事者による当事者のための当事者の人権」が強く意識されるようになったのは最近のことで、それ以前は「非当事者による非当事者のための非当事者の人権」という性格が色濃かった。これによれば、法的パターナリズムも容易に是認し得た。そして、今も日本では法的パターナリズム肯定論は根強いものがある。「生命・身体の安全や健康の維持等に限らず、道徳・経済活動・社会保障等に関しても、さまざまなパターナリズム的干渉が原理的に正当化できるであろう」（前掲・田中『法学入門』九一頁）等と説かれている。

主体的側面上の問題として特筆されなければならないことは、日本国憲法により「憲法の番人」と位置付けられた裁判所の裁判官が、菊池事件の死刑判決などに如実に示されているように、人権尊重主義の守護者どころか、反対にハンセン病強制隔離政策及び無らい県運動の強力な擁護者であったという点である。ハンセン病患者専用の医療刑務所内の特別法廷で開廷されたなどをはじめとして、憲法違反だらけの刑事手続きに基づいて言い渡された同死刑判決は、本件はハンセン病患者の被告人が無らい県運動に従事し被告人に国立療養所への入所を勧めた村の職員を逆恨みしての犯行だ、と何ら証拠らしい証拠もないのに決めつけ、このような事態を軽視すると強制隔離政策が瓦解しかねないとして当時の量刑基準を大きく逸脱して死刑を言い渡したからである。しかし、当時は特効薬が普及した結果、ハンセン病が不治の病でなくなっており、ハンセン病強制隔離政策は医学的に見ても正当化し得なくなっていたのである。にもかかわらず、このような予断・偏見に基づく判決は高裁でも最高裁でも是正されることはなかった。ある特定の裁判官の個人的な問題ではなく、裁判所全体の、裁判官全体の法意識の問題であった。ちなみに、国連から、「委員会は、裁判官、検察官及び行政官に対し、規約上の人権についての教育が何ら用意されていないことに懸念を有する。委員会は、かかる教育が得られるようにすることを強く勧告する。裁判官を規約の規定に習熟させるための司法上の研究会及びセミナーが開催されるべきである。委員会の一般的な性格を有する意見及び選択議定書に基づく通報に関する委員会の見解は、裁判官に提供されるべきである」（一九九八年の見解）と勧告されているのが、「憲法の番人」の人権意識である。

しかし、問題はそれにとどまらない。菊池事件に垣間見られるような裁判官の人権意識の弱さは、他の法曹（検察官、弁護士）でも、そして法学者でも共有されていたという点である。検察官・弁護士・法学者も、無らい県運動によって醸成された差別・偏見に汚染されていた。当時の刑訴法学の権威者も、憲法の保障する公開裁判に例外が認められるケースとしてハンセン病患者に対する裁判を例示していたのである。法律家の学識と良心に基づいて、この差別・偏見に自ら積極的に切り込むというようなことはなかった。法律家の「専門性」とはこのようなものであった。

それはジャーナリストの場合も例外ではなかった。入所者らからの訴えを受けたジャーナリストにはハンセン病強制隔離政策の不当性を報じる義務があった。しかし、「らい予防法」の廃止に際しても、この義務が果たされることはなかった。強制隔離政策の不当性が報じられるようになったのは熊本地裁判決以降のことであった。ジャーナリストも教育界、宗教界、福祉界など各界と同様、ハンセン病強制隔離政策及び無らい県運動の強力な擁護者に回った。日本のマス・メディアは「権力の監視者」ではなく「権力の番犬」だと指摘される所以である。

主体的側面としては市民の問題も看過することができない。戦後の無らい県運動を第一線で担ったのは地域住民だったからである。戦後の無らい県運動に占めた住民の役割は極めて大きなものがあった。患者・家族を自治体等に密告しただけではなかった。より重要な役割は、村八分などにより、患者・家族の「社会的な居場所」を奪うという役割であった。そこでは「法の支配」からの大幅な逸脱もしばしば見られた。そして国、自治体、法曹がこの逸脱を黙認し、ときには正当化した。逸脱を批判する者も強制隔離政策自体、無らい県運動自体には賛成であった。二〇〇二年の国の人権教育・啓発に関する基本計画でも、「学校教育については、……知的理解にとどまり、人権感覚が十分身に付いていないなど指導方法の問題、教職員に人権尊重の理念について十分な認識が必ずしもいきわたっていない」「(社会教育では)知識伝達型の講義形式の学習に偏りがちである」と指摘されている人権教育の今もなお克服されていない不十分さが地域住民の右のような行動の背景に伏在していることは改めて詳述するまでもなかろう。そこにはファシズム体制下の人権侵害に似た構図が形成された。この地域住民の圧力に屈して肉親を療養所に入所させるという苦渋の選択を余儀なくされた家族・親族も少なくなかった。

このような孤立無援の状況の中でも、ハンセン病強制隔離政策を撤廃させるという患者運動はやむことなく展開された。しかし、熊本地裁判決によって患者らの訴えが認められるまでには長い年月と多くの犠牲を要した。ここで注意しなければならないことは、地裁判決によってもハンセン病強制隔離政策及び無らい県運動による人権侵害を阻止し得なかった日本国憲法下の法の問題、規範的側面、制度的側面、技術的側面、主体的側面における問題は依然として未解決だという点である。それゆえ、国の誤った政策を下支えする国民運動が再び展開される危険性、そしてそれによるジェノサイドや人道に対する罪と同等か、それに近い可罰性を有する深刻な人権侵害が再現される危険性は未だ払拭されていない。いたるところに「原ファシズム」の光景が散見される。再現を防止するためにも、右に見たような日本国憲法下の法の問題を一刻も早く改善しなければならない。

第四章　差別・偏見のすみやかな解消

無らい県運動等によって作出・助長されたハンセン病差別・偏見が二一世紀に入ってもいまだ払拭されていないことは、熊本県内で発生した温泉宿泊拒否事件からも明らかであろう。そのために、療養所を「終のすみか」とせざるを得ない入所者は今も少なくない。差別・偏見のすみやかな解消が求められる。

二〇〇八(平成二〇)年六月、議員立法により「ハンセン病問題の解決の促進に関する法律」(通称、ハンセン病問題基本法）が制定された。立法史的にみれば驚異的なことで、短期間のうちに一〇〇万人近い賛同の署名が寄せられたことも大きかったといえる。また、ハンセン病問題への理解の深まりを示すものともいえる。同法制定の意義は少なくない。被害のとらえ方もその一つである。国の誤った強制隔離政策によって侵害されたのは自由権だけではない。患者らの社会生活全般を根こそぎ侵害し、夢を奪ったことが被害なのだ。こういう被害概念が「前文」中できちんと謳われたという点である。被害救済等に関して被害者は「救済の客体」ではなく「救済の主体」であるとされ、被害者の当事者性が認められたという点もその一つである。もう一つの意義は、療養所の社会化で、「国は……、国立ハンセン病療養所の土地、建物、設備などを地方公共団体又は地域住民の利用に供する等必要な措置を講ずることができる」「国は、前項の措置を講ずるに当たっては、入所者の意見を尊重しなければならない」（第一二条）とされたことである。

もとより、法を制定することと法の内容を具体化することとは異なる。具体化の作業は今後に残されている。療養所の社会化も同様で、法的な障害が取り除かれたからといって人権研修センターや福祉施設等が自動的に設置されるわけではない。しかし、これらの課題にも増して大きいのは差別の問題である。今、社会では差別が拡大ないし助長されるような状況にある。インターネットでも他人を誹謗、中傷する匿名記事が数多くみられる。このような差別が療養所の社会化によって療養所の中に持ち込まれないかが心配だ。「基本法」を作るのであれば、ハンセン病を理由とした差別はいけませんというような抽象的、一般的な規定にとどめず、もう少し具体的な形の規定を入れてほしい、実効性のあるような形で規定してほしいという要望が入所者等から出された。しかし、どのような差別禁止規定を置くかは難問で、この難問の検討にはゆうに二、三年を要する。入所者の平均年齢などを考えると、この二、三年をかけるだけの時間的余裕はない。とりあえずは抽象的な理念規定にとどめて、残りは今後の問題とせざるをえない。「何人も、ハンセン病の患者であった者等に対して、ハンセン病の患者であったこと又はハンセン病に罹患していることを理由として、差別することその他の権利利益を侵害する行為をしてはならない」（第三条第三項）という差別禁止規定に落ち着くには、このような経緯がみられた。切実な不安を感じざるを得ないような現状に鑑みると、法の規定の仕方はともかく、「入所者の良好な生活環境の確保を図るため」の療養所の社会化を進めるうえでも、差別をなくすための取組みをより一層強めることが国及び地方公共団体にとどまらず、国の誤ったハンセン病強制隔離政策に加担ないし協力した各界、国民にも求められているといえよう。

この点で参考になると思われるのは、障害者差別の問題である。二〇一三年六月、障害者差別解消法が制定され、二〇一六年四月から施行されることになったからである。同法の意義は大きなものがある。[1]

もっとも、その他方で重要な課題が残されたことも確かである。「障害を理由とする差別の禁止に関する法制」についての差別禁止部会の意見においては、「障害に基づく差別」とは「不均等待遇」及び「合理的配慮の不提供」とされ、そこに「不均等待遇」とは「障害又は障害に関連する事由とする区別、排除又は制限その他の異なる取扱い」を言い、「合理的配慮の不提供」とは「障害者の求めに応じて、障害者が障害のない者と同様に人権を行使し、又は機会や待遇を享受するために必要かつ適切な変更や調整を行わないこと」であるとされていた。しかし、同解消法では「障害に基づく差別」について定義規定が置かれなかったということがその一つである。

ただし、対象事実を明らかにするという観点から、差別禁止部会において詳細な障害者差別の被害実態調査がなされ、直接差別と思われる事例、間接差別と思われる事例、関連差別（家族等も差別する「関係者差別」等を含む）と思われる事例、合理的配慮に関係する事例、ハラスメントと思われる事例が整理されている。[2]

これらの事例作成は、ハンセン病基本法の普及にあたっても大いに参考になろう。

同解消法では、障害者及びその家族等関係者からの障害を理由とする差別に関する相談及び紛争の防止等に必要な体制の整備を図るものとするとされたものの、その具体化については今後の課題とされた。この点も留保が必要であろう。もっとも、右の差別禁止部会の議論では、紛争の解決に当たって求められる機能として、①自主的な解決が望めない場合、まずは相談を受けて、理解のある人材が仲に入り、納得を得ながら関係を調整すること、②専門的な知識、素養、経験を有する専門家を含む中立・公平な機関による調停、斡旋等により解決を図ること、が挙げられており、そのための機関として、①相談及び調整を担える市町村単位の身近な相談機関と、調整等を担える都道府県単位の中立・公平な機関及び中央機関を設置すること、②最終的には裁判所による司法判断に委ねること、などが示されている。この点も、ハンセン病差別偏見の解消を図る上で大いに参考になろう。

最後に強調しておきたいことは、障害者差別解消法が障害者権利条約に倣って採用した「社会モデル」という考え方である。障害者の平等な社会生活を妨げているのは社会の側であって、社会の側はこの「社会的障壁」を除去する義務がある。障害者福祉の充実はこのような「社会的モデル」に従って図られなければならず、「社会モデル」によれば、障害者の平等な社会生活を障害者の権利として保障するためには、福祉の充実に加えて、差別偏見の解消が重要な課題となる。このような考え方は、ハンセン病問題の解決にあたっても援用されなければならない。

註

（1）障害者基本法の差別禁止の原則を具体化する新規立法であるということ。いわゆる社会モデルに従って「障害者」が定義されたこと。政府は障害を理由とする差別の解消の推進に関する基本方針を策定しなければならないとされたこと。基本方針の策定に関しては、障害者その他の関係者の意見を聞かなければならないとされたこと。国及び地方公共団体は、障害を理由とする差別の解消の推進に関して必要な施策を策定し、実施しなければならないとされたこと。行政機関等は、その事務又は事業を行うに当たり、障害を理由として障害者でない者と不当な差別的取扱いをすることにより、障害者の権利利益を侵害してはならないとされるとともに、障害者から現に社会的障壁の除去を必要としている旨の意思の表明があった場合において、その実施に伴う負担が過重でないときは、障害者の権利利益を侵害することとならないよう、障害者の性別、年齢及び障害の状態に応じて、社会的障壁の除去の実施について必要かつ合理的な配慮をしなければならないとされたこと。事業者は、その事業を行うに当たり、障害を理由として障害者でない者と不当な差別的取扱いをすることにより、障害者の権利利益を侵害してはならないとすること。事業者は、障害者から現に社会的障壁の除去を必要としている旨の意思の表明があった場合において、その実施に伴う負担が過重でないときは、障害者の権利利益を侵害することとならないよう、障害者の性別、年齢及び障害の状態に応じて、社会的障壁の除去の実施について必要かつ合理的な配慮をするように努めなければならないとされたこと。国及び地方公共団体は、障害者及びその家族その他の関係者からの障害を理由とする差別に関する相談及び紛争の防止等に必要な体制の整備を図るものとされたこと。国及び地方公共団体は、障害を理由とする差別の解消について国民の関心と理解を深めるとともに、とくに差別の解消を妨げている諸要因の解消を図るため、必要な啓発活動を行うものとされたこと。国は差別を解消するための取組みに資するよう、国内外における差別及びその解消のための取組みに関する情報の収集、整理及び提供を行うものとされたこと。国及び地方公共団体の機関であって、障害者の自立と社会参加に関連する分野の事務に従事するものは、地方公共団体の区域において関係機関により構成される障害者差別解消支援地域協議会を組織できるものとされたこと。これらの意義がそれである。

（2）直接差別と思われる事例として挙げられているのは、①保育所の面接時「腐った魚のような目をしている、障害児の母親は働かないで自分の子どもの世話をしなさい」と言われた、②バス旅行に申し込もうとしたところ「付き添いがあっても障害者はお断りします」と即答された、③医師から「耳が聞こえずコミュニケーションがとれないから出産は帝王切開で」と言われた、④タクシーに乗るときに、身障者手帳を提示すると、「だめ」と手振りで乗車拒否された、⑤授業にほとんど支障がないにも関わらず、目が見えなくなったという理由で教師を辞めさせられた、⑥不動産の賃貸契約を交わし、契約金も払ったのに、精神障害者であることがわかった途端、契約は無効とされた、などである。また、間接差別と思われる事例として挙げられているのは、①地方自治体の一般採用試験において試験申込用紙、受験票に自署すること、活字印刷物を読めること、電話応対や面接が可能なことが要件とされていた、②中学校の中間試験や期末試験、あるいは高校入試にヒヤリングがあったが、耳が聞こえないので内容がわからなかった、③盲導犬を連れて飯屋に行ったら入店を断られた、④車いすでレストランに入ろうとしたら満員だと断られた、などである。合理的配慮に関係する事例として挙げられているのは、①普通中学校で教室の移動などで大変な思いをした。階段の上がり下がりが大変、②職場で高い場所にあるものがとれないとお願いしても「給料をもらっているなら他の人と同じように自分でやれ」と言われた、③聴覚障害のある人が拘置場に入っている聴覚障害者に面接する際、手話を使おうとしたら面会禁止となり、筆談を強要された（現在では職員等による手話通訳による面会ができるようになった）、④耳が不自由なので夜間急病診療所に電話で問い合わせができない、⑤知的障害の特性に配慮しないまま警察や検察で取調べされ、冤罪になりそうになった、などである。ハラスメントと思われる事例として挙げられているのは、①お店の店員に赤ちゃん言葉で話しかけられる、②二日酔いでラーメン屋に行ったら、「障害者のくせに酒を飲むの」と言われた、③（学校で）病気がうつるといって遊んでくれなかった、④「〇〇学級って、馬鹿なんだよね」と同じ学校の子に言われる、⑤施設で夜間の（女性の）トイレ介助が男性だった、⑥散歩中、年配の女性がニコニコと寄ってきたが、追い越し際に振りむいて「かわいそうね」と捨て台詞のように言って立ち去った、などである。

無らい県運動の概要と研究の課題

藤野　豊

はじめに

無らい県運動とはどのような運動を意味するのか。『ハンセン病問題に関する検証会議　最終報告書』（二〇〇五年）は、次のように説明している。

「無癩県」とは文字通り、ハンセン病患者がいない県、すなわち、すべての患者を隔離して、放浪患者や在宅患者がひとりもいなくなった県を意味する。この語が初めて使用されたのは、一九二九（昭和四）年、愛知県であったが、広く使用されるようになるのは、一九三一（昭和六）年の「癩予防法」公布により絶対隔離政策が実施されてからで、特にハンセン病患者の「二十年根絶計画」が開始された一九三六（昭和一一）年以降に強調されていく。「無癩県」を実現するため、患者を摘発して療養所に送り込もうとする官民一体となった運動が「無癩県運動」である。「無癩県運動」を支えたのは、癩予防協会、そして日本ＭＴＬ、大谷派光明会などの宗教関係組織である。

無らい県運動を定義付けるとすれば、このようになる。ただし、無らい県運動という語が一九二九（昭和四）

年に愛知県ではじめて使用されたとする記述は、佐藤労により誤りであることが指摘されている。佐藤は、無らい県運動は、「一九三一年の癩予防法の施行後に、光田健輔が「十坪住宅運動」と共に発案し、政府が推進し、各県が同調して広まった」ものであり、「発端は、愛知県でもその他の県の側でもなく、光田健輔の側にある。各県は法を守り政府の命令に従って、県内の患者を療養所に送り隔離政策を推進させた。各県の責任は、始めた責任ではなく、同調し促進した責任というべきであろう」と指摘、絶対隔離政策を推進した長島愛生園長光田健輔の発案であったことを強調した（佐藤労「ハンセン病「無癩県運動」の発端について」『ハンセン病市民学会年報　二〇〇七』二〇〇七年一二月）。長島愛生園は、後述するように、すべてのハンセン病患者を生涯にわたって隔離するという絶対隔離政策を推進するために一九三〇年に設立された最初の国立ハンセン病療養所である。すなわち、無らい県運動は、絶対隔離を目的とした法律（癩予防法）、絶対隔離のための施設（国立療養所）、そして絶対隔離を是とする世論を喚起する団体（癩予防協会など）の三者が整備されたことで実施が可能になったといえよう。

さらに、療養所では、ハンセン病患者に対し、堕胎や断種が強制された。堕胎・断種は当初、法的根拠のないまま黙認され、戦後、一九四八年以降は優生保護法の下に合法的になされた。小松裕は、強制堕胎・強制断種に対し、それをおこなった医師たちが妊娠による女性の病状悪化を防ぐ「人道的処置」だと説明しているが、それが医学的に妥当かどうか疑問を呈し、その目的が「ハンセン病患者の絶滅策」であったことを指摘している（小松裕「ハンセン病患者の性と生殖に関する言説の研究」、熊本大学『文学部論叢』九三号、二〇〇七年三月）。無らい県運動は、絶対隔離のうえで子孫も絶つという患者撲滅策の導入部分ともなった。

この無らい県運動は戦後も継続され、そのもとで一九五三年、改正らい予防法の成立を見る。池原正雄は、国の隔離政策の「具体的施策は、各都道府県が官民一体となって患者の絶滅を図った「無癩県運動」によって推進された」のであり、患者への人権侵害が「私たちの生活空間の中で展開された」ということを強調しているが（池原正雄「鳥取県の無癩運動と朝鮮」、鳥取短期大学東アジア文化総合研究所『北東アジア文化研究』一五号、二〇〇二年三月）、まさにハンセン病患者への絶対隔離政策は官民挙げておこなわれた無らい県運動なしでは遂行しえなかったと言っても過言ではない。無らい県運動の検証は、国家だけではなく、わたくしたちが隔離政策にいかに関わったのかを問い、国家と社会のハンセン病患者への差別構造を明らかにすることにもなる。

小稿では、以上のような認識を基盤として、無らい県運動の歴史を概観し、本書の各論文への理解を深める一助としたい。

第一章　無らい県運動の前提

一九〇七（明治四〇）年に法律「癩予防ニ関スル件」が公布され、ハンセン病患者に対する生涯にわたる強制隔離の歴史が始まる。日露戦争の勝利から二年目に当たる一九〇七年、「大国」「文明国」という意識を強くした大日本帝国にとり、ハンセン病患者は「文明国」の恥辱と映った。患者を隠す手段として隔離が開始され、一九〇九年、東京府に開設された全生病院をはじめ北部保養院（青森県）、外島保養院（大阪府）、大島療養所（香川県）、九州療養所（熊本県）の連合道府県立の療養所が開設された。設立当初、五療養所の定員合計は一一〇〇人にすぎない。一九〇〇年におこなった内務省調査では、日本のハンセン病患者は三万人を超えていたので、当初の隔離定員はその三・七％にすぎなかった。しかし、法律制定に尽力し、以後もハンセン病患者隔離政策を推進していく全生病院医務局長（当時）光田健輔が「全患者の一割にも足らざる二千《ママ》人の患者を病院に収容したりとて其効果して幾何ぞ、然れども此規則の精神益民間に普及するに従ひ、貧困者の続々病院に入院を請ひ来るは必然の結果にして、当局者が療養所を増設するの已むなきに至るも亦自然の勢ひなり」（光田健輔「癩問題の今昔」『東京養育院月報』一〇三号、一九〇九年九月）と述べているように、以後、順次、療養所を増設し定員を拡大していくことが企図されていた。(1)

一九一五（大正四）年、光田健輔は全生病院長に就任、「癩予防ニ関スル意見」を内務省に提出し、そのなかで、今後の隔離政策について「離島に絶対隔離」「公立療養所の新設・拡張」「自治の患者集落の建設」の三案を提案した。光田は、隔離された患者が逃亡できないように、離島に隔離することを最善とする一方、絶対隔離が達成されるまでの過渡的措置として療養所の新設・拡張や草津温泉の湯之沢集落のような「自治の患者集落」の存在も認め、活用しようと考えていた。そして一九一七年、内務省に設置された保健衛生調査会委員として絶対隔離の島の適地調査をおこなった光田は、最適地として西表島を、次善の地として岡山県の鹿久井島と長島をそれぞれあげ、結局、内務省により長島が離島隔離の地に選ばれる。同調査会も、一九二〇年、当面の隔離目標を一万人とする計画を作成、一九二九年には、長島に大規模な国立ハンセン病療養所を開設するため、法律「癩予防ニ関スル件」に国立療養所設置の項目が追加され、翌年、国立療養所長島愛生園が開設された。そして、光田健輔が初代園長に就任する。

さらに一九三二年には、草津温泉の湯之沢集落の患者を隔離収容するため、第二の国立療養所栗生楽泉園も開設される。まさに、このように法律「癩予防ニ関スル件」制定当時の光田の構想どおりに、絶対隔離に向けて事態は進んでいたのである。

そして一九三一年、法律は「癩予防法」へと改められた。それまでは自費で療養できない放浪患者などが隔離の主たる対象であったが、新たな法律によりすべての患者が隔離の対象となった。ここに絶対隔離に向けた法体制が完成した。さらに、絶対隔離の世論を形成するため、同年、貞明皇后の下賜金も基金に組み込んだ財団法人癩予防協会が設立され、「救癩」が国民に求められた。

「救癩」とは、国家の絶対隔離政策を前提に、それを推進するための世論啓発、献身的と賛美された療養所職員への感謝、隔離された患者への慰撫の諸行為を意味する。そして、こうした「救癩」を掲げた活動には多くの宗教者が参加した。賀川豊彦が中心となってキリスト者により設立された日本MTL、武内了温が中心となった真宗大谷派光明会などの活動がそれである。

荒井英子は「そもそも「救癩」という言葉には「救う者」と「救われる者」、「与える者」と「与えられる者」といった上下・貴賤・浄不浄関係が発想の前提としてあること」を指摘し、「救癩側」にとって正しいことは、患者にとっても幸福であるという思い込みがあったと指摘しているが（荒井英子『ハンセン病とキリスト教』岩波書店、一九九六年）、こうした思い込みゆえに、癩予防協会や日本MTL、真宗大谷派光明会などの「救癩」団体は、隔離されることこそが患者の幸福であると理解し、国民には患者への同情を説き、患者には信仰生活のなかで隔離を受容することと国家・皇室・国民に感謝して暮らすことを求めた。まさに、こうした「救癩」団体が、無らい県運動の世論をつくり、運動を現場で担っていくのである。

とくに貞明皇后は、一九三二年に「つれづれの友となりても慰めよ　行くことかたきわれにかはりて」という「癩患者を慰めて」と題する歌を詠み、以後、「救癩」の象徴とされていく。患者は皇后の同情に応えるためにも進んで隔離に応じることが求められた。そして、この年から皇后の誕生日である六月二五日は「癩予防デー」とされ、毎年、この日を中心に癩予防協会などが隔離を進める宣伝・啓発活動を実施するとともに、日常的に警察の監視下に置かれていた未隔離の在宅患者に対し「癩患家の指導」の名の下に、隔離に応じるよう説得がなされた。

こうした一九二〇年代末〜一九三〇年代に、急速に整備された絶対隔離の環境が、それを推進するための象徴として無らい県運動を生み出したのである。無らい県運動は、皇室の恩を前面に出し、ハンセン病患者への同情を説きつつ、隔離政策を正当化する世論を喚起していった。哀れな患者は隔離施設に入ることが幸せであり、国にとってもハンセン病撲滅のための最良策であると考えられていたからである。国民には、ハンセン病の療養所が患者のための「愛の殿堂」であるかのように宣伝されていた。しかし現実の療養所は、苛酷な患者労働、懲戒・検束規定による患者への暴力的管理、さらには患者への強制堕胎・断種が横行する場であった。善意で無らい県運動に協力した人びとのなかには、国により宣伝された「愛の殿堂」という言葉を信じ、患者の隔離を推進した者も多かった。

まさにこの時期、一九三一年の九月には柳条湖事件が勃発、日本の「満洲」侵略が本格化し、以後、一五年に及ぶアジア・太平洋地域に対する侵略戦争が開始されるが、長期戦に向けて軍部による国民体力の強化が叫ばれるなか、ハンセン病患者の絶対隔離が進行していく。「民族浄化」という言葉が隔離の課題として叫ばれるが、それは、この戦争に向かう時代の体力強化という国策の背景をなした優生思想を反映したものであった。

第二章　無らい県運動の展開

一九三六（昭和一一）年、内務省衛生局は同年から二〇ヵ年で絶対隔離を達成するという「二十年根絶計画」を発表した。癩予防法のもとに立案されたこの計画は、その名のとおり二〇年間で日本からハンセン病患者を根絶するというものであったが、その第一段階として、まず一〇年間で一万人の隔離が目標とされた。この計画を実践するため、光田健輔らが主導して、無らい県運動が本格化する。この運動は、各道府県を競争させる形で、警察情報や隣人からの密告などで自宅で療養している患者を探し出し、療養所への隔離に追い込んでいくものであった。その結果、多くの療養所は定員超過という事態に直面する。

長島愛生園では、園長光田健輔の発想ですでに一九三一年から「十坪住宅運動」を開始していた。これは、定員を超過して患者を隔離収容していくため、広く社会に寄付を求め、それを資金にして愛生園内に一〇坪程度の患者住宅を建て、そこに定員を超過した患者を収容し、住宅は国家に寄付するというもので、患者の受け入れ実数を増やすことで無らい県運動に貢献していった。

光田健輔は、無らい県運動について、「軍人は国のために屍を満洲の野に曝すを潔とし、進んで国難に赴いた。銃後の人は之れを支持するに勉めた。それと同じく我等も村の浄化のために自分も疾病を治すためにも進んで療養所に行くべきである。況や皇太后陛下が日夜我等患者のために御軫念遊ばさるゝと聞くに及んでは一日も早く不安の旧里を捨てて療養所に行くべきである」と、患者に説いている（光田「癩多き村の浄化運動」『愛生』一二号、一九三四年一二月）。ハンセン病患者が隔離に応じることを兵士の「出征」に例え、貞明皇后の下賜金や和歌を事例に「皇恩」を掲げ、国家のために隔離に応じることが求められていた。

三重県の無らい県運動に関わった長島愛生園医官早田皓も「有難いお社のある県内のこと是非貴方の御自覚に訴へたいと存じます。他人の迷惑にならない様にすることが第一です。チフスでも赤痢でも隔離と云ふ意味に違ひはないのですから」と絶対隔離の必要を訴え、その結果、「幾千幾万とは行かなかつたが、長々と説明した甲斐あつて到底再起の見込みなしと観念してゐるこの人も百三十万県民のため祖国浄化の捨石としての島の生活に同意してくれる」と運動を振り返っている（早田「無癩県のゴールに」、柴雀人『黎明』癩予防協会三重県支部、一九四二年）。

また、長らく療養所がなく、患者が集落の一角に「部落隔離」されていた沖縄県では、県により一九三一年に宮古島に宮古保養院が、一九三八年に沖縄本島に国頭愛楽園が開設され、沖縄MTLにより「無癩県沖縄への救癩運動」が展開される。この経過は森川恭剛『ハンセン病差別被害の法的研究』（法律文化社、二〇〇五年）に詳しいが、森川は、療養所もない段階の沖縄の患者は「奴隷以下」の状況であるとみなされ、その状況から患者を救済するためという理由で絶対隔離政策が急成長したと述べ、それが沖縄の無らい県運動の特質であると説明している。

そして、「紀元二六〇〇年」に当たる一九四〇年、その「奉祝」の一環として当面の目標であった一万人隔離が予定より六年も早く達成された。当然、過酷な患者の摘発があったわけで、熊本市郊外の本妙寺周辺にあった患者集落も、この年に警察により解体させられ、患者は隔離収容された。そして翌一九四一年には草津の湯之沢集落も解体され、患者は栗生楽泉園に隔離収容された。

湯之沢の集落が解体させられた一九四一年には、七月一日をもって、それまでの連合道府県立の療養所がすべて国立に移管されている。連合道府県立では、原則として、その道府県内に本籍がある患者しか隔離収容できないが、国立に改組すれば全国どこからでも隔離収容できる。国立療養所に改組した方が絶対隔離を徹底できるのである。こうした改組は無らい県運動に拍車をかけることになる。

これにより、全生病院は多磨全生園に、北部保養院は松丘保養院に、台風で壊滅した外島保養院の後身となった光明園（一九三八年、岡山県に長島愛生園に隣接して開設）は邑久光明園に、大島療養所は大島青松園に、九州療養所は菊池恵楓園に、それぞれ改称された。国立療養所はすでに長島愛生園・栗生楽泉園のほか、星塚敬愛園（一九三五年、鹿児島県に開設）・東北新生園（一九三九年、宮城県に開設）があり、また、沖縄県の宮古保養院、国頭愛楽園もこのとき国立に移管され、さらに、一九四三年には国立の奄美和光園（鹿児島県）も新設されていく。こうして戦前には国立ハンセン病療養所は一二園となり、隔離施設は拡大された。

また、無らい県運動においては復生病院（カトリック）、慰廃園（好善社）、回春病院（聖公会）、待労院（カトリック）、身延深敬病院（日蓮宗）などの宗教的立場に立った私立療養所も無縁ではなかった。慰廃園は「奈何ニ警察力ト呼応シ、帝都浄化ニ貢献」したかを自負し（慰廃園編『私立病院慰廃園』一九三五年）、復生病院長岩下壮一は「癩問題は如何に解決すべきか」について「内務省が三《ママ》十年根絶計画のため七千万円のプランを立てました。これを実行する様にして頂けばよい」と断言している（岩下『祖国の血を浄化せよ』関西MTL、一九三七年）。一九四〇年一一月一二日に開かれた官公私立癩療養所長打合会では、議題として「患者収容徹底ニ関スル件」「無癩県運動ニ関スル件」が議題とされていた（「官公私立癩療養所長打合会協議事項」）。訓覇浩は、私立療養所の認識は「療養所こそ宗教的世界が顕現する最高のステージ」というものであり、それゆえ「隔離政策と宗教的救癩は切り離すことができないものであった」と指摘し、私立療養所は「「隔離収容」という国策の基盤を補う役割を担わされていた」という評価を下したが（訓覇浩「解説」、訓覇浩編『近現代日本ハンセン病問題資料集成』補巻六、不二出版）、私立療養所は癩予防法第五条で、設置、管理は厚生大臣の所管と規定され、宗教者の「救癩」意識のもと、無らい県運動の一環を構成していたのである。

一九四一年、光田健輔は無らい県運動について「今日に於ては無癩県運動は全国的に行き渡つたけれども昭和十二年の頃は二三県が唱首となつた」と回顧し、具体的に宮城・群馬・埼玉・富山・愛知・大阪・三重・岡山・山口・愛媛・福岡・熊本・鹿児島・熊本・沖縄など各府県の成果を紹介、そのうえで「此の三年間に残り未収容患者の為め五千床を増加して真の無癩日本を実現する事が国家として取る可き方策であらねばならぬ。此れは火を睹るよりも明らかなる法則である」と、三年後の絶対隔離達成を力説した（光田健輔「癩根絶に関する所見」『診療と経験』九巻一一号、一九四一年一一月）。

さらに、第二次世界大戦末期、沖縄戦に備えて大量の日本軍が沖縄に投入された際、将兵への感染を予防するため、軍による患者隔離が徹底された。吉川由紀の研究によれば、沖縄本島今帰仁村天底国民学校に兵舎を設けた海軍第二七魚雷艇隊の日誌の一九四四年八月分には「癩患者ニ付テハ村当局ト折衝ノ上　速ニ隔離シ国立癩療養所へ収容スベク準備ヲ喚起セリ」と記され、古堅国民学校に駐屯していた陸軍輜重兵第二四連隊第五中隊の日誌には一九四四年九月九日・二〇日・二一日の三回、「癩患者輸送ノタメ、原隊ニ帰隊スベシ」と記述されている（吉川由紀「ハンセン病患者の沖縄戦」『季刊戦争責任研究』四〇号・四一号、二〇〇三年）。沖縄における無らい県運動の担い手は沖縄ＭＴＬのような「救癩」団体から軍の手に移っていた。

第三章　植民地・占領地の無らい県運動

無らい県運動は、そうした表現を使わないまでも、植民地でも展開された。法律「癩予防ニ関スル件」公布から九年を経た一九一六（大正五）年、朝鮮総督府により全羅南道の管理下に小鹿島《ソロクト》慈恵医院が開設された。さらに一九三二（昭和七）年には朝鮮癩予防協会が設立されると、一九三四年、総督府は慈恵医院を改組・拡張し、総督府直属の小鹿島更生園を開設した。また、台湾でも台湾総督府により一九三〇年、楽生院が開設され、一九三三年には台湾癩予防協会も設立されている。法令上でも一九三四年に台湾で勅令癩予防法が、一九三五年に朝鮮で総督府の制令朝鮮癩予防令がそれぞれ公布されるが、これらの法令は日本の癩予防法に準拠した内容となっている。

また、日本の委任統治下にあった「南洋群島」においても、南洋庁は「南洋庁癩収容規定」を作成、一九二六年にサイパン島に、一九二七年にヤルート（ジャルート）のエリ島に、一九三一年にパラオのゴロール島に、一九三二年にヤップのピケル島に、それぞれ小規模なハンセン病療養所を開設していた。療養所とはいっても、そこには医師も看護婦も常駐せず、患者以外に看護人や家族が同居して患者を介護したが、こうした療養費は大正天皇の大喪の際の下賜金で設立された恩賜財団慈恵会が負担した。

さらに、「満洲」においても一九三三年に「関東洲」の大連に満洲癩予防協会が設立され、次いで一九三九年、日本の傀儡国家「満洲国」による国立療養所の同康院が設立されている。

無らい県運動の展開には、前述したように、絶対隔離をうたった法律、多くの患者を隔離収容できる大規模な療養所、そして隔離への国民世論を喚起する「救癩」団体の三者が不可欠であるが、植民地でもほぼ法令・療養所・「救癩」団体が整備されている。

朝鮮においては、慈恵医院の定員は当初一〇〇名であったが、更生園の当初の定員は三八〇〇名と増加された。台湾においても、楽生院の設立当初の定員は一〇〇名であったが、一九三九年度の定員は七〇〇名に及び、そのほか私立の楽山園の収容患者などを除けば、一九三八年末段階で「台湾全島には癩院に隔離されないで自宅に居る患者は、最早一五一名」という状況となっていた。もちろん、楽生院もこうした数字以外に多数の患者が潜在していることを認め、「昨年中癩院に新たに収容した患者二七〇名中一二〇名は警察の癩患者名簿に登録されず、収容の際に発見された事から押《ママ》して考へても、尚相当数の癩患者が地方に隠れて居るであらう」と推測している

（楽生院「興亜の時局下に於ける台湾救癩事業」、台湾総督府臨時情報部『部報』六五号、一九三九年六月）。警察でも把握できていない多くの患者が隠れているからこそ、無らい県運動が必要なのである。ここに、台湾では「無癩州運動」が展開されていく。

すなわち、一九三四年六月、台湾を訪れた光田健輔は台湾でも「十坪住宅運動」を起こすように提唱し、これを受けて楽生院では寄付を募り、翌年八月には最初の十坪住宅が寄贈されたが（桜井憲三「癩の十坪住宅運動」『社会事業の友』一〇三号、一九三七年六月）、こうした隔離の受け入れ態勢が強化されるなかで、無らい県運動を模倣した「無癩州運動」が提起され、そのためにも、十坪住宅の寄贈がより強く求められていく（佐久間南山「無癩州運動の念願」『万寿果』四巻二号、一九三七年六月）。「無癩州運動」の背景には、楽生院長上川豊の「癩事業は正に非常時に直面してゐる」という危機感があった。上川は「島民間に癩を隠蔽する傾向を生じ」「病毒は隠微の間に益々感染伝播を逞ふし、患者数は比較的急激に増加を来す」と恐れていたのである（上川豊「台湾救癩事業の非常時」『万寿果』四巻一号、一九三七年三月）。

台湾の「無癩州運動」は、対米英戦争突入後は「無癩報国運動」へと昇華していく。上川は、「大東亜の心臓部—動かざる航空母艦たる台湾の一角より、亜細亜の癩、世界の癩を救ひ、世界全人類を救ふべく「無癩報国運動」の旗印を、雄々しく力強く打ち立てよう」と訴え（上川豊「無癩報国運動を提唱す」『万寿果』九巻一号、一九四二年五月）、楽生院が「大東亜の癩事業」の手本になるべきだと主張していった（上川豊「大東亜の癩事業と楽生院」『万寿果』一〇巻一号、一九四三年八月）。

この上川の言のごとく、戦争が中国から東南アジア、さらには太平洋地域へと拡大していくにつれ、「東亜の盟主」として、日本は「東亜の癩」、さらには「大東亜の癩」を一掃するべきだという考えが生まれ、無らい県運動は占領地にも拡大されていく。

一九四四年二月二四日、光田健輔は日本の占領下にあった南京を訪れた。当時、南京には日本の傀儡政権である「中華民国政府」（汪兆銘政権）が置かれていて、光田が南京を訪れたのも「汪兆銘氏を動かして癩予防法を敷かせん為」であった。このときはまだ、法制定には至らなかったが（光田健輔「中華民国の癩に就いて」『愛生』五巻八号、一九五二年八月）、光田は南京周辺の欧米のキリスト者によって設立されたハンセン病療養所を精力的に視察し、施設の絶対隔離政策への活用を模索している（光田健輔「中支一ヶ月」『愛生』一四巻四号、一九四四年四月）。

その一方で、光田は二月二六日、衛生署長官陸潤之に面会し、「由来東亜諸国は癩の源泉地と目せられたけれ共日本に於ては最近朝鮮、満洲、台湾、南洋委任統治領の浄化を完了し、将に東亜各国の癩事業を検討し、其の対策に参加するの機運に際会し、我等の同志は西南方諸国に於て有益なる貢献を各国政府に為しつゝある」と豪語した。光田の「大東亜共栄圏」全域に無らい県運動を徹底させようとする意欲が鮮明である（光田健輔「中国癩視察報告書」長島愛生園所蔵）。さらに、この光田の南京訪問と連動するように、同年、「満洲国」でも隔離が強化されていた。定員が六〇名の同康院の収容患者がこの年、一一七名に激増した（難波政士「満州国同康院の現況」『愛生』一四巻四号、一九四四年四月）。

第四章　戦後無らい県運動の強化

無らい県運動は戦後も継続される。絶対隔離は一気に完成させるつもりだったわけではない。前述したように、一九三六（昭和一一）年から二〇年をかけて達成するというものであり、当然、戦後になっても未隔離の患者は大勢存在していた。光田健輔は一九四一年に三年後の絶対隔離の完成を力説していたが、戦争の激化でそれは実現できなかった。したがって、絶対隔離の完成は戦後の課題となる。

しかし、未隔離の患者が残されたことを強調して、それをもって絶対隔離は不徹底だったとみなすとすれば、それは、宮前千雅子が「戦前から一定程度存在していた在宅療養患者や戦後に療養所から退所した社会復帰者については、転居なども含めて常にその状況は自治体の監視下に置かれており、ましてや本人や家族がハンセン病を公言して社会生活を営むことは不可能であった事実も含めて、絶対隔離が完遂されていなかったことの証しとして存在していたのではなく、あくまで両者はハンセン病施策のもとに共存していたと考えられる」と指摘しているように（宮前千雅子「ハンセン病問題にみる排除と隔離について——無癩県運動を中心に」、関西大学『人権問題研究室紀要』六一号、二〇一一年三月）、皮相きわまりない認識というほかはない。[2] 未隔離の在宅患者は警察により監視され、いつ隔離されるかと恐れながら暮らしていたのである。戦後の無らい県運動はこうした人びとをその対象としていく。

一九四七年五月二七日、菊池恵楓園長宮崎松記は「癩の調査収容に関する意見」を記し、そのなかで、「癩患者の存在を知ったものは無記名を以て其所在を保健所又は県市町村の衛生当局に申告投書せしめる」こと、「申告を受けたる当局は直ちに保健所又は療養所と連絡し、技官を派遣して患家を訪問検診の上、癩と確認した場合はこれを台帳に登載して収容の手続をとる」こと、日本MTLなどの「民間の救癩団体」と協力して宣伝・啓発・患者収容を進めることなどを求めていた。宮崎は戦後も無らい県運動を継続することを主張しているのである。

しかも、こうした主張は宮崎のみのものではなかった。同年六月六日〜七日に開催された国立療養所（癩）所長・庶務課長会議でも栗生楽泉園より「速かに癩患者の一斉調査」をおこない「癩根絶計画」を確立することが求められ（「国立療養所（癩）所長・庶務課長会議」）、一一月七日には、厚生省予防局長より各都道府県知事宛てに「無癩方策実施に関する件」が通牒され、「無癩国建設」が求められた。この通牒に付された「無癩方策実施要項」には療養所からの脱走防止とともに帰郷者の療養所への復帰、未収容患者のうち「感染の危険の大きいものから」の順次隔離収容、さらには各療養所の定員以上の収容とそのための増床が明記されていた。感染の危険性はないと判断され帰郷が認められた者までが再入所させられることになった。すべてのハンセン病患者の隔離という無らい県運動の目的はより鮮明となった。そして、この隔離の徹底には私立療養所も動員され、国立、私立の療養所を網羅した患者の隔離収容が目指されたのである（「らい例規」長野県庁所蔵）。

このように無らい県運動の継続、徹底が求められた一九四七年といえば、日本でもプロミン治療が開始された年である。ハンセン病は不治だと決め付けて絶対隔離を正当化してきた論理そのものが崩壊し始めたときである。まさにそのとき、療養所長たちは、無らい県運動を徹底して、隔離の強化を図ろうとしていたのである。

さらに、大阪市衛生部予防課が一九四八年に作成した『癩予防の栞』において、執筆した多磨全生園医官田尻敢が「戦後の新日本の第一の文化運動として、無癩日本の樹立を目標とする事を提唱」し、ハンセン病は「多くは治療によつて病気は軽快はするが全治は困難である。これがため癩の対策としては、癩患者を全く療養所に収容する事が最も重要な処置」であって、これが「対策の唯一のものであつてこれ以外にはない」と断言している事実も見逃せない。田尻は「患者を健康者から隔離して、社会を保護する一方、社会も亦患者に永い治療生活をつゞけさせる様につとめる義務がある」と述べる。田尻の論もまた、無らい県運動を推進するものであった。

このパンフレットに「序言」を寄せた光田健輔は、大阪府が「全国から寄せ来る癩潜伏者、南鮮、沖縄から寄せ来るであろう癩波」への「防波堤」となることを求めている。光田の朝鮮半島から大勢のハンセン病患者が密入国してくるという想定は、彼の隔離強化論の基底をなすものであり、この後、癩予防法改正にも大きな影響を与えていく。また、この頃、アメリカの直接占領下にあった沖縄・奄美でも、アメリカ軍による患者の強制隔離がなされていた。

しかし、その後、プロミン治療の進展により、ハンセン病の治癒は否定できない事実となる。厚生省医務局長東竜太郎が、癩予防法を改正して、軽快者の退所を認めるべきだと発言したのは、一九四八年一一月二七日、第三回国会衆議院厚生委員会の場であった。強制隔離の強化、無らい県運動の強化が叫ばれる一方で、現実の問題として「軽快退所」の必要性が浮上していた。

翌一九四九年六月二五日、厚生省は東京の国立公衆衛生院に高松宮宣仁を招き、法律「癩予防ニ関スル件」施行四〇周年の記念式典を開催した。その際、東は高松宮に対する「言上書」のなかで、「今後国立療養所病棟で既存の建物を整備拡充致しまして未収容患者の収容と治療に一層努力する所存」を表明した（「東厚生省医務局長言上書」、皇太后宮職「癩関係　昭和二十三－二十六年」宮内庁宮内公文書館所蔵）。東は、無らい県運動による患者の隔離収容の強化を唱え、その一方でプロミン治療で「軽快」した患者は退所させよと発言している。しかし、このふたつの主張は矛盾するものではない。東の考えは、「軽快退所」により定員を空け、そこに新たな患者を収容しようというものであった。東の主張する「軽快退所」とは、無らい県運動の推進のためでもあった。

この記念式典と並行して六月二四日～二五日、厚生省では癩療養所所長会議が開かれている。そのときのメモによれば、この場でも、東は「本年は過去四〇年を顧みて反省し将来の根本策を計画すべき年である。四〇年前と現在とは情勢全く異なるから必要あらば予防法を変へてもよい」と明言している。もちろん、その一方で療養所課長尾村偉久が「根絶を常に頭におけ。運営の重点は収容を徹底するにあり」と述べているように、「軽快退所」と隔離強化とはけっして矛盾しないことをここでも確認しておかなければならない。

しかし、こうした厚生省の方針でさえ、所長の間から猛反発された。長島愛生園長光田健輔は、「軽快退所」について「生兵法大けがのもと」と反論し、「遺言」として「軽快者だとて出してはいけない」と力説した。結局、この場では、厚生省の「軽快退所」を認めることには所長たちの同意が得られず、「無癩運動の結論」として、療養所の「収容力を出来るだけ多くする」ことや、旅費を都道府県が負担して住民の「一斉検診」をおこないたいということが確認された。まさに、「軽快退所」は棚上げされ、無らい県運動の強化のみが合意されたのであった。

こうして、戦後の無らい県運動は展開されていく。福島県衛生部編『国から癩を無くしませう』（一九五〇年）や愛知県衛生部編『癩の話』（一九五〇年）などは、そうしたなかで編まれたものである。前者は全患者を隔離することがハンセン病根絶に必要であり、「本人の為にも、世の中の為にも」患者は療養所へ入るように勧め、療養所を「癩患者の楽園」と表現している。また、後者は愛知県の無らい県運動についても紹介しているが、それによれば、同県では一九五〇年までに、未隔離患者三〇五人のうち半数弱の一四〇人を療養所に収容している。

このような無らい県運動の展開は、療養所の定員拡張を必然とした。一九四九年一一月、菊池恵楓園は用地買収により敷地を拡張し、一〇〇〇床増床に着手する（宮崎松記「菊池恵楓園の一千床拡張に就て」一九五〇年一〇月）。

プロミン治療が普及していくなかで、無らい県運動が展開され、隔離が強化されていくということは、一見すると矛盾しているように考えられる。しかし、事実上、ハンセン病患者は、療養所に隔離されるしかプロミン治療を受けられないという現実があった。プロミン治療を餌にして、患者を隔離に導くという手法が用いられたのである。前掲した福島県衛生部のパンフレットには、そうした文言が記されている。

また、一九五一年に死去した貞明皇后を記念して、翌一九五二年六月、高松宮を総裁として藤楓協会が設立され、癩予防協会の事業は藤楓協会に受け継がれた。新たな「救癩」団体も誕生した。

こうして、戦後においても絶対隔離政策が維持されるなかで、戦前同様、隔離された患者のなかから、信仰を純粋化したり、芸術活動に没頭することで療養所のなかの生活に新たな希望を見い出そうとする人びとも大勢生まれていた。さらに、戦後民主主義の影響を受け、患者自治会運動に挺身する人びとも増加した。そのことを積極的に評価しようという動きがある。[3] しかし、それらの事象は療養所が患者救済の場であったことをいささかでも意味するものではない。むしろ、患者の人生を療養所のなかに封じ込める点で絶対隔離政策と表裏一体の関係をなしていたと見るべきである。そして、こうした国家の基本方針の下で、一九五三年に癩予防法はらい予防法と改正され、絶対隔離の国家意思は一貫されたのである。療養所の拡張、藤楓協会の設立、らい予防法の成立、この三者により戦後の無らい県運動は維持されていく。

また、沖縄では一九五〇年代末から在宅治療が開始されるが、その一方では従来の療養所への隔離も継続されていく。在宅治療か隔離か、それを選ぶのは患者ではなく医師であった。したがって在宅治療開始後も、沖縄の無らい県運動は続いていく。

おわりに

無らい県運動はいつまで続いたのか。これについては、明確な時期を特定することは難しい。なぜならば、無らい県運動は通称であって、文章化された綱領や運動方針などがあったわけではなく、それゆえ、運動の開始や終結を意味する文書がつくられたり、運動の画期を示す記念行事などが開かれてはいないからである。在宅治療や治癒した患者の療養所からの退所が広まっていくなかで、無らい県運動は終焉していったと考えるべきである。すなわち、患者の意思に反して療養所に隔離し、その後の人生を療養所のなかで送らせるという事態が終了したときが、無らい県運動の終焉であった。そうであれば、無らい県運動の終焉は、沖縄を除けば、療養所に隔離された患者が漸減していく一九六〇年代と理解することが妥当であろう。しかし、無らい県運動のなかで、国民に浸透した認識、すなわちハンセン病は恐ろしい感染症である、社会にとっても患者にとっても隔離されることが幸福であるという認識は、患者とその家族への偏見の温床となり、今に至るハンセン病回復者への差別意識の基盤となっている。そうであるからこそ、無らい県運動の歴史を検証することは現代の差別を克服するための課題ともなるのである。

註

(1) 猪飼隆明は、その著『「性の隔離」と隔離政策――ハンナリデルと日本の選択』(熊本文化会館、二〇〇五年)において、法律「癩予防ニ関スル件」は患者の救済法だったと力説しているが、療養所での患者への職員の虐待、懲戒、強制労働、さらには断種など、およそ「救済」とは矛盾する現実に対しては検討を放棄している。

(2) 廣川和花は、その著『近代日本のハンセン病問題と地域社会』(大阪大学出版会、二〇一一年)のなかで、一九〇七年の法律「癩予防ニ関スル件」は患者の救護法であった、一九三一年の「癩予防法」は絶対隔離を可能にする法律ではあるが、現実には群馬県草津温泉にあったハンセン病患者の集落湯之沢やそこで患者を治療した私立の聖バルナバミッションの存在も許され、大阪帝国大学などでは自宅療養患者の通院治療もおこなわれていたのであるから、絶対隔離は実現していない、すなわち国家はハンセン病患者を排除、差別することを意図してはいなかったと主張している。しかし、癩予防法の成立が即、絶対隔離の達成ではなく、国家は二〇ヵ年計画で全患者の隔離を目指したわけで、その期間に多くの自宅療養患者がいたのは当然であり、その自宅療養患者は警察の管理下に置かれ、隔離への恐怖のなかで暮らしていた。廣川はそのような事実を無視している。廣川は自宅療養患者や湯之沢集落のような存在を根拠に療養の多様性を主張し、絶対隔離の不徹底を主張するが、自宅療養患者をも管理し、湯之沢集落などを解体に追いやったことが絶対隔離政策そのものなのであった。

(3) 遠藤隆久は、「強制隔離の場所であった療養所が行き場のない入所者にとっては社会の偏見・差別からの避難場所(アジール)でもあった」「療養所のアジールとしての役割は、強制隔離の場としての療養所の姿の前に正当に評価されてこなかったように思える。強制隔離は一方で暴力的装置を内在させてきたが、同時に国がその政策を貫徹するために偏見と差別を拡大したがゆえに、療養所が社会の偏見・差別からハンセン病患者を守る場でもあったというわずかな役割はほとんど顧慮されてこなかった。それでも、数々の人権侵害が繰り返されていた時期からそのことを認めてきた入所者は、綿々と療養所のなかには存在しつづけている。そのことを否定的な視点からだけみると、等身大の実像を見損なう恐れがある。むしろ直視することによって、終生隔離の壁から外に出ることを諦めた入所者が仲間と助け合ってきた自治や、わずかながらも生活の張り合いを探し求めるなかから育んできた文化が浮かび上がってくる」などと述べているが(遠藤「ハンセン病療養所の将来構想を考える」『部落解放』五九一号、二〇〇八年一月)、法律の下、国家の管理下にあったハンセン病療養所を「アジール」などとみなすこと自体が常軌を逸した誤りである。

戦後の無らい県運動について

内田博文

第一章　「癩予防法」の存続と新「らい予防法」

周知のように、一九〇七（明治四〇）年に制定された「癩予防ニ関スル件」は、戦時体制下の一九三一（昭和六）年四月ほぼ全面的に改正され、名称も「癩予防法」に改められて、同年八月一日より施行された。この戦時色の色濃い一九三一年法は、敗戦と日本国憲法の制定、そして特効薬の出現という大きな社会的、法的、医学的な環境の変化にもかかわらず、また強制隔離の担い手が衛生警察から都道府県の衛生部及び保健所に代わったにもかかわらず、廃止されることはなかった。長谷川保衆議院議員からの「現行癩予防法は、その精神において人権を無視したきわめて非民主的なものと考えられ、且つ、現下の癩行政に適合しない法律として、多くの疑義がある」との質問に対する内閣総理大臣吉田茂の一九五二年一一月二一日付答弁も、「患者が治癒した場合において、退所の措置がとられるのは、当然のこととして規定していない」「現行法については、新憲法施行後においてもこれに抵触するとは認められなかったので、改正を行わなかった」というものであった。しかも吉田は、その中で「現行法第三条第一項の規定により、患者をその意思に反して療養所に収容することは可能である」「現行法

第四条ノ二の規定により、国立療養所の長が懲戒検束を行うことは可能である」「癩の伝染力については、種々の学説があるが、伝染性の疾病であることについては一致しており、特に小児に対する伝染力は相当強いものと考えられる」とさえも答弁した。

「第二次無らい県運動」ともよぶべき戦後の無らい県運動も、同法に基づいて開始された。一九四七年一一月、厚生省は各都道府県宛てに「無らい方策実施に関する件」を通知し、「らいの予防撲滅は文化国家建設途上の基本となる重要事にして今一段の努力に依って無らい国家建設の成果を挙げ得る段階にある」として、方策実施要領に沿った施策の実現を求めた。また一九四九年には、厚生省公衆衛生局長通達「昭和二五年度のらい予防事業について」により、各都道府県に対し予防事業を強力かつ徹底的に実施するように求めるとともに、診断技術の向上のための講習会の実施、戦時中に中断していた一斉検診の復活、患者及び容疑者の名簿の作成、患者の収容、療養所退所者の指導、一時救護の徹底などを指示した。通達を受けた各都道府県は、所轄保健所に対し、「民衆の噂にある疑らい患者を調べ上げ報告する」ように指示した。この第二次無らい県運動の下で、多くの悲劇が患者・家族を襲った。患者家族の一家心中事件もその一つで、一九五〇年には熊本県で、一九五一年には山梨県で事件が起こった。一九五一年に熊本県菊池郡で発生した爆破事件および殺人事件からなる菊池事件も、その背景には第二次無らい県運動が伏在していた。

「癩予防法」は多くの矛盾を内包していた。なかでも大きかったのは、強制隔離政策を継続する根拠として、ハンセン病の感染力の強さや難治性を強調し、強制隔離をもって社会防衛のために患者・家族が甘受しなければならない「犠牲」という面を前に出せば出すほど「犠牲」を強いられる患者・家族の側では強制隔離を甘受することへの抵抗感が強まる結果、隔離施策の根幹が揺らぐことになるという点であった。「癩予防法は、憲法に抵触するとは考えられない」と答弁したものの、厚生省も現実には日本国憲法との乖離を意識せざるを得なかった。そこで、政府は一九五三年に至り、「癩予防法」に代わる新「らい予防法」を国会に提出することとした。提案理由は次のようなものとされた。

癩は慢性の伝染性疾患であり、一度これにかかりますと、根治することがきわめて困難な疾病でありまして、患者はもちろん、その家族がこうむります社会的不幸ははかり知れないものがあるのであります……（癩予防法は）今日の実情にそぐわないと認められる点もありますので、これを全面的に改正したらい予防法を新たに制定しようとするものであります。

新法は衆参両院での審議を経て、同年八月六日に可決成立し、同月一五日より施行された。問題は、新「らい予防法」の制定によって旧法が内包していた矛盾が解消され得たかどうかであった。解消されることにはならなかった。特効薬が出現し、ハンセン病が全治しうる病気となった以上、いくら「患者の医療、福祉、厚生指導、教育」や「親族の援護」「被扶養児童の福祉」「患者・親族に対する差別的取扱いの禁止」を謳ったとしても、強制隔離政策を続けることは医学的にみて理由がなかった。日本国憲法にも明らかに抵触した。所長の懲戒検束権について明文規定を置くとともに、外出の制限に関する規定を新設し、制限違反に対して刑罰を科したことも、矛盾をより拡大することになった。しかし、このような矛盾を抱えながらも、一九五三年法は一九九六（平成八）年まで廃止されることはなかった。一九三一年法とあわせると、実に六五年もの長きにわたって猛威をふるい、患者・家族等の人権を侵害し続けた。新法の採用した「アメ」（医療、福祉等の保障等）と「ムチ」は全患者収容を推進するための「車の両輪」の役割を果たした。

第二章　無らい県運動の多様な担い手

戦後の無らい県運動は、戦前のそれにもまして広範な担い手によって展開された。一九三八（昭和一三）年一月一一日に内務省から分離される形で発足した厚生省の衛生局（その後、名称を公衆衛生局に変更）は、戦後も「癩予防法」及び「らい予防法」の施行に当たったが、都道府県での実施機関は、戦後の警察改革に伴って警察の衛生部から都道府県の衛生部に移された。そして、一九四七年九月五日の保健所法改正により新たに自治体保健所として再発足した都道府県保健所が衛生部の指示の下で患者の強制隔離等に当たった。しかし、厚生省衛生局→都道府県衛生部→都道府県保健所というラインだけで全患者隔離を達成し得るかとなると、それは不可能に近かった。敗戦後の混乱の中でむしろ増加した「在宅患者」や「放浪患者」に対応するためには、戦前以上に民間の協力を得ることが不可欠となった。国及び都道府県は民間団体と協力して、全患者隔離の必要性について地域住民の理解と協力を求めるための啓蒙・啓発活動を大々的に行った。講演会も各地で開催されたが、講師を務めたのは光田健輔等をはじめとする国立ハンセン病療養所の所長等の専門医などであった。彼らは小学校や工場なども巡回し、講演でハンセン病の感染力の強さや難治性を強調した。苛酷な隔離政策を覆い隠すために、療養所が患者にとっての「楽園」であるかのような宣伝もなされた。戦時中は前面に押し出された「民族浄化論」を基調とする国家的使命感に訴えながら、患者・家族の自覚を促して自発的に収容に応じるように仕向けるというやり方は、戦後は避けられるようになった。

このような啓蒙・啓発は無らい県運動の重要な一翼を構成した。宗教団体もこれに積極的に参加した（詳しくは本書「無らい県運動と宗教」を参照）。

この啓蒙・啓発に加えて、無らい県運動の柱となったのが患者の発見であった。「患者の存在を知った者は、無記名で投書せよ」として、隣人による都道府県衛生部や保健所への通報（＝密告）が奨励された。隣組に代わる自治会役員からの通報も期待された。戦前は方面委員もこの通報で一役を果たしたが、戦後、方面委員に代わって設けられた民生委員については、秘密の保持の観点から、公式にはハンセン病に関しては取り扱わないこととされた。しかし、官民一体の無らい県運動のなかにあって、民生委員だけがその枠外にいるということは現実には不可能であった。住民についての民生委員の情報は患者の発見に活用されることになった。

患者の所在が分かると、次の問題は専門医による診断を行い、ハンセン病患者だと確認されると療養所への収容を確保することであった。ときには療養所や大学病院の医師も診断に当たった。都道府県・保健所の職員(「らい専任職員」)と専門医(「らい予防法」施行後は「らい指定医」)が患者・家族の説得に当たった。予防法の規定する「終生隔離」を秘匿して、入所すれば安心した生活保障の下に十分な治療が受けられ、完治すれば退所できるから、といって説得するケースが一般的であった。強制隔離政策を継続させるために特効薬の投与が療養所内に限られていたために、療養所に入所すれば特効薬の投与が受けられるからと考えて、入所に応じた者も多かった。しかし、なかには収容に応じるまで執拗に消毒を繰り返したり、収容に応じなければ強制的に一番遠い離島の療養所へ送致すると脅かしたりするケースもあった。入所の確保には住民による「村八分」も力を発揮した。無らい県運動には、この「村八分」も含まれていた。家族を迫害から守るために、自ら療養所に入所する者も少なくなかった。

このように無らい県運動が再開され、展開されるなかで、予防法の内包する矛盾は増幅されることになった。無らい県運動による全患者収容の実現について地域住民の理解と協力を求めるために、地域社会に向かってハンセン病の感染力の強さや、その難治性を喧伝すればするほど、住民の理解と協力を得られた半面、強い不安感が地域住民を襲い、予防法から逸脱する言動さえも招くことになった。そして、この言動に晒された患者・家族の側では、いくら法で「患者の医療、福祉、厚生指導、教育」や「親族の援護」「被扶養児童の福祉」「患者・親族に対する差別的取扱いの禁止」を謳い、強制隔離への抵抗感の希薄化を図ったとしても、この潜在的な抵抗感に再び火が付き、燃え広がる結果、強制隔離施策の根幹が揺らぐことになったからである。国は、無らい県運動に対して強力な推進と、他方における「行き過ぎ」の是正という複雑で困難な対応を迫られた。これに応じて、地域住民の対応も複雑なものとなり、予防法からの逸脱を是とするか否か、大きく分かれることになった。

第三章　法治主義と無らい県運動

予防法の内包する、そして無らい県運動によって増幅された矛盾というのは、法的に見れば法治主義をどのように理解するかということでもあった。

法治主義とは近代ドイツ法学に由来する、立憲君主制の下で生み出された概念であったが、第二次世界大戦前までは、合法性や国民の権利の形式的な保障という点に力点が置かれた。法の形式さえとっておけば、その実質的な内容の合理性は問題とされなかった。人権の保障は法律の範囲内にとどめられ、法律によれば人権の制限も許されることになった。法治国家も、このような法治主義に立脚する法律国家を意味した。このような法治主義の形式的理解の下でナチスが台頭し、ナチス・ドイツによる人間の尊厳の侵略と冒瀆が法の名の下で繰り広げられた。このような苦い経験から、戦後のドイツでは、一九四九年に制定されたボン基本法の下で、法治主義の理解も形式的なものから実質的なものへと大きく転換された。(註)

日本でも、戦後は日本国憲法がアメリカ法の影響を受けて制定されたこともあって、戦前にみられたような法治主義についての形式的理解は批判に晒されることになった。形式的理解に代えて、英米法的な「法の支配」に近い実質的理解が高唱されることになった。これには、日本国憲法が違憲審査制を採用し、「この憲法は、国の最高法規であって、その条規に反する法律、命令、詔勅及び国務に関するその他の行為の全部又は一部は、その効力を有しない」（第九八条一項）、「最高裁判所は、一切の法律、命令、規則又は処分が憲法に適合するかしないかを決定する権限を有する終審裁判所である」（第八一条）と規定したことも大きく与った。

しかし、「癩予防法」についての国の態度は、戦後においても依然として法治主義の形式的な理解によっていた。「予防法は合憲」との首相答弁も法治主義の実質的理解に基づいてなされたものとは到底いえなかった。「癩予防法」から「らい予防法」への改正も、法治主義の形式的理解という枠組みの中で行われたものにすぎなかった。一九九六年に「らい予防法」が廃止されたが、これも法治主義の実質的理解に基づいてなされたものとは言えなかった。「らい予防法」が法治主義の実質的理解に基づいて断罪されるには二〇〇一年五月一一日の熊本地方裁判所の違憲判決までまたなければならなかった。

しかし、問題はこれだけではなかった。戦後の無らい県運動においては、すでに日本国憲法が施行されていたにもかかわらず、法治主義の形式的理解からの逸脱さえもみられたからである。無らい県運動に参加し、協力した者の中には、法治主義の実質的理解どころか、形式的理解さえも十分でない者も多数、含まれていた。「患者・親族に対する差別的取扱いの禁止」は守られなかった。全患者収容のために「大衆動員」を図った以上、ある意味では、それは避けられないことでもあった。それにもまして大きかったのは、住民による患者・家族の発見、都道府県・保健所等への通報、患者・家族への「村八分」などは、国の側からみれば強制隔離政策を実施するための住民パワーの「徴用」という性格をもつものであったが、住民の側からみれば「徴用」ではなく、むしろ「住民自治」という性格をもつもので、「形式的法治主義」の枠外に位置するものであった。彼らにとっては、予防法からの逸脱も「住民自治」に基づく「自主的で合法な」言動と意識された。一九五三年に熊本市内で発生した「竜田寮児童通学拒否事件」におけるＰＴＡ通学反対派の意識もこのようなものであったといえる。ここに戦前の無らい県運動とは異なる戦後の第二次無らい県運動の新しい側面が認められた。戦後の民主的な教育改革の一環として導入されたＰＴＡが、憲法で保障された自治の名の下に、予防法からの「逸脱」を行政当局などに迫ったからである。これも、ある意味では法治主義の実質的理解といえないこともないが、憲法の想定するそれとは対極に位置するものであった。「草の根のファシズム」とでも喩えることができようか。

戦後の無らい県運動にみられた矛盾とは、法的にみれば、法治主義の形式的理解か実質的理解か、そして実質的理解とは憲法的なそれか「草の根のファシズム」によるそれか、という点にあった。

第四章　科学主義と無らい県運動

科学の面からみても、予防法は矛盾を内包していた。特効薬が出現し、ハンセン病が全治し得る病気となった以上、強制隔離政策を続けることは医学的にみて理由がなかった。しかし、国はハンセン病の感染力の強さや難治性を強調し、「癩は慢性の伝染性疾患であり、一度これにかかりますと、根治することがきわめて困難な疾病でありまして、患者はもちろん、その家族がこうむります社会的不幸ははかり知れないものがあるのであります」などとして、強制隔離政策を継続しなければならないとした。国立ハンセン病療養所の長等を占めた光田健輔らの専門医によって牽引された予防法にみられる科学主義とは、国の誤った施策を科学の名において追認するもの、お墨付きを与えるものでしかなかった。

ちなみに、世界医師会は一九六四年にフィンランドの首都ヘルシンキで開催した第一八回総会において、ナチスの行った人体実験に対する反省から生まれた「ニュールンベルグ綱領」（一九四七年六月）を受けて、医学研究者が自ら守るべき人体実験に関する倫理規範として、「ヒトを対象とする医学研究の倫理的原則」を採択した。「患者・被験者福利の増進」「本人の自発的・自由意思による参加」「インフォームド・コンセントの取得の必要」「倫理審査委員会の存在」「常識的な医学研究であること」等が重要な基本原則であった。そして、次に一九八一年九月〜一〇月にポルトガルのリスボンで開催した第三四回総会において、「患者の権利に関するWMAリスボン宣言」を採択した。その序文では次のように謳われた。

医師、患者およびより広い意味での社会との関係は、近年著しく変化してきた。医師は、常に自らの良心に従い、また常に患者の最善の利益のために行動すべきであると同時に、それと同等の努力を患者の自律性と正義を保証するために払わねばならない。以下に掲げる宣言は、医師が是認し推進する患者の主要な権利のいくつかを述べたものである。医師および医療従事者、または医療組織は、この権利を認識し、擁護していくうえで共同の責任を担っている。法律、政府の措置、あるいは他のいかなる行政や慣例であろうとも、患者の権利を否定する場合には、医師はこの権利を保障ないし回復させる適切な手段を講じるべきである。

患者の権利を否定する法律、政府の措置等に対しては断固闘う。これこそが科学者の「戦争責任」「戦後責任」に対する真摯な反省から導かれた、文字通り「科学の立場」であった。しかし、予防法が立脚したのはこのような科学主義ではなかった。予防法が立脚した科学主義とは、国の強制隔離政策を是とした上での「行き過ぎ」の規制、すなわち地域住民の不安感に基づく予防法からも逸脱した言動、患者・家族の「不当な差別的取扱」や迫害などを非科学的として退けるものでしかなかった。

このような科学主義は、まだそれでも、為政者の段階では「専門家のいうことだから正しいだろう」という形でそれなりの説得性を有し得た。しかし、無らい県運動に参加した多くの人たちによって理解され得たかとなると、それは困難であった。強制隔離政策を継続し、全患者収容を図るために無らい県運動を再開しなければならないほど、ハンセン病は感染力が強く、根治が難しい病気だと国等から喧伝された住民の多くにとって、この科学主義に従えということは無理な要求であった。予防法を支えた科学主義は、その虚構性のゆえに、無らい県運動の展開の中で矛盾を拡大し、大きな綻びを示すことになった。それでも、この破綻が予防法の廃止を導くことはなかった。患者の権利を否定する法律、政府の措置等に対しては断固闘う、というリスボン宣言の精神が行動に移されることはなかった。これには、戦後の日本の科学界が自らの「戦争責任」について真正面から向き合うことを回避し続けたことが大きかった。

第五章　全患協運動と無らい県運動

日本国憲法は、基本的人権の尊重の一環として国民の生存権をも保障し、その第二五条で、「すべて国民は、健康で文化的な最低限度の生活を営む権利を有する。国は、すべての生活部面について、社会福祉、社会保障及び公衆衛生の向上及び増進に努めなければならない」と規定した。しかし、この生存権に対する国の理解は戦前と何ら変わるものではなかった。愛知県知事からの「生活の保護を要する状態にある者は、生活保護法により保護を請求する権利を有するか」との疑義照会に対する厚生省社会局長の一九四九（昭和二四）年三月付の回答は、「保護請求権は法律上認められず、これは、新しく制定された日本国憲法とも矛盾しない」という旨のものであった。国は、憲法第二五条をプログラム規定と解釈することによって、国民の生活保障を国の義務ではなく、国による恩恵、裁量とした。これにより、生存権の保障は国益に合致する限りでのそれに変質することになった。文部省は、一九四七年に新制中学校一年生用の社会科の教科書として『あたらしい憲法のはなし』を発行したが、この『あたらしい憲法のはなし』においても生存権については言及がなかった。このような憲法第二五条プログラム規定説はその後、学界の通説的見解となり、判例理論としても確立していった。

それは「らい予防法」が謳った「患者の医療、福祉、厚生指導、教育」（第一条、第二条、第一三条、第一四条）や「親族の援護」（第二一条）、「被扶養児童の福祉」（第二二条）に関しても同様であった。患者・家族の生存権は国民の生存権から切り離され、強制隔離政策を遂行するために必要な限り、しかも恩恵と裁量という形でしか認められなかった。患者・家族の「権利主体性」は認められず、「保護の客体」にとどめられた。このような人権論は反人権論に容易に転化し得るものであった。これに対して療養所入所者は、入園者自治会並びに全療養所入園者自治会（のちに全国ハンセン病療養所入所患者協議会。全患協と略称）を結成し、勇敢に闘いを挑んだ。

しかし、この憲法に沿った患者運動が国民の十分な理解を得られたかとなると、残念ながら答えは否といわざるを得なかった。日本国憲法は国民主権を謳い、国民をもって憲法の擁護者と位置付けたが、戦前の修身教育の影響をいまだ強く残していた国民にとって、基本的人権の尊重を正しく理解し、自ら実践するためには、憲法教育に加えて人権教育が不可欠であった。しかし、国はこの人権教育に取り組むことを永らく回避し続けたからである。日本国憲法の施行に合わせて初等・中等教育へ導入された憲法教育もまもなく終止符がうたれることになった。『あたらしい憲法のはなし』は朝鮮戦争の始まった一九五〇年には副読本に格下げになり、一九五一年には教材としても廃止された。人権教育に代えて、国が力を入れたのは道徳教育であった。この道徳教育もまた、戦前の修身教育と同様、人びとをして全患協運動を擁護する側につくよりも無らい県運動を支持し、参加する側に回ることに力を発揮した。修身教育においてと同様、道徳教育においても、「法やきまりの意義を理解し、遵守するとともに、自他の権利を重んじ義務を確実に果たして、社会の秩序と規律を高めるように努める」ことが説かれた。また、「地域社会の一員としての自覚をもって郷土を愛し、社会に尽くした先人や高齢者に尊敬と感謝の念を深め、郷土の発展に努める」「日本人としての自覚をもって国を愛し、国家の発展に努めるとともに、優れた伝統の継承と新しい文化の創造に貢献する」という徳目の涵養が図られた。これらは国益に沿った行動を国民に求めるもので、間接的ながらも無らい県運動と結びつき得た。「望ましい生活習慣を身に付け、心身の健康の増進を図り、節度を守り節制に心掛け調和のある生活をする」という徳目、あるいは「生命の尊さを理解し、かけがえのない自他の生命を尊重する」という徳目も、公衆衛生を媒介として、無らい県運動と結びつくことは十分に可能であった。もっとも、道徳教育では、「正義を重んじ、だれに対しても公正、公平にし、差別や偏見のない社会の実現に努める」という徳目も掲げられていた。この徳目からすれば、ハンセン病強制隔離政策は許されないということにもなりえた。しかし、人びとがこの矛盾に気づくのは不可能に近かった。というのも前述したように、「らい予防法」は、その第三条で「何人も、患者又は患者と親族関係にある者に対して、その故をもって不当な差別的取扱をしてはならない」と規定しており、国はハンセン病患者の強制隔離をもって感染防止を図るものであるが、それは患者を差別するものではなく、患者等の福利を図るものでもあると喧伝していたからである。この意味で、他の徳目にもまして人びとを無らい県運動に走らせるのに寄与したと思われるのは、「温かい人間愛の精神を深め、他の人々に対し思いやりの心をもつ」という徳目であった。それは「らい予防法」

の謳う「患者の医療、福祉、厚生指導、教育」や「親族の援護」「被扶養児童の福祉」に共鳴するもので、強制隔離によって患者・家族が被る「人生被害」のゆえに人びとに生まれる無らい県運動への抵抗感を消し去るうえで大きく貢献したからである。竜田寮児童通学事件において寮児の教育を受ける権利を守ろうとしてPTA通学反対派に厳しく対峙した賛成派も、強制隔離政策とそれを支える無らい県運動自体には反対していなかったのである。

第六章　人権擁護と無らい県運動

一九四九（昭和二四）年六月一日に人権擁護委員法が施行され、法務大臣から委嘱された人権擁護委員が地域住民の中にあって国民の基本的人権を擁護するという制度が発足した。この人権擁護委員と法務省人権擁護局、法務局、地方法務局の職員とが「車の両輪」となって人権啓発、人権相談、人権侵害の調査・救済擁護に当たるというのが法務省人権擁護機関であった。日本国憲法下ならではの機関であった。患者・家族に対する不当な差別的取扱いも、当然、この調査・救済の対象に含まれた。竜田寮児童通学事件についても、恵楓園園長からの人権救済の要請を受けて、熊本地方法務局が人権侵犯事件として受理し調査・救済に当たった。「熊本地方法務局人権擁護課長声明」も「竜田寮児童の黒髪小学校通学拒否問題について」と題して、一九五四年三月一八日に発表された。それは、強制隔離政策の継続を牽引した科学主義と、「不幸な者たちに対する思い遣り」という徳目とを主な根拠とした立論となっていた。その人権擁護も、この科学主義や道徳教育を前提にしたうえでの「行き過ぎ」の是正にとどまった。強制隔離政策とそれを支えた無らい県運動自体にメスを入れるということまでには及ばなかった。寮児の通学をもって「社会をらいの汚染から護るという患者の協力に対しての大きな応酬ともなろう」とさえも記された。法務省人権擁護機関といえども、憲法に沿った全患協運動に対して十分な理解をもっまでには至らなかったといえよう。

第七章　報道と無らい県運動

日本国憲法は、その第二一条で「集会、結社及び言論、出版その他一切の表現の自由は、これを保障する」と規定し、マスメディアをもって国民主権、基本的人権の尊重、平和主義のための「知る権利」を現実に担保する担い手として位置付けた。しかし、そのメディアが無らい県運動に対してとった態度は、憲法の期待に反するものであった。国の強制隔離政策に疑問を挟むことはなかった。新聞・ラジオは無らい県運動を大きく報道し、宣伝して運動を積極的に後押ししていった。一家心中など、無らい県運動が引き起こした悲劇について報じることもなかった。無らい県運動について報じることはあっても、それに反対する「全患協運動」について報道し、その要求の妥当性を解説することはほとんどなかった。竜田寮児童通学問題についてもマスメディアは多くを報道した。しかし、その報道も強制隔離政策及び無らい県運動を是としたうえでの報道でしかなかった。「らい予防法」が立脚した科学主義には従えないとし、不安感に基づいて行動したPTA通学反対派に対してさえも、メディアはしばしば理解を示した。それゆえ、通学反対派に対するマスメディアの批判も「行き過ぎ」に絞られた。このようなスタンスから、反対派だけではなく賛成派にも注文をつけて問題解決のための「譲歩」を迫っている。

ほかの病気と区別をつけない無関心の見られ方を持ちたいと、恵楓園の人たちだけではなく、全国の療養所の人たちが思っていることは確かである。しかし、現実は、まだそこまで進んでいないことを知っていただきたいのだ。同情に裏づけられた見られ方も拒否したいであろう。しかし、現実は、まだそれでいくらかの満足をしなくてはならない段階にあることを知っていたゞきたいのでる。その限りにおいては、社会は、徐々にではあるが、同情に裏づけられた見方をするものが多くなって行きつつあることは、信じていただき

たいのである（一九五四年六月二五日、社説「ライ予防デーに当たって」熊本日日新聞）

反対派の圧力などによって後退を重ねた市教委の方針についても、基本的に理解が示されている。両学長の調停に基づく「第三者家庭からの通学案」による問題解決についても、マスメディアからは手放しの賛辞がささげられた。なかには、「高いヒューマニティの協奏ともいうべき美しさの中で解決せられたことに大きな感激を覚えずにはいられない」（一九五五年二月二四日、社説「黒髪校問題の解決を喜ぶ」熊本日日新聞）としたものもあった。しかし、この問題解決は、いうまでもなく真の解決とは程遠いものであった。それを右のように「ヒューマニティの協奏」による「関係者の歩み寄り」による解決と賛美したところにマスメディアの基本的なスタンスがあった。マスメディアは予防法が立脚した科学主義や人権擁護などを俎上に載せるどころか、世論に押されて、その「科学主義」や「人権擁護」などにさえもよることはできなかった。

それでは、一般の住民の場合はどうだったのであろうか。「竜田寮児童通学問題」についてもマスメディアの「読者の広場」欄や「声」欄等に「意見」等が寄せられているが、その多くはＰＴＡ通学賛成派寄りであった。多くの読者からは通学反対派の「行き過ぎた」言動を批判する声が寄せられている。しかし、それも強制隔離政策を是としたうえでのものでしかなかった。強制隔離政策そのものを俎上にあげる「意見」等を見出すことはできない。しかし、マスメディアが「全患協運動」を報じなかった以上、住民からそのような意見が寄せられることは不可能に近かった。「行き過ぎ」を批判し、患者・家族の窮状に「同情」することが限界であった。

おわりに

予防法による強制隔離政策は戦後に入ると、日本国憲法の制定と特効薬の出現という大きな環境の変化の中で法治主義の面でも、科学主義の面でも、人権擁護の面でも戦前以上に大きな矛盾を内包することになった。全患協運動との矛盾は、戦後ならではの矛盾であった。そして、予防法の内包する矛盾は無らい県運動の展開の中で増幅し高まることになった。無らい県運動の内部では深刻な対立が生じたが、この矛盾、対立のために運動の規模が戦前のそれに比べて小さなものになったかというと、そうはならなかった。むしろ、全患者収容の実現に結びつくぐらい、運動の規模は大きなものとなった。運動の裾野もより広がった。この矛盾が多くの人びとを無らい県運動に参加することを可能にし促進した。竜田寮児童通学問題における通学賛成派の人びともその一員であった。

予防法が立脚した法治主義・科学主義・人権擁護を遵守して無らい県運動に参加しようとした人びとも、そこから逸脱して無らい県運動を展開しようとした人びとも共に無らい県運動の担い手であり、車の両輪であった。その中でも大きな役割を果たしたのは、逸脱して展開しようとした人びとであった。詳述するまでもなく、この逸脱は全患者収容に大きな効果を直截に示したからである。しかし、それでは戦前と異ならなかった。この逸脱についても新しい装いが施されたという点に第二次無らい県運動の新規性が認められた。住民自治による実質的法治主義の下での自主的で合法な言動だという、いわば民主主義的な装いがそれであった。この「民主主義的な装い」の下で科学主義は反科学主義に、人権擁護は反人権擁護に変質し、憲法違反の色彩をますます強めた。しかし、これだけでは全患者収容にいくら効果があっても、運動の担い手は限られ先細りするだけだった。批判に回る人びとも少なくなかった。患者・家族の強い反発を招き、強制隔離政策の根幹を揺るがしかねなかった。日本国憲法との乖離は埋めがたいものとなった。それを避けるためには、「無らい県運動」に「法治主義」「科学主義」「人権擁護」を彩るということが必要であった。予防法の立脚する「法治主義」「科学主義」「人権擁護」を「無らい県運動」においても遵守する人びとが必要であった。しかし、遵守派が果たした役割はそれだけではなかった。より重要なことは「全患者運動」に対峙することにあった。人びとをして「全患者運動」を擁護する側につくよりも「無らい県運動」を支持し、参加する側に回ることに力を発揮したという点にあった。「竜田寮児童通学問題」について通学賛成派がその論拠の一つとした「不幸な者たちに対する思い遣り」という徳目も、通学反対派との関係においては「人権擁護的であった」と映ったかもしれないが、「全患者運動」との関係においては人権侵害的であったことを見逃してはならない。このように「法治主義」「科学主義」「人権擁護」をより前面に打ち出したという点にも戦後の無らい県運動の新規性があった。法的パターナリズムによる「人権擁護」と「住民自治」による「民主主義的な装い」をしたところに戦後の無らい県運動の本質が存在した。

註 基本法は法律の内容の正当性を要求し、「人間の尊厳は不可侵である。これを尊重し、および保護することは、すべての国家権力の義務である。ドイツ国民は、それゆえに、侵すことのできない、かつ譲り渡すことのできない人権を、世界のあらゆる人間社会、平和および正義の基礎として認める。以下の基本権は、直接に妥当する法として、立法、執行権および司法を拘束する」（第一条）などと規定した。不当な内容の法律を憲法に照らして排除するという違憲審査制も採用した。

無らい県運動と絶対隔離論者のハンセン病観

和泉眞藏

はじめに

一世紀以上に及ぶわが国の近代ハンセン病対策が、世界でも類例を見ない過酷な「絶対隔離絶滅政策」であったことは、国がこれまで実施してきたさまざまな施策を見れば疑問の余地なく明らかである。この政策は、全ての患者を終生療養所に隔離して絶滅することで日本のハンセン病問題を最終的に解決しようとする政策である。この政策目標を達成するためには、官の力で療養所を拡充して収容人員を増やすだけでは明らかに不十分で、患者が療養所の外では生きられない社会状態を創り出すことが必須であり、そのために行われたのが「無らい県運動」である。官が主導して多くの国民を動員し、患者と家族の人生を根底から破壊したこのような運動は日本独特のものであり、わが国のハンセン病政策の残酷さを象徴するものである。

この運動には、地方行政官などさまざまな人びとが参加したが、とりわけ重要な役割を果たしたのが絶対隔離論を信奉していたハンセン病専門医たちであった。彼らは医師という社会的地位の高さと専門家という権威とを利用しながら、ハンセン病について誤った疾病観を国民に植え付け、無らい県運動の〝必要性〟を国民に信じこませる上で決定的に重要な役割を果たした。このような専門医の協力なしには無らい県運動はあり得なかったと言ってよい。

無らい県運動の中で絶対隔離論者が国民に植え付けようとしたのは、ハンセン病を恐怖する心と患者を憐れむ同情の気持ちであった。前者については伝染性を過剰に強調し、不治を宣言し、家族を含めた社会的地位の喪失の可能性を喧伝した。また後者についてはもっとも悲惨な人生を約束された存在として患者に同情するように呼びかけるとともに、皇室、とくに貞明皇后の御仁慈が強調されたが、同情心と偏見差別は表裏一体の関係にあるため国民の差別意識はいやが上にも高まった。

以下、日本の絶対隔離論者たちがどのような論理で国民を説得して無らい県運動を進めようとしたか、またそれを批判した専門家たちはどのような論理でそれに対抗したかを明らかにすることで、医学の視点から日本のハンセン病対策の非人道性を明らかにしたい。

第一章　近代ハンセン病医学の進歩とハンセン病対策の変遷

本題に入る前にハンセン病とはどんな病気かを簡単にまとめておこう。

日本のハンセン病対策を正しく評価するためには、諸外国の対策と比較するのが近道である。そこでまず世界の近代ハンセン病対策について考察するが、ハンセン病はらい菌の感染によって引き起こされる慢性細菌感染症であるが、菌自体は極めて毒力が弱いためらい菌に対し特異な免疫異常が起きない限り発症することはない。ただ、いったん発症すると慢性の経過をとりながら進行して外貌の変化と末梢神経麻痺による身体障害を引き起こす特徴があるため、医学的には人びとから嫌われる要素が多い病気であり、一九世紀半ばまでは原因についてさまざまな説が唱えられてきた。それらの中には、宗教的な理由づけや社会的タブーを犯したことに対する懲罰と

愛読者カード

ご購読ありがとうございました。下記アンケートへのご協力をお願いします。
今後の出版企画の参考にいたしたく存じます。

購入書籍名

ハンセン病絶対隔離政策と日本社会
無らい県運動の研究

▼どちらで購入されましたか。

・書店　　　市町村区　　　書店

・学会やシンポジウム・研究会
学会名

・その他

▼ご購入のきっかけ、この本をお読みになった感想・意見・要望などをお聞かせください。

▼上記ご感想等をホームページなどで紹介させていただくことはできますか。

諾　・　否　・　匿名ならば諾

ご協力ありがとうございました。

切手をお貼りください

101-0051

東京都千代田区
神田神保町1-42

六花出版 行

フリガナ お名前	年齢 代	性別 女・男

ご職業

電話番号

ご住所 〒

電子メールアドレス

する説などがあり、差別や迫害を正当化する理由づけに使われてきた。

一九世紀中葉になるとノルウェーで近代ハンセン病医学が誕生し、この病気が細菌感染症であることが明らかになり、近代医学に裏打ちされたハンセン病対策が始まった。その背景にはノルウェーにおけるハンセン病の再流行がある。

他のヨーロッパ諸国と同様に、ノルウェーでも中世の終焉とともにハンセン病患者は減少していたが、一九世紀初頭のナポレオン戦争に伴う海上封鎖で社会経済状態が極度に悪化すると、ハンセン病患者が増加に転じた。この事態に対処するためノルウェー政府は、ハンセン病患者の全国調査を実施し、一八三九年にダニエルセンがベルゲンで科学的なハンセン病研究を開始した。後に「近代ハンセン病医学の父」と呼ばれるようになったダニエルセンは、それまでに収集された疫学データをもとに「遺伝病説」を唱えたが、同じデータを見ながら違った学説を唱える研究者もいた。その一人がハンセンである。ハンセンは種々の学説を批判的に検討するとともに、自らノルウェー各地に赴いて疫学調査を行い、感染症説が正しいと確信するようになった。

未だ新米医師だったハンセンは、すでに大御所であったダニエルセンに初めて面会したときに、「先生はらいは遺伝性で伝染しないと思っておられるようですが、本当は伝染性で遺伝はしません」と自説を述べ、激怒したダニエルセンはハンセンを部屋から追い出したという。しかしダニエルセンは翌日ハンセンを呼び出し、「君の言ったことを考えてみた。むろん君の考えは間違っている。しかし、直感したことの真偽を確かめるチャンスは十分に与えられるべきだと思う」と伝え、研究に必要な実験室と書物を確保できるように手配してくれた。その後ハンセンはダニエルセンの娘と結婚し、師弟という枠を越えて力を合わせて研究を続け、らい菌の発見に道を拓いた。ハンセンは実験室での研究を続ける一方、ハンセン病対策医務官として感染症説に基づく科学的ハンセン病対策のために尽力した。

ハンセンは、伝染病予防対策の基本は「感染源の隔離」であると考えたが、ハンセン病は超慢性の疾患で蔓延状況に大きな地域差があり、病状や予後だけでなく患者の生活状態も多様であったために、それに見合った多様な対策が必要であると考え、以下の四つにまとめている。

一　ハンセン病の伝染は個人と家庭における厳重な清潔法で予防できる

二　患者の隔離は患者の郷里において有効に実施できる

三　多数の貧しい患者がある地方では、自宅隔離法はおおむね不十分になるので、国は管理のために担当者を派遣する必要がある

四　患者の入院は、状況の如何に従い、患者の自主に任せるかまたはこれを強制する

（アルマウエル・ハンゼン「癩患者ノ随意的或ハ強制的離隔」『医事新聞』五三〇号、一八九八年）

これを見れば明らかなように、ハンセンが進めていた「隔離」は、病原菌を健康者から分離することであり、患者の施設収容だけを意味するものではなかった。家計が許せば患者専用の居室を設けてベッドをともにしないことで家族を感染源から隔離するが、それが不可能な貧困者が多い地域では公的な支援や介入が必要であり、入院についても強制の余地は残しながらも基本は病状などに合わせて患者が自主的に決めるように配慮されている。こうした対策を遂行するために、ハンセンは議会に働きかけて法律を制定した。当初は人権侵害の危険があると反対が多かったが、おおむね人道的に実施されたため反対はやがて収まったという。

このノルウェーの方式は世界の近代ハンセン病対策の基本として広く受け入れられ、各国の事情に合わせて少しずつ形を変えながら普及していった。例えば、当時オランダの植民地だった蘭領東インド（現在のインドネシア）では、自宅の庭に小屋を建てて家庭内隔離をした写真が残っているし、わが国でも初期のハンセン病対策の基本理念はこのノルウェー方式に則ったものであった。

その後世界のハンセン病対策は、ハンセン病医学の進歩に伴って、患者の人権により深く配慮した対策に変わっていった。隔離については、流行度の高い国についてその必要性を認めながらも、隔離の弊害にも注意を払っ

た。それは、隔離から逃れるために患者が隠れてしまい早期発見・早期治療の機会が失われること、またそのことによって、患者が重症化して周りの健康者に菌を感染させる危険が高まるという予防対策上好ましくない結果を生むことである。とくに本格的な化学療法がなく、大風子油がほとんど唯一の治療薬であった時代には、早期発見・早期治療が決定的に重要であった。なぜなら、大風子油が十分な治療効果を発揮するためには病気の早い時期に投与を始めることが必須であり、発見が遅れると治療成績が著しく低下するからである。治療成績が悪くなると人びとはハンセン病を不治と考え、差別や偏見によって患者や家族が社会的損害を被る弊害も生まれる。

ハンセン病医学の進歩の中でもうひとつ重要な発見は、ハンセン病には病巣中の菌数が著しく少ない病型の患者がかなりおり、そのような患者の隔離は感染予防上不必要であることが明らかになったことである。後に述べるように、わが国では全患者の隔離を目指したが、その医学的正当性は一九二〇年代には失われていたのである。

このような医学の進歩に支えられて、ハンセン病対策の国際的な協力も進み、国際連盟保健委員会癩小委員会は、一九二九（昭和四）年にビュルネ医師を各国に派遣してハンセン病の状態と対策を調査した。一九三〇年来日したビュルネは、第八回日本医学会総会で講演し次のように述べている。

（他の伝染病と同様に）癩の予防に対しても簡単で単一でしかも絶対的な方法は存在しない……癩予防実施国の地理的、経済的社会的及び道徳的事情が異なるに従い種々なる方法を結びつけて行われなくてはならない（ドクトルビュルネ「癩予防に就いて」『日本公衆保健協会雑誌』六巻六号、一九三〇年）。

こうした流れの後、世界のハンセン病対策にかつてなく大きな変化をもたらしたのは一九四三年のプロミン治療の導入である。大風子油療法では治らず重症化して悲惨な生涯を余儀なくされた患者もプロミンによって治療可能になった。

プロミン療法に続いてハンセン病対策に革命的変化をもたらしたのは、一九五〇年代に普及した経口薬「ダプソン」（DDS）の導入であった。静脈注射が必要なプロミンと違いダプソンは内服薬であるため外来通院治療が可能であると同時に、ダプソン内服中の患者の菌は他人に感染しないことが明らかになり、感染予防を目的とした患者の隔離も必要がなくなった。この本格的化学療法の導入によって事態は抜本的に変化し、日本を除く各国では、一九五〇年代に新患の療養所への入所が中止され、六〇年代には「らい予防法」も廃止され、隔離の時代は五〇年前に幕を閉じたのである。

ハンセン病の化学療法はその後さらに進歩し、一九八〇年代にはWHO方式による「多剤併用療法」（MDT）が導入されて普及したため、治療成績が著しく向上するとともに服用期間も六ヵ月または一年と短期間ですむようになった。MDTの導入で治療に難渋する患者が極めて少数になり再発の危険もほとんどなくなった。現在多くの流行国では、貧しい患者でも治療が受けられるように治療薬を無料で配布する体制と不規則治療を防ぐための管理システムが整備されている。残された重要な課題は、発病を防ぐための実用的予防手段の開発である。

以上をまとめると、人類は数千年の長きにわたりハンセン病に悩まされ、患者と家族にいわれのない差別や迫害を加えてきたが、一九世紀後半に近代ハンセン病医学が誕生すると、科学に基づく人道的なハンセン病対策が確立され、一九五〇年代には新患の施設収容が放棄され、六〇年代には多くの国でらい予防法が廃止された。

第二章　わが国近代ハンセン病対策の成立と変遷

次に日本の近代ハンセン病対策を世界の対策と対比しながら見てみよう。

一言でいうと、日本の近代ハンセン病対策は隔離を緩和する方向を目指した世界の潮流とは真逆に、時代の変遷とともに隔離を強化して人権無視の「絶対隔離絶滅政策」に突き進み、今日の悲劇的な状況を創り出した。本来あってはならない誤った政策によって生み出された悲劇の歴史は、社会経済状態の向上によりいま終焉を迎えている。

わが国が近代国家として歩み始めた一六〇年前、日本には江戸時代から引き継いだ約三万人のハンセン病患者がおり、そのうち一万人は神社仏閣などで物乞いをして糊口をしのぐ極貧の人びとであったが、そのような状況を見慣れていた日本人はほとんど無関心であった。その悲惨な状態を見かねて救済活動を始めたのは外国人の慈善活動家たちであった。

こうした事情の中で公的なハンセン病対策が始まり、一九〇七（明治四〇）年に「癩予防ニ関スル件」が制定され、二年後の一九〇九年には全国五カ所に連合府県立の療養所が開設された。この法律は、感染予防を主要な目的とする衛生立法ではなく、浮浪する患者を療養所に保護収容することを一義的な目的とする法律であったため、当初一二〇〇人を収容しただけで、多くの患者は従来通り社会で暮らしていた。

法律に基づく患者の収容が始まって一〇年後の一九一九（大正八）年、全国一斉調査が行われ、推定患者数は二万六三四三人に減少していたが、療養所に収容されている患者は一五三〇人と一〇年間で三三〇人増えただけであった。この状態に危機感を抱いた国は、「根本的癩予防策要綱」を策定し、感染予防上とくに必要な患者を収容するに足る程度にまで療養所を拡充すること、資力のある患者が集まって自前で家を建てて療養できる「自由療養地区」を設置することなどで予防対策を充実する方針を打ち出した。このような流れを受けて、一九三一（昭和六）年、政府は「癩予防法」を制定して、全ての患者を療養所に強制隔離してハンセン病の根絶を図る体制を作りあげた。

癩予防法の制定は、日本のハンセン病法制が従来の「救貧立法」から「衛生立法」に大きく舵を切ったことを意味していた。政府は一九三五年に「癩二〇年根絶計画」を決定し、一九四一年には病床数が一万床になり、すべての患者を強制的に収容して絶滅を図ることで日本のハンセン病問題を最終的に解決する体制が基本的に固まった。

政府はこの政策を進めるために国民を広く動員する「無らい県運動」を展開し、患者を地域社会から炙り出す

「申告投書」(密告)を奨励して在宅患者ゼロを県ごとに競わせた。事実このころから毎年の収容患者数はうなぎのぼりに増え、療養環境の悪化などさまざまな問題が起きた。さらに年月が進み日本が戦争一色に染められると、ハンセン病患者は療養所に入所することで祖国の「浄化」に協力することが美徳であり義務であるとする風潮が高まったが、その形成と促進過程でも無らい県運動は重要な役割を果たした。戦争が激化するにつれて療養所でも医療や生活条件が極めて劣悪になり、毎年一〇%もの患者が死亡するような事態に陥った。また、かろうじて生き延びた患者も、敗戦を迎えた時には過酷な園内作業によって高度な身体障害者になっていた。

アジア太平洋戦争の終結は、日本のハンセン病患者にとって二つの意味で明るい未来を約束するものであった。一つは全ての国民に基本的人権が平等に保障される日本国憲法が発布され、癩予防法についても見直される可能性が出てきたこと、もう一つはプロミンやダプソンの導入によって本格的な化学療法時代が到来したことである。日本のハンセン病政策を抜本的に軌道修正する絶好の機会であった。

一九四八年一一月の衆議院厚生委員会で、厚生省の東竜太郎は、「一番重大な問題でありますが癩に対する根本的の対策というものを確立することは、これはきわめて緊急必要事でありまして……癩予防法の改正ということも考えまして……積極的な癩対策というものを樹立いたしたいと存じております。幸いに……プロミンの製剤は……癩患者の全部に対して、この進んだ治療薬による治療を与えることもできる」「癩というものは……隔離をしたままで、癩療養所に一生を送らせるのだというふうな考えではなく、……癩療養所に入って治療を受けて、再び世の中に活動し得る人が……何百人かあり得るというようなことを目標とした……癩対策というようなものを立てるべきじゃないかと私ども考えております」と述べている。

返す返すも残念なことは、このような正しい方針は絶対隔離論者の激しい反対で葬り去られ、全患者を収容隔離する従来の方針を継続すると国が決めたことである。ハンセン病は伝染性の疾患であり、小児に対する伝染性は相当に強いというのが理由で、ダプソンなどの新しい化学療法剤の導入によって世界が従来の方針を抜本的に見直したという情勢の変化は全く考慮されなかった。

一九五三年、政府は患者の激しい抗議を押し切って終生隔離を基本理念とする「らい予防法」を制定するとともに、一般病院でのハンセン病治療を不可能にして絶対隔離政策を続けた。戦前に続いて無らい県運動が活発になり療養所に収容された患者数はこの頃が最も多くなっている。こうして隔離政策が急速に厳しくなる中で、国民の中に造成されていたハンセン病に対する恐怖心と差別意識はさらに強まり、一家心中など多くの悲劇が生まれ、ハンセン病と疑われたFさんが冤罪で死刑になる菊池事件が起こった。

その後各方面から繰り返し予防法の改正が模索されたが、絶対隔離政策の不条理を根源的に問う専門家は筆者など極少数に止まり、絶対隔離政策は少しずつ修正されながら一九九六（平成八）年の「らい予防法の廃止に関する法律」の制定まで続いたのである。

驚くべきことに、政府はこの期に及んでも絶対隔離絶滅政策の誤りを認めなかったため、一九九八年、国の謝罪と人権回復を求めて「らい予防法違憲国家賠償請求訴訟」が熊本地裁に提起され、二〇〇一年原告は完全勝訴を勝ち取った。

ハンセン病対策においてもっとも重要なことはハンセンがノルウェーで実施したような、患者の多様なニーズに応える多様な対策であるが、日本が進めたのは全ての患者を故郷から引き離して強制的に僻地の療養所に一生涯隔離する画一的な政策であった。この政策はまた、ハンセン病の医学的特徴である多様性を無視し、感染源にならないことが明らかな病型の患者や病気がすでに鎮静期にあり疫学的に隔離が無意味な患者まで強制収容するという決定的な過ちをおかしたのである。

第三章　絶対隔離論者のハンセン病観とそれに対する批判

それではこの誤った政策に協力した絶対隔離論者たちは、ハンセン病をどのような病気と考えて国民をミスリードしたのであろうか。

日本の近代ハンセン病対策の草創期に、重要な役割を果たした東京帝大皮膚科の土肥慶蔵は、一九〇一（明治三四）年に次のように述べている。

癩病は伝染もし遺伝もするとすれば、之を離隔するは第一に患者を其家族及び患者の周囲の人より遠ざけて伝染の路を塞ぐ為である、第二は其子孫蕃殖の路を絶つ所以である、此個人の自由を多少束縛することは、或は患者自身にとりては苦痛を感ぜしむるかも知れぬが、社会公衆の衛生のためにはやむを得ないことである（土肥慶蔵「日本ノ癩病ニ就イテ」『皮膚病学及泌尿器病学雑誌』一巻一号、一九〇一年）。

このような基本理念は政府に受け入れられて隔離政策が推し進められた。一九三〇（昭和五）年に内務省衛生局長の赤木朝治は次のように書いている。

最も嫌忌すべくして且つ最も予防し易き疾患を其の蔓延に任せて置くは文明国民の恥じねばならぬ所である……癩の予防策は患者の隔離を唯一無二とする。過去に於いても患者の隔離が十分行われた国に於いてのみ癩を根絶することが出来たのである……早期診断のために癩の外来診療所を設ける如きは吾人の賛成する所ではない（赤木朝治「癩の根絶に就いて」『日本医事新報』四三八号、一九三一年）。

専門家はまた、一般国民向けの啓発活動でも重要な役割を演じた。外島保養院院長だった村田正太と阪大助教授だった桜井方策の主張を見てみよう。

村田は一九二七年二月、「社会事業研究会」で講演し「日本はいろいろの点で世界の一等国のやうな顔をしておりますが、癩の方面から見ますと世界で一番劣っていると云わなければなりませぬ」「癩の現状をこのまま続けて行くといふことは吾が日本帝国にとつて最も大いなる国辱と云わなければなりませぬ」「この意味から――人道上の問題は別としても――癩はどうあつても我が日本から撲滅し根絶してしまはねばならないのです」と述べている。また桜井は一九三七年に発行された『癩の話』の中で、「本病の伝染力は左様に猛烈なものでない」ので「患者を集めて一ヵ所に彼等の終生を隔離して置き、死亡したら未収容者を入れると云う様にすれば他へ新感染を致すこともなく段々減少して行くのであります」と書いている。

桜井のようにハンセン病の伝染性を微弱とする絶対隔離論者は他にも多数いるが、現実に行われた対策は国民に恐怖心を抱かせるだけで予防医学上無意味な対策が少なくなかった。例えば、数年間社会で生活していた患者の収容に特別編成の列車を仕立てたり、患者が発見されると特急列車を臨時停車させて下車させたり、収容で感染源がなくなった家を不必要に消毒して残った家族を窮地に追い込んだりした。その一方で、自由療養地区において自力で家を建てる場合には、健康者を雇って一緒に住むことができるとするなど、論理に一貫性がなく支離滅裂であった。

絶対隔離論者のこのような非科学的な主張と実践に対して、当然のことながら良識ある専門家から批判が出された。例えば、国際連盟保健委員会委員である宮島幹之助は、ヨーロッパからハンセン病が消滅したのは隔離の成果かどうか分からないし、明治以降に日本で患者数が減少している理由も隔離の結果かどうか疑わしい。たった一割くらいの患者を隔離しただけで長年減少しなかった患者が減少するだろうか、と疑問を投げかけている（宮島幹之助「癩予防に関する一私見」『医海時報』一九〇四号、一九三一年）。

また、長崎皮膚科病院の青木大勇は、隔離は本来治療のためであり日本で行われているような監禁本位ではいけないと批判し、病床数に限りがある以上入院には優先順位をつけるべきで、治療によって伝染性が低下した患者は退院させて重症者にベッドを回すべきである。療養所に入所しても社会復帰できることが分かれば、世間の見る目も変わってくるから、正しい知識の普及にも役立つと主張した。

これに対して全生病院の林文雄が、今の療養所は軽症患者の作業によって成り立っており、重症者の看護なども軽症者がやっている。もし陰性者を全て退院させたら、「療養所は実に陰惨この上なき地獄となるであろう」と反論した（林文雄「官立療養所の為に弁ず（二）」『医海時報』一九〇一号、一九三一年）。社会で迫害されている患者に安住の地を提供するという表看板とは裏腹に、療養所の実態は入所者に事実上の強制労働を課す厳しいものだったのである。

青木などとは違った観点から日本型隔離政策に反対して闘ったのが、京都帝大医学部でハンセン病の診療と研究と教育に携わっていた小笠原登であった。小笠原は、癩予防法が制定されて全患者の隔離が始まった一九三一年に「癩に関する三つの迷信」と題する論文を発表し、迷信を脱却して正しい見解に基づいて正しいハンセン病対策をたてるように訴えた。三つの迷信というのはハンセン病を不治の病とする迷信、遺伝病とする迷信、それに強烈な伝染病とする迷信である。「以上三つの迷信は癩患者及び其の一族に対し甚だしき苦痛を与えている。これらの迷信に基づいて計画せられる癩の対策は徒に患者を苦痛の中に陥れるに止まる。治療に通う患者を糾問して治療に通うのを妨げ、大半治癒している患者に療養所に入るよう強制」する事例をあげて、政府の政策を批判した（『診断と治療』一八巻一一号、一九三一年）。小笠原はまた、一九三四年に「癩の極悪性の本質に就いて」という論文を書き、「癩の極悪性は疾患そのものの上には断じてない。ただ社会が種々の迷信に基づいて患者及び其の一族に加える迫害の上に癩の極悪性を帰せしめなければならぬ。此の極悪性こそ独り癩のみが有する所のものである」と述べている（『臨床の日本』二巻六号、一九三四年）。さらに小笠原は、一九三八年に「癩患者の断種問題」という論文を書き、「癩は万病を懸絶した極重悪病では断じて無い。勿論何物をも犠牲にして真っ先に絶滅せねばならぬと云う程の病気では無い。単に国民の衛生状態の改善、就中栄養状態の改善によつて丈でも次第に絶滅に近づいて行くと私は信じてゐる。かくの如き疾患に於いて殊更に之を嫌ひ、他病の事を顧みずして真つ先に断種を断行すべき必要があるであろうか」と批判した（『芝蘭』一二号、一九三八年）。

小笠原はこのような信念に基づき、京大病院の一角にハンセン病の専門施設（外来と入院）を一九三八年に開設し、一九四八年に定年退官するまで療養所外でのハンセン病診療を続けた。癩予防法が厳然として機能している中で、個々の患者の事情に合わせて療養生活ができるように配慮して苦闘する姿が、最近藤野豊によって発掘された小笠原の日記によって明らかになり始めており、その一端が本書にも紹介されている。この小笠原の施設は、六五年後の現在でも後継者によって京大病院皮膚科の専門外来として診療を続けている。

小笠原の学説は、国策を危うくする主張として「万死に値する」とまで論難されたが、後継者によって深化発展させられ現代のハンセン病医学の中で生きている。さらに付け加えるならば、先年の国賠訴訟において事実の立証のために働き原告勝訴に貢献した四人の専門家証人のうち二人が小笠原の直系の継承者であった事実は、小笠原のハンセン病観の先見性を物語っている。

次に戦後の絶対隔離論を見てみよう。

前述したように、ハンセン病をめぐる世界の状況は大きく変化したが、絶対隔離論者はそれを受け入れないだけでなく、むしろ隔離を強化すべきと主張した。

一九五一年一一月、参議院厚生委員会は光田健輔（愛生園）、林芳信（全生園）、宮崎松記（恵楓園）の三園長を参考人として招致し、ハンセン病対策の在り方について諮問した。その証言内容は驚くべきもので、そろって従来の絶対隔離政策の継続を求めたのである。とくに文化勲章を受章したばかりの光田健輔は、らい菌の感染力やハンセン病の伝染性について医学的に全く誤った見解を述べ、断種手術を伴う日本型絶対隔離政策は世界でも採用されるべき唯一の正しいハンセン病対策であり、広く流行地で普及するように努めたいとまで証言した。

ハンセン病について光田は「癩と結核は全く別でありまして、皮膚の上皮層の○・一ミリか○・二ミリの下には黴菌の膿があるのですから、その黴菌の猛毒質の群集があるのです。鼻の粘膜からは出、口の粘膜からは癩菌が飛ぶというようなことになっておるのであります」「結核及び梅毒の病巣と癩の病巣との差は、それは紙一重の下にある菌と、それから深部にある菌との差があろうと思うのです」「蚊にもくちばし、それから蝿にも血を吸うくちばしがあるし……これらによって血と共に癩菌が運搬せられる」「神経癩であろうと、癩と名のつくものは私どももはやはり隔離しておかねばこれはうつるものだというふうに考えるのであります」と述べた。

ここで光田が述べていることは当時の医学の常識から見ても全く誤っている。「癩」は結核や梅毒と違い菌を含む病巣が体表面近くにあるので危険だというが、梅毒の病巣は性器粘膜表面にあり、開放性結核の病巣は気管支を介して外界とつながっており大量の菌が周りに散布される。また人間を刺した蚊や潰瘍になった病巣の血液を吸った蝿がらい菌を運ぶという事実は当時まだ証明されていなかった。さらに「神経癩」の病巣は体表面にはなくまた菌数が極めて少数であることは数千体を病理解剖した光田が知らないはずはない。ようするに光田は、誤った情報で議員たちの恐怖心をあおり絶対隔離政策が変更されないように画策したのである。

光田はまたハンセン病対策について、「予防するのにはその家族伝染を防ぎさえすればいい……男性、女性を療養所の中に入れて……結婚させて安定させ……それにはやはりステルザチョン即ち優生手術……を奨励するようなことが非常に必要があると思います」「(「癩」は)一見治ったように見えますけれども、又再発するものでございますから……私どもは先ずその幼児の感染を防ぐために癩家族のステルザチョン……を勧めてやらすほうがよろしいと思います」とも述べている。

ここでも光田は偽りを述べている。プロミンなどの化学療法剤の効果についてはまだ十分検証されておらず、必ず再発すると結論的なことはいえない時期であり、世界では隔離政策の全面的見直しが始まっていたが、光田はそのことに触れていない。またハンセン病が家族内伝染だけではなく、幼児への感染を防ぐだけでは蔓延を完全に防げないことはよく分かっていた。それにもかかわらず発病していない家族の断種まで行うべきという主張には狂気すら感じられる。

当時の光田は、断種堕胎を含む日本型絶対隔離政策は世界のどこでも実施されるべき唯一の正しいハンセン病対策と思い込み、隔離政策を緩和するとこれまでの努力が水疱に帰すと本気で心配していたようである。とくに独立したばかりの朝鮮半島から患者が密航して在日韓国朝鮮人の中に潜伏することで感染が広がることを恐れていた（光田健輔「日本のらいと朝鮮のらい問題」『厚生』一二巻、一九五七年）。

こうした誤った主張に対し、根源的に批判をする専門家が犀川一夫などを除いてほとんどいなかったのは戦後のハンセン病対策をリードした専門医たちの重大な過失であり、今後厳しく検証する必要がある。筆者は一九七八年に「日本のライはもはや〝伝染病〟ではない」を発表し（三宅一志『差別者のぼくに捧げる』晩聲社、一九七八年）予防法の廃止を訴え、一九八三年にはより論理を深めた論文「社会経済状態とらいの伝染力の変化――正しい対策のための病因論」（『解放教育』一七四号一二月臨時増刊、一九八三年）を発表し、疫学的視点から絶対隔離の誤りを明らかにした。このような根源的な問いかけの重要性に気づく者は少なかったが、国賠訴訟で被告国の主張を打ち崩す大きな力になった。

第四章　絶対隔離論の社会思想的背景

いつの時代にあっても、医学は単に科学として社会と無関係に発達しうるものではなく、それぞれの時代の社会のありようを吸収・反映しながら変化し、また同時に一般の人びとの疾病観・病人観の形成に深く影響する。そこで、日本型絶対隔離絶滅政策はどのような社会思想的背景の中で生まれ変化してきたかを歴史的事実に基づき検証してみよう。

日本列島にハンセン病が伝播したのは六世紀頃で、朝鮮半島から渡来した患者がらい菌を持ち込んだと考えられている。それからの千数百年間、ハンセン病は日本列島でそれぞれの時代の状況を反映しながら消長を繰り返して今日に至っているが、日本人はこの病気をどのように考え、それぞれの時代にどのように対処してきたのであろうか。

まず古代日本の律令の解説書である『令義解《りょうのぎげ》』には、もっとも重度の疾病である「篤疾」のひとつとして「悪疾《あしきやまい》」の名でハンセン病が記載され、「虫ありて人の五臓を食む。……能く傍人に注染す、故に人と床を同じうする可からざるなり」とあり、感染症であり伝染すると認識されていたことがわかる。一般に感染症は処女地に侵入すると初期には急速に広がり、時間の経過とともに落ち着いてくるという性質があるから、伝播まもない古代日本ではハンセン病はかなり急速に蔓延したと思われる。また、大宝律令（七〇一年）の戸令《こりょう》の障害者福祉条項である「鰥寡条《かんかじょう》」には、他の社会的弱者とともに、ハンセン病患者にもさまざまな援護処置が規定されている。

ところが時代が下り平安時代になると、国政の大綱が敬神崇仏となり、疫病が流行ると医薬よりも僧侶を呼んで加持祈禱させ、穢悪《わいお》を忌み嫌って病人を路上に捨てるような習慣ができるなど、病人や障害者には辛く厳しい社会になった。ハンセン病については、初期の感染症説はしだいに忘れ去られ、「業病説」や「食物説」が主流となり、平安時代の末期には『今昔物語集』や説教語りなどでも取り上げられ、しだいに民衆の中に差別意識が定着していった。

中世もハンセン病患者にとっては厳しい時代であった。中世の仏教では、五体が満足であることが「清浄」の証であり、障害者は前世や現世の悪行の因果応報で「穢れている」と考えられていたからである。このような思想的背景の中でハンセン病についても強い差別意識が形成された。僧医梶原性全は『頓医抄』巻三四で「先世ノ罪業ニ依ッテ、仏神ノ冥罰アリ、或ハ食物ニ依リ、或ハ四大不調ニヨル」とし、治療法として「所詮善根ヲ修シ、懺悔ヲ致シテ、善ク修スベシ」と記している。

こうしたハンセン病に対する差別が強まる中で、僧侶による悲田院などの小規模な救済が行われていたようであるが、記録が残っておらず詳細は不明である。例外は真言律宗の叡尊や忍性の事業で、京都と奈良を結ぶ主要な交通路であった奈良街道沿いに「北山十八間戸」が史跡として残っている。この施設の由来については諸説があるが、幕末まで数百年間ハンセン病患者の住居として使われていた。

近世初期の安土桃山時代は、打ち続く戦乱で民衆の生活が極度に困窮していた時代であり、ハンセン病患者が非常に増えた時代である。この時代で特筆すべきはキリスト教の宣教師たちによる救済活動であり、多くのハンセン病患者や貧困者が救済されるとともにキリスト教に改宗したが、そのことがその後の悲劇につながっていく。一六一四年、徳川幕府は厳しい禁教令を出して信者に残酷な方法で棄教を迫った。多くの患者が殉教を選んだが、棄教した患者にも厳しい生涯が待っており、「非人」の身分に落とされ何世代にもわたって役人の監視下で生きることになった。

江戸時代のハンセン病対策にほとんど見るべきものがないのは、キリシタン弾圧とともにほぼすべての救済施設が破壊され、患者が社会の最低辺の人間として生きる状態が長年続いたためである。

医学史の視点から見ると、近世は仏教的な中世医学を脱して後世派と古方派という二つの新しい漢方医学が誕生した時代である。後世派はハンセン病の病因を過度の性交渉による疲労や肉食などによって形成された「内的要因」に穀物の風という「外的要因」が加わって発病するとし、養生法として禁欲的な生活を勧めた。一方、古方派は「万病一毒論」を唱え、ハンセン病の病因を父母の「遺毒」により生じた「悪血」によって病気が子孫に伝わると説明した。いずれの説も基本的には「血筋説」となり新しいハンセン病差別の論理を創出した。

このような漢方医学によるハンセン病差別の理論づけが進む中で、蘭法医学を学んだ一関藩の二代目建部清庵は、大風子を含む薬で優れた治療効果をあげて名声を博し、奥州各地から診察を求める患者で門前市をなしたと伝えられている。ハンセン病について清庵は、弟子がまとめた「癘風秘録（上）」の中で、「今癩病ヲ患スル人ヲ見ルニ皆血脈ノ人ニ非ズ、血脈アル人却テ此病ナシ。黴瘡（梅毒＝引用者註）ハ湿邪ヨリ来リ成ル所ノ瘀血ユヘ妻妾ノ類ニ伝染シ子孫三五代モ遺毒アリ。癩病ハ火毒ナレバ其子モ遺毒無ク妻妾モ伝染セザルナリ……悪業感ズル所ノ天刑病ナル故ニハ非ズト知ルベシ」と述べている。オランダ医学の科学的精神を体得した清庵は、実証的な精神を堅持し、自らの経験を重んじる臨床家であり論理的思考のできる優れた人物であった。ハンセン病は偏見に囚われることなく事実を率直に見れば、正しい姿が見えてくる疾患であることを清庵は私たちに教えている。

江戸時代に血筋説が主流となった社会的背景には、農業生産性の向上にともなう民衆の生活水準の向上があった。ハンセン病の流行は人口千人について一人前後の水準で安定し、伝染性が見えなくなったのである。その結果、ハンセン病患者は地域社会から排除されることなく、一家の働き手として普通の生活が可能であったが、病気の平癒を願って遍路などになり旅する患者もあった。ただ、相対的には貧しい人びとに多い病気であったために、厳しい身分制社会の中で被差別民などとともに最下層の民として特定の地域で集住することも多く、差別や迫害が社会に定着していった。

わが国の近代ハンセン病対策は、「文明開化」という言葉に象徴される社会全体の急速な近代化を背景として始まった。ハンセン病を伝染病とする考えは、最新の学説として抵抗なく受け入れられたが、西洋医学の基本理念、とくに疫学的思考についての理解が十分ではなかった上に、江戸時代から引き継いだ思想的遺産としての旧いハンセン病観の影響も大きかった。

さらに問題を深刻にしたのは、ハンセン病の存在を「文明国の恥」とする考えである。一九世紀後半、ヨーロッパの主要な先進国ではハンセン病はほとんど姿を消しており、病気が残っていた周辺の国々でもせいぜい数百人程度であり、日本のように三万人もの患者がいる地域はアジア・アフリカなどの植民地や後進国（「非文明国」）のみであった。「国際的恥辱病」「最も低劣醜悪な国民文化の尺度」など、あらゆる侮蔑の言葉が患者に投げつけられた。

本来なら、ハンセン病の医学的本態をもっともよく理解している専門医たちは、近代化された医学・医療の中で、新しい科学的ハンセン病観で民衆の意識を変革して、正しいハンセン病対策を進める責務を負っていたが、彼らはそれを果たさず、日本型絶対隔離絶滅政策の推進者となったのである。

おわりに

ハンセン病は極めて毒力の弱いらい菌の感染による慢性細菌感染症であるが、末梢神経と皮膚が侵されることで外貌の変形や身体障害などを生ずる特徴があり、医学的には人びとから特別視される要素が強い病気であった。

一九世紀後半ノルウェーで誕生した近代ハンセン病医学は、「病原体と健康人との分離」を基本原理とする科学的で患者の人権に配慮したハンセン病対策を確立した。この対策は「ノルウェー方式」として広く世界に受け入れられ、医学の進歩に伴って患者の人権により深く配慮した穏和で限定的な隔離に変化し、日本を除く諸外国では、本格的に化学療法が導入された一九五〇年代には新患の隔離が最終的に放棄され、六〇年代にはらい予防法も廃止された。

一方、二〇世紀初頭に始まったわが国の近代ハンセン病対策は、世界の潮流とは真逆に時代とともに隔離が強化され、全ての患者を終生療養所に収容隔離して絶滅する政策に突き進んだ。この政策目標を達成するためには、ハンセン病患者が療養所の外では生きられない社会状態を創り出す必要があった。そのために展開されたのが患者の収容に広く国民を動員する「無らい県運動」であった。この意味で無らい県運動は日本型絶対隔離絶滅政策と表裏一体の関係にあったが、より身近なところで国民一人ひとりに働きかけてハンセン病に対する恐怖心を抱かせ、偏見や差別意識を強める上でより重要な役割を果したのが無らい県運動であった。その影響は深刻で、五〇年後の現在でもなお日本のハンセン病問題に深い爪痕を残している。

絶対隔離論者たちは、前近代から引き継いだ旧いハンセン病観と社会的差別や偏見に囚われて、伝染性や治癒性についての近代ハンセン病医学の知識を正しく対策に反映させないという重大な過ちをおかした。

これに対して、絶対隔離政策に反対した専門家は、国際的に合意されているハンセン病医学の最新の知見を取り入れ、ハンセン病は特別な病気でないことを国民に教えて日本から病気をなくそうとしたが、被害が深刻になる前に絶対隔離政策を転換させることはできなかった。ただ、日本型絶対隔離政策に根源的な批判をした専門家が早くからいたという事実が明らかになったことで、国賠訴訟における被告国の主張は根底から覆り原告勝訴に道が拓かれた。

遅きに失したことは否めないが、絶対隔離論者のハンセン病観は歴史の最終段階で論破され、傷つけられた被害者の尊厳は回復されつつある。この悲劇の歴史から国民一人ひとりが何を学びとるか、私たちに課せられた重い課題である。

ハンセン病患者・家族の生存権と社会政策

内田博文

第一章　戦前の日本の社会政策の特質

国の誤ったハンセン病強制隔離政策と日本型福祉の関係を考察したいというのが本稿の課題である。ハンセン病患者・家族の福祉もまた日本型福祉の影響を強く受けていたというだけではなく、ハンセン病強制隔離政策が患者・家族の福祉を名目として行われたということが人びとが無らい県運動に加担することに大きく与ったということ、患者・家族もまた日本型福祉の貧しい福祉のために強制隔離に甘んじなければならなかったこと、等の面がみられるからである。

ところで、吉田久一は、日本の戦前の社会事業の特質を、次のようにまとめている。[1]「救貧」よりは「防貧」を、また「防貧」よりは「教化」「感化」を優先している。「救貧」においても軍事等の特別な「救貧」を優先している。国の責任を回避する他方で、国による社会事業の厳重な監督が図られている。一般的な「救貧」においてはみるべきものがない。家族主義や隣保相扶助に基づく「自助」および「共助」が強調されている。社会事業への下賜金が天皇の「仁慈」を示すものとして行われている。「人的資源の保育育成」

とその前提としての「国民生活の安定確保」という戦時国家の要請に基づいて社会事業が厚生事業へと転換されている。その厚生事業が戦争と運命を共にし、破綻・崩壊した。風早八十二も、「資本の政策としての『社会政策』が、言葉の正確な意味において、最も反動的な『社会防衛主義』に化体を遂げる事実を見出すであろう。戦前のナチス体制下の『社会政策』、『日本型ファシズム』確立期の『社会政策』が、まさにそうであった……」[2]と指摘している。

第二章　方面委員制度

家族主義や隣保相扶助に基づく「自助」「共助」を担うべく方面委員制度が創設されたのは地方からであった。先駆的な動きはすでに大正期にみられた。一九一七（大正六）年に創設された岡山県済世顧問制度や、一九一八年六月に創設された東京府慈善協会の救済委員制度や、同年一〇月に創設された大阪府方面委員制度などがそれである。これらをもとに、一九三六（昭和一一）年一一月一四日、勅令第三九八号「方面委員令」によって方面委員制度が正式に発足することになった。委員令では次のように規定された。

第一条　方面委員ハ隣保相扶ノ醇風ニ則リ互助共済ノ精神ヲ以テ保護指導ノコトニ従フモノトス
第二条　方面委員ハ方面毎ニ道府県之ヲ設置スベシ
第三条　方面ハ北海道庁長官又ハ府県知事関係市町村長ノ意見ヲ徴シ之ヲ定ム
2　前項ノ規定ニ依リ方面ヲ定ムル場合ニ於テハ市ニ在リテハ其ノ区域ヲ数方面ニ分チ町村ニ在リテハ其ノ区域ヲ以テ一方面トス但シ地方ノ状況ニ因リ特別ノ事由アル場合ニ於テハ此ノ限ニ在ラズ
第六条　方面委員ノ職務左ノ如シ
一　担任区域内ニ於ケル居住者ノ生活状態ヲ調査スルコト

二　担任区域内ニ於ケル扶掖ヲ要スル者ノ生活状態ヲ審ニシ其ノ救護ニ遺漏ナカラシメ又ハ其ノ自立向上ヲ図ル為必要ナル指導ヲ為スコト
三　社会施設トノ聯絡ヲ密ニシ其ノ機能ヲ援クルコト
2　方面委員ハ其ノ職務ニ関シ関係市町村長ト聯絡ヲ保ツベシ
第七条　方面委員ハ名誉職トス
第八条　方面委員ノ任期ハ四年トス但シ特別ノ事由アルトキハ任期中ト雖モ北海道庁長官又ハ府県知事之ヲ解任スルコトヲ妨ゲズ
第九条　方面委員ハ方面毎ニ方面委員会ヲ組織スベシ
2　北海道庁長官又ハ府県知事必要アリト認ムルトキハ関係市町村長其ノ他適当ナル者ヲシテ方面委員会ノ組織ニ加ハラシムルコトヲ得
3　方面委員会ハ各方面委員ノ担任区域ヲ定メ及其ノ職務ノ聯絡ヲ図ル
4　関係市町村長又ハ其ノ委任ヲ受ケタル者ハ方面委員会ニ出席シ且意見ヲ述ブルコトヲ得
第十条　道府県ハ方面事業委員会ヲ設置スベシ
2　方面事業委員会ハ北海道庁長官又ハ府県知事ノ諮問ニ応ジ方面事業ノ聯絡統制其ノ他方面事業ニ関スル事項ヲ調査審議ス
3　方面事業委員会ノ組織ハ内務大臣之ヲ定ム

方面委員令は隣保相扶、互助共済による保護指導という指導精神と、生活状態調査、要保護者自立向上の指導、社会施設との連絡などという職務を明確化し、一九三七年一月から実施された。方面委員制度は道府県の設置とし、東京市・横浜市は除外された。方面委員は地方長官が選任することとされ、方面委員を指導する方面事業委員会が設置された。方面委員会に市町村長を出席させ、委員と市町村当局との連絡に留意したこともその特徴であった。一九三二年三月、全日本方面委員連盟が委員令制定に先立って結成された。ちなみに、一九三四年度の委員数は二万九二五四人であった。国は社会政策の実施を「自助」「共助」という形で国民負担に転嫁し、この「自助」「共助」を国が監視・監督するという主客転倒した体制がここでもみられた。

第三章　牧野英一と生存権

大正デモクラシーの民本主義を理論的に指導した牧野英一は、生存権は五カ条の御誓文に由来するとし、「五箇条の御誓文の第三に、『官民一途、庶民に至るまで、各其の志を遂げ、人心をして倦まざらしめんことを要す』と見えている。これを現代に訳して『生存権』と為すことは、甚しく当を失したことであろうか」[3]と問いかけた。

牧野は社会政策と生存権の関係についても、次のように説いた。

社会事業という新しい考え方は、右の伝統的な思想に対し、全く反対の立場に立つものである。……その独立に代えて共同連帯を意味し、その自尊に代えて相互扶助を意味する。……社会全体のために、社会の各員が総がかりで経営する事業であるという意味に帰着するものである。[4]

そもそも、社会政策は、社会全体にわたっての政策である。単純な貧民問題、労働問題ではない。ただ、問題が、貧民に付き、労働者に関して特に焦眉の急に迫っているがため、先ずその一隅から、研究され計画され実行されるのである。[5]

社会政策は、単純な慈恵ではない。社会上の強者が弱者に対する好意によって解決すべきものでない。……社会全体としての統一融合に努力して、……少くとも生存競争、自然淘汰の自然の運行を出来るだけ円満ならしめねばならぬ。弱者の保護はかくの如くして社会の義務になるのである。[6]

社会政策に占める国家の役割についても、牧野は「今や、国家の積極的な助長的な機能が重要視せられるので、国家は、できるだけ、国家及びその成員たる国民の発展を目的として活動を重ねねばならぬことになり、国家を単に権力の主体として考えることは許されないことになったのである」[7]とした。その他方で、次のように主張した。

社会政策を一般的に実行するがためには、国家の莫大な負担を予期せねばならぬ。……種々の子供政策が、或いは不徹底な制限に拘束されたり、又或いは単に立法論としてのみ横たわっているのは、多くは財政方面から来る支障のためである。[8]

子福者の保護をすることはこれを国家の任務と解しても、他方において母親の哺乳義務乃至親の子供に対する養育義務は固よりこれを高調せねばならぬ。……これに関連して、これに対応している一種の義務のことを考えて置きたい。それは、独身者、結婚したが子供のない者に対する課税である。……理論の基礎は社会的任務の平等な分配ということになるのである。[9]

牧野の生存権論には戦争の影響が濃厚であった。総力戦のための生存権、これが牧野の生存権論の特徴であった。次のように力説されている。

人権という考え方は、近代文化における個人の自覚に基づくものであるので、その意義において個人主義のものである。……権利は、更に積極的に動かされはたらかされねばならぬのであって、それ自身懶惰に眠ることの許されるものでない。……権利もまた当然な休息を超えてなまけるときには国家の保護を受け得ないわけにならねばならぬのである。[10]

生存権という用語そのものは、かつての労働問題に関連して案出されたものであったが、今、かように、労働問題の理解が展開を進めるのにつれて、生存権の観念も、また、その運用に新たなるものあるを見ることになったのである。されば、われわれは、人的資源の尊重という理念において、日本精神乃至皇道……の一の示現を見受けることになるのでなかろうか。[11]

国家は、最後の一人の生存権を惜しむことによって、最後の一人までを戦わしめ得るのである。最後の一人の生存権という原理は、最後の一人までも戦わしめるの原理を包容して、更に高次に位する原理であるのである。[12]

第四章　憲法第二五条と生存権

貴族院議員となった牧野は敗戦後の一九四六（昭和二一）年に開かれた第九〇回帝国議会貴族院における「帝国憲法改正案」の質疑において、「私共は新しい憲法の原則として三つのものを要求致します。第一は生存権の原則であります。第二は改善刑、刑は犯人の改善を目的とすると云う改善刑の原則であり、そうしてその第三は所有権を以って、私有財産権ではあるが、同時に公共性を持つものであり、それは義務を包含するものであると云う原則であります[13]」と発言した。

敗戦によっても牧野の生存権論は変わることはなかった。それは国家の役割についての見解についても同様で、「今、われわれは、解釈論の立場において新憲法をながめているのである。わたくしは、……第十二条及び第十三条における『公共の福祉』の語から国家の積極的な任務について考え方を広く展開し得るものであることを主張したい。そうして、『公共の福祉』ということは、やがて『国民統合』ということになるのである[14]」と述べられている。

皇道の維持についても次のように記されている。

新憲法の下における民主主義としてあらゆる伝統を打破しようとしている一種の考え方が、世に行なわれている。政治的にも、経済的にも、そうして家族生活においても個人の尊厳と両性の本質的平等とだけですべてを律しようとするのがそれである。その一つとして、皇道打破論が叫ばれている。固より、固定した形式においての皇道には批判すべき幾多のもののあることを認めねばならぬのであり、われわれは、強い決意をもって大きな改革をせねばならぬのであるが、それによって、われわれの伝統の中に存立している貴重なものまでをも無批判になげうつことはゆるさねないところとせねばならぬ。……二十世紀の現代のわれわれのための皇道はこれを保持せねばならぬのである。[15]

憲法第二五条（生存権）に対する政府の見解も牧野と同様であった。戦後の転換によっても何らの反省をも呼び起こしてはいないのは牧野の「生存権」理論だけではなく、政府の理解も同様だった。愛知県知事からの「生活の保護を要する状態にある者は、生活保護法により保護を請求する権利を有するか」との疑義照会に対する厚生省社会局長の一九四九年三月付の回答は、「保護請求権は法律上認められず、これは、新しく制定された日本国憲法とも矛盾しない」という旨のものであった。[16] このような「憲法第二五条プログラム規定」説はその後、学界の通説的見解となり、判例理論としても確立していった。

第五章　戦後の日本型社会福祉

民生委員法は一九四八（昭和二三）年七月二九日に一九八号として公布、施行された。新憲法の下で福祉関係の法律も整備されたことから、方面委員令に代えて制定されたものである。しかしながら、民生委員の理念は新憲法のそれというよりは依然として方面委員のそれであった。方面委員令第一条は「方面委員ハ隣保相扶ノ醇風ニ則リ互助共済ノ精神ヲ以テ保護指導ノコトニ従フモノ」と規定していたが、民生委員法第一条も「社会奉仕の精神をもつて、常に住民の立場に立つて相談に応じ、及び必要な援助を行い、もつて社会福祉の増進に努めるものとする」と規定していたからである。

民生委員の任務も方面委員の理念に類似していた。方面委員の任務について、委員令第六条は「担任区域内ニ於ケル居住者ノ生活状態ヲ調査スルコト」、「担任区域内ニ於ケル扶掖ヲ要スル者ノ生活状態ヲ審ニシ其ノ救護ニ遺漏ナカラシメ又ハ其ノ自立向上ヲ図ル為必要ナル指導ヲ為スコト」、「社会施設トノ聯絡ヲ密ニシ其ノ機能ヲ援クルコト」を掲げていた。他方、民生委員の任務として、委員法第一四条も「住民の生活状態を必要に応じ適切に把握しておくこと」、「援助を必要とする者がその有する能力に応じ自立した日常生活を営むことができるように生活に関する相談に応じ、助言その他の援助を行うこと」、「援助を必要とする者が福祉サービスを適切に利用するために必要な情報の提供その他の援助を行うこと」、「社会福祉を目的とする事業を経営する者又は社会福祉に関する活動を行う者と密接に連携し、その事業又は活動を支援すること」、「社会福祉法に定める福祉に関する事務所（以下「福祉事務所」という）その他の関係行政機関の業務に協力すること」、「民生委員は、前項の職務を行うほか、必要に応じて、住民の福祉の増進を図るための活動を行うこと」を掲げていたからである。

戦後も温存された、「自助」「共助」に多くを依存するという日本型社会福祉の特徴が人びとに意識されることは、高度経済成長などの影響もあって少なかった。民生委員の「自助」「共助」の担い手という方面委員と類似の性格も社会の関心を呼ぶことはあまりなかった。しかしながら、一九八〇年代に入ると、日本の社会保障は「戦前回帰」の傾向を露わにし始めた。『厚生白書』昭和六一年度版に掲載の「社会保障制度の再構築の基本的原則」によれば、次のように説かれたからである。

すなわち、過剰な給付や過大なサービスによって経済社会の活力をそぐことがあってはならないという点が基本的原則の第一である。

物価の安定と持続的な経済成長は国民生活を安定・向上させる前提条件であると同時に、社会保障制度を支える経済的基盤を維持・強化し、社会保障の充実に資するものである。また、社会保障制度が安定し有効に機能していくことは、活力ある長寿社会の前提となるものであるが、過剰な給付や過大なサービスはかえって経済社会の活力をそぐことにもなりかねないことに留意する必要がある。

基本的原則の二は、自助・互助・公助という役割分担の関係を明確化するという点である。

第二点は、自助・互助・公助という言葉に代表される個人、家庭、地域社会、公的部門等社会を構成するものの各機能の適切な役割分担の原則である。健全な社会とは、個人の自立・自助が基本であり、それを支える家庭、地域社会があって、さらに公的部門が個人の自立・自助や家族、地域社会の互助機能を支援する三重構造の社会、換言すれば、自立自助の精神と相互扶助の精神、社会連帯の精神に支えられた社会を指すものと考えることができよう。また、制度の再構築に当たっては、個人の尊厳や相互扶助の精神などを損なうことのないよう十分配慮する必要がある。

基本的原則の第三は、世代間の公平と公正を確保するという点である。

国民皆保険、皆年金体制の下で、基本的に社会の構成員の全てが社会保障の負担者であるとともに受益者であるという状況においては、社会保障の給付と負担の両面において公平かつ公正であることが重視されなければならない。特に、人口の高齢化に伴い避けることのできない負担増について国民的な合意を得るためには、同一世代内での公平と公正とともに、世代間の公平と公正をも確保することが重要である。

基本的原則の第四は、公私の役割分担と制度の効率的運営を図るという点である。

人口の高齢化とともに福祉サービスを中心として社会保障に対するニードは拡大し、多様化、高度化していくが、これをすべて公的部門による現在のサービス供給体制のままでこたえていくことには制度的、財政的に限界がある。一方、生活水準の向上や所得保障制度の充実によって、国民一般の負担能力も拡大するとともに、自分のニードに合ったサービスであれば自己負担であっても利用しようとする傾向がみられるようになってきている。このような観点から、公私の役割分担について改めて整理する必要がある。その際には、ニードの優先度、受益と負担のバランス等に留意しつつ、給付の重点化を図り、社会保障がカバーすべき範囲、水準を適正なところに設定していく必要がある。

「戦前回帰」の傾向が明らかであろう。それは戦前の方面委員の任務を受け継いだ民生委員の活動にも影響を及ぼすことになった。ちなみに、全国民生児童委員連合会によれば、二〇〇八年度民生委員・児童委員の日の活動強化週間キャッチフレーズとして、「広げよう　地域に根ざした　思いやり」が挙げられている。生存権は国家の国民に対する憲法上の義務ではなく、国民相互の倫理上の問題とされ、この「思いやり」を促進することが国家の権限・義務とされている。

第六章　ハンセン病患者・家族の生存権

一九〇七（明治四〇）年三月一八日に公布された「癩予防ニ関スル件」（数次の改正を経て、一九三一年四月二日に「癩予防法」として公布）は、ハンセン病患者・家族の救護について次のように規定していた。

第三条　癩患者ニシテ療養ノ途ヲ有セス且救護者ナキ者ハ行政官庁ニ於テ命令ノ定ムル所ニ従ヒ療養所ニ入ラシメ之ヲ救護スヘシ但シ適当ト認ムルトキハ扶養義務者ヲシテ患者ヲ引取ラシムヘシ

必要ノ場合ニ於テハ行政官庁ハ命令ノ定ムル所ニ従ヒ前項患者ノ同伴者又ハ同居者ニ対シテモ一時相当ノ救護ヲ為スヘシ

前二項ノ場合ニ於テ行政官庁ハ必要ト認ムルトキハ市町村長（市制町村制ヲ施行セサル地ニ在リテハ市町村長ニ準スヘキ者）ヲシテ癩患者及其ノ同伴者又同居者ヲ一時救護セシムルコトヲ得

第五条　救護ニ要スル費用ハ被救護者ノ負担トシ被救護者ヨリ弁償ヲ得サルトキハ其ノ扶養義務者ノ負担トス

日清、日露の戦争に勝利し、「世界列強」の仲間入りした大日本帝国にとってハンセン病患者等は「国の恥」ということから、ハンセン病強制隔離政策の採用に踏み切ったが、「救護」という名の強制隔離に要する費用でさえも被救護者ないし扶養義務者の負担とするというのが、二度の戦争で財政難に陥っていた大日本帝国の社会政策であった。

そして「癩予防法」は全面改正され、一九五三（昭和二八）年八月一五日に「らい予防法」として公布されたが、この新法はハンセン病患者・家族の福祉についてはじめて規定を置いた。

第一条　この法律は、らいを予防するとともに、らい患者の医療を行い、あわせてその福祉を図り、もって公共の福祉の増進を図ることを目的とする。

第二条　国及び地方公共団体は、つねに、らいの予防及びらい患者（以下「患者」という）の医療につとめ、患者の福祉を図るとともに、らいに関する正しい知識の普及を図らなければならない。

第三条　何人も、患者又は患者と親族関係にある者に対して、そのゆえをもって不当な差別的取扱をしてはならない。

第十二条　国は、国立療養所に入所している患者（以下「入所患者」という）の教養を高め、その福利を増進するようにつとめるものとする。

第十三条　国は、必要があると認めるときは、入所患者に対して、その社会的更生に資するために必要な知識及び技能を与えるための措置を講ずることができる。

第十四条　国立療養所の長（以下「所長」という）は、学校教育法（昭和二十二年法律二六号）第七十五条第二項の規定により、小学校又は中学校が、入所患者のため、教員を派遣して教育を行う場合には、政令の定めるところにより、入所患者がその教育を受けるために必要な措置を講じなければならない。

第十九条　都道府県知事は、居住地を有しない患者その他救護を必要とする患者及びその同伴者に対して、当該患者が国立療養所に入所するまでの間、必要な救護を行わなければならない。

第二十二条　国は、入所患者が扶養しなければならない児童で、らいにかかっていない者に対して、必要があると認めるときは、国立療養所に付属する施設において養育、養護その他の福祉の措置を講ずることができる。

さすがに、新法では「救護」という名の強制隔離に要する費用でさえも被救護者ないし扶養義務者の負担とするという方針は放棄された。しかし、この新法の規定については注意が必要であった。というのも、「らい予防法」が規定した患者家族に対する「救護」ないし「養育、養護その他の福祉の措置」等は、全患者収容の実現を目的としており、「沈殿患者」を療養所に収容するためには、病気の恐ろしさについての教育と家族の生活保障が何よりも重要だという発想に基づくものだったからである。強制隔離政策の完全を期すための「福祉」でしかなかった点に注意しなければならない。ここでも、我々は治安政策と社会政策との結合を認めることが可能である。治安政策と直結するが故に、「自助」「共助」ではなく、「公助」の対象とされたといえよう。そして、このように家族援護を予防法の下に置くことを下支えしたのは、社会福祉一般の水準の低さと複雑な手続き、とりわけ生活行政の厳しさであった。そこでの「公助」が極めて貧困な水準にとどまったことはいうまでもなかった。「らい予防法」を違憲と断じた二〇〇一（平成一三）年五月一一日の熊本地裁判決は、新法制定当時の療養所の生活状況について、次のように分析しているからである。

新法施行当時の療養所の生活状況は、極めて厳しいものであった。住環境については、一二畳半に八人あるいは夫婦四組が居住するということも珍しくなかった。医療面でも、人員不足が深刻で、十分な整備がなされるまで長い年月を要した。入所者に対する処遇改善は、大谷が国立療養所課長となった一九七二年以降の厚生省の一貫した政策の流れであった。これは、入所期間の長期化や入所者の高齢化により多くの入所者にとってもはや社会復帰が極めて困難な状況となり、隔離政策を廃止するだけでは到底妥当な解決が図られないという軌道修正の困難な現実を踏まえて、入所者に療養所で少しでも充実した余生を送らせたいという考えの現れでもあった。ただ、他方、厚生省は、このような処遇改善に必要な予算を獲得するために、大蔵省に対し、新法の隔離条項の存在を強調し、これを最大限に利用もしていた。隔離政策を掲げつつも、入所者に退所や外出を黙認する形で開放的な取扱いをしていた当時の厚生省の立場を如実に表している（解放出版社編『ハンセン病国賠訴訟判決』解放出版社、二〇〇一年、二四六－二四八頁）。

それは患者家族の置かれた状況も同様であった。「憲法第二五条プログラム規定」説がこれに大きく与ったことはいうまでもない。このような状況を改善するために厚生省によって処遇改善の努力が続けられたが、それはまたハンセン病強制隔離政策の延命を帰結するという新たな矛盾を生み出すことになった。治安政策と社会政策の結合が招来する悲劇の一つであった。

しかし他方で、この社会政策との結合は、ハンセン病強制隔離政策を推進した官民一体の無らい県運動を担った人びとに対して、「社会浄化」のための運動にとどまらず、「患者・家族の福祉」のための運動でもあるという大義名分を与えることになり、際限のない「患者狩り」に人びとを駆り立てていく大きな要素の一つとなった。

第七章　自治体専門職員の苦悩

国の誤ったハンセン病強制隔離政策を検証するために国の第三者機関として設置されたハンセン病問題検証会議は、三重県で「らい予防法」の定める専任職員を一九五三（昭和二八）年から一九八三年の県庁退職まで勤めた高村忠雄に対し、当時の患者収容状況についての聞き取りを行った。内容は次のようなものであった。

〈療養所入所の勧奨〉

昭和三〇年前半までは年間三〇名近くの新発生患者があり、厚生省やブロック別に再三行われた担当者会議では入所促進（無癩になるまで入れよ）が会議の旗印となった。在宅患者が全国的にも上位（七位）であった三重県は会議の席で結核予防課の佐分利技官より「もっと三重県は入所を進めるように」と指摘をうけたこともあり、連日のように入所の勧奨に患者宅を訪問した。兵庫県や愛知県も在宅者が多い（それぞれ一、二位）と指摘されていた。検診は、まず専任職員の私が本病の疑いのあるという人に会って話し合い、検診を受けるよう説得し、その後日を改めて指定医の本多先生による検診が行われた。検診は、重症者はもちろんであるが、保健所や市町村などからの通報や投書されてくる疑いのある者に重点をおいて行った。私が保健所から専任職員として引き継いだ書類の中には、ある人を本病と指摘し早急に処置を迫る多くの投書の束があり、当時の本病に対する世間の恐怖や偏見を物語っていた。投書は匿名ばかりであったが、一人の患者に三〇通来た例もある。通報や投書の多いケースでは、県としても入所勧奨に努めている旨釈明する必要がある。そこで、投書がきて世間が騒いでいるような患者の場合は、軽症者であっても、まずは入所を勧めていた。

訪問先は、保健所所管当時からの在宅患者もあれば、新発生の患者もあったが、勧奨に訪問した私は罵詈雑言を浴びせられたり、時には身に危険を感じたことも珍しくなかった。帰宅して「俺はなぜこんな仕事をしなければならないのか」と自問しながら眠れぬ夜もあった。しかし、近隣からの投書、保健所・役所を通じた通報などがあるケースでは、訪問を怠っていると、保健所が責められ、保健所は県を責め、結局私が上司である衛生部長から叱られることになり、このようにして各方面から入所処置を強く望まれると放置することができず、気をとりなおしては訪問を続けた。療養所は患者が欲しかった。年一回の療養所との懇親会で園長が「できるだけ俺の所へ連れてきてくれ。そうでないと予算が取れん」と言っていた。

〈患者の自殺・抵抗〉

小学校四年生の子どもが検診によりハンセン病と診断されたある父親は、病名を聞くと顔面蒼白となり、やにわに子どもを抱いて「お父さんと死のう」と叫び、高い二階の窓から飛び降りようとしたが、周囲に押しとどめられ、男泣きに泣き崩れた。子どもの入所治療を説得され、いったんは落ち着いて療養所に子どもを預けたものの、数日後「子どものことを頼む」という遺書を残して自殺を遂げた。数ヶ月後、病床にあった子どもの母親も苦悩が重なって死去した。入所勧奨の過程で直面した本病に関連する自殺事例は十指に余るが、今でも思い出すと非常に痛ましいことである。比較的軽症の新発生患者で、たった一度の訪問で納得し、入所を承諾したものの、病名にかなり強いショックを受けていた人がいたが、短気なことは絶対しないようにと再三にわたって話していたにもかかわらず、約束の出発の日時に迎えに行くと自殺をしていた。私の仕事がこの人を死に追い込んだのではないかと、当分の間は苦しい思いを消すことができなかった。

熊本県黒髪小学校の同盟休校事件は有名であるが、私も類似の事件が起こりかけたことがある。ある小学生兄弟の父親が進行性のハンセン病であったが二〇回近い入所勧奨を行っても承諾せず、父親の病気が子どもを通じて同級生に感染するという噂がPTAに広がって同盟休校になりかねない事態となった。この事例では、患者宅は大きな屋敷で離れに納屋があったので、私は納屋に患者専用の一部屋を作らせ、子どもと接触させず、いわば家庭内の完全隔離をさせてようやくPTAの了解を得ることができた。しかし、プロミンの時代だったが、療養所に入所していないので治療はできなかった。一年後、父親は他病により死去されたと聞いたが、社会的偏見による劣悪な事例であった。

〈違憲判決〉

国家賠償の裁判が起きてから、まるで自分が責められているような気がしていた。ただ、俺は三〇年専門職員をやってきてどうだったのか、無理強いだったのだろうか、強制したのだろうか、と自問してきた。本当の強制収容はしたことはないと思っても、結果的には強制してきたことになるのではないか、という思いがある。裁判の結果は原告に旗が上がったこと、生活がよくなったことは本当によかったと思う。

この専門職員の苦悩は私たちの苦悩でもある。この苦悩からどのような教訓を引き出すのか。無らい県運動のような運動を再び惹起させないためにも、「福祉」とは何か、生存権とは何かを、私たち一人ひとりが改めて問い直す必要があるように思われる。

註

(1) 吉田久一『日本社会事業の歴史(全訂版)』勁草書房、二〇〇二年を参照
(2) 風早八十二「牧野刑法学への総批判(試論)四」『法律時報』四九巻一三号、一一四頁
(3) 牧野英一『法律と生存権』有斐閣、一九二八年の「はしがき」一〇-一一頁
(4) 同書六七-六八頁
(5) 同書二九八頁
(6) 牧野英一『現代の文化と法律(第五版)』有斐閣、一九二四年、一二六-一二七頁
(7) 牧野英一『自由の法律　統制の法律』岩波書店、一九四四年、一七二-一七三頁
(8) 前掲『法律と生存権』二九八-二九九頁
(9) 同書二六七-二八八頁
(10) 牧野英一『新憲法と法律の社会化』日本評論社、一九四八年、一八〇-一八一頁
(11) 牧野英一『改正刑法仮案とナチス刑法綱領』有斐閣、一九四一年、四一頁
(12) 前掲『法律と生存権』七二-七三頁
(13) 牧野英一『帝国議会貴族院議事速記録七二』東京大学出版会、一九八五年、二六一頁
(14) 前掲『新憲法と法律の社会化』一八四頁
(15) 牧野英一「尊属殺傷例の違憲性」『理論刑法と実践刑法　刑法研究』第一四巻、有斐閣、一九五二年、二八九頁
(16) 村上貴美子『占領期の福祉政策』勁草書房、一九八七年、二四二頁以下などを参照

無らい県運動と宗教

藤野　豊
訓覇　浩

はじめに

ハンセン病隔離政策推進に果たした各界の役割を考えるとき、宗教界の責任は極めて重く、近代日本が犯した隔離政策という大きな過ちの本質を究明し、同じ過ちを繰り返さない行動を起こしていくということにおいて、宗教者の隔離加担の内実を確かめることは、たいへん重要な意味をもつものである。

宗教界のハンセン病問題へのかかわりは大きく分けて、私立療養所の設立・運営、療養所入所者に対する慰安教化、そして無らい県運動への加担と直結する社会に対する隔離政策の周知徹底という活動からなるといえよう。これらは密接につながりあって推進されてきたが、とくに本題である無らい県運動への加担ということにおいて、キリスト者の行動は特筆すべきものである。また仏教徒の無らい県運動へのかかわりも、キリスト者のそれと比して規模の違いはあるが、その運動の質において確認しておく必要のある事柄であるといえる。

そこで、キリスト者の無らい県運動へのかかわりを第一章として藤野豊が、仏教徒・仏教教団のかかわりを第二章として訓覇浩が、それぞれキリスト者、仏教徒における「救癩」という概念をキーワードとして意識しながら分担執筆した。

第一章　無らい県運動を支えたキリスト者の信仰

キリスト者とハンセン病

無らい県運動にはカトリック、プロテスタントを問わず、多くのキリスト者が関わった。いや、無らい県運動はキリスト者により担われたと言っても、けっして過言ではない。後述するように、キリスト者にとり、ハンセン病患者を「救済」することが自らの信仰の証であったからである。問われるのは、彼らが「救済」と信じた行為の客観的実態である。

彼らが読んだであろう一九一七（大正六）年改訳の『新約聖書』には、イエスが「癩患者」を癒したとされる重要な事績が記されている。これは、キリスト者にとっては周知の事実であるが、キリスト教信仰が無らい県運動を支えたという事実の原点ともなることなので、あらためて記しておく。

「マタイによる福音書」第八章第一節〜三節には次の叙述がある。

イエスは山を下り給ひしとき、大なる群衆これに従ふ。視よ、一人の癩病人みもとに来り、拝して言ふ「主よ、御意《みこころ》ならば、我を潔《きよ》くなし給ふを得ん」イエス手をのべ、彼につけて「わが意《こころ》なり、潔くなれ」と言ひ給へば、癩病ただちに潔《きよま》れり。

同様の事実は、「マルコによる福音書」第一章第四〇節〜四二節、「ルカによる福音書」第五章第一二節〜一三節にも記されている。また、「ルカによる福音書」第一七章第一一節〜一四節には、イエスが一〇人の「癩病人」を癒したとされる次のような事績が記されている。

イエス、エルサレムに往かんとて、サマリヤとガリラヤとの間をとほり、或村に入り給ふとき、十人の癩病人これに遭ひて、遥に立ち止り、声を揚げて言ふ「君イエスよ、我らを憫みたまへ」イエス之を見て言ひたまふ「なんぢら往きて身を祭司らに見せよ」彼ら往く間に潔められたり。

こうした叙述からイエスは、多くの「癩病人」を癒したと理解されてきた。さらに、「マタイによる福音書」第二六章第六節、「マルコによる福音書」第一四章第三節には、イエスが十字架で処刑される二日前に、「癩病人シモン」の家を訪れていることも記されている。

イエスは「癩病人」を癒し、また、「癩病人」の友であったとキリスト者は信じた。

一九五四（昭和二九）年に改訳された『口語訳新約聖書』でも、「癩病」は「らい病」と記されたが、現在では、ここに書かれている「癩病」「らい病」は必ずしもハンセン病と同義ではないことが明らかにされ（犀川一夫『聖書のらい――その考古学・医学・神学的解明』新教出版社、一九九四年）、一九八七年に改訳された『新共同訳聖書』では、「らい病」は「重い皮膚病」と訳された。しかし、無らい県運動に励んだキリスト者たちは、「癩病」「らい病」をハンセン病と理解し、自らの信仰の証として、イエスがハンセン病患者を癒した事績に従おうとしたのである。そこに「救癩」という理念が生じ、キリスト者は何の疑念もなく無らい県運動に邁進した。「救癩」、それはハンセン病患者にとり隔離されることが救いであると決めつけ、一人でも多くの患者を療養所に送り込み、彼らにキリスト教を布教することで、不満を持たず、社会に感謝して隔離の生活を受容させる論理である。

日本キリスト教団の牧師として多磨全生園内の秋津教会を牧会した荒井英子は、ハンセン病患者が「神から罰せられ見放されているかのような極限状況にあるからこそ」、キリスト者は、その救済に取り組み、そのとき、「患者の内にキリストを見、苦難の代理人というレッテルを押し付けることによって、結果として患者の人権・人格を見えなくしてしま」ったことを指摘、そこに、キリスト者が絶対隔離政策に疑念を抱かなかった理由を求めている。そして、そうであるからこそ、キリスト者の「救癩」団体は、「強制隔離の世論形成とともに「無癩県運動」を率先して担い、国策を他に先駆けて積極的に推進した」と述べ、無らい県運動とキリスト教の関わりの深さについても重要な指摘をおこなった（荒井英子『ハンセン病とキリスト教』岩波書店、一九九六年）。

キリスト者にとり、「救癩」はイエスの足跡をたどる行為であった。それゆえ、ハンセン病療養所の医師、看護師、職員にはキリスト者が多く、療養所の所長にも林文雄、塩沼英之助、神宮良一、宮崎松記、大西基四夫、家坂幸三郎、犀川一夫らのキリスト者が就任している。光田健輔も死の直前にカトリックの洗礼を受けた。杉山博昭は、彼らはハンセン病患者の「救済」を「神から与えられた使命」と考えるが、その「使命」が「隔離の実現へと転化」したと指摘する（杉山博昭『キリスト教ハンセン病救済運動の軌跡』大学教育出版、二〇〇九年）。岡野行雄が著した林文雄の評伝『林文雄の生涯』（新教出版社、一九七四年）には、「救癩使徒行伝」という副題が付されたように、彼らはキリスト者からイエスの「使徒」と崇められ、無条件に聖化、美化され、礼賛された。これに対し、苦難の象徴として救済の対象とされたハンセン病患者は、憐みの対象として存在することを求められ、それに反する行為、たとえば療養所から受ける虐待に抗議したり、人権を主張して隔離に反対したりすることは許されなかった。

神山復生病院、慰廃園、回春病院、待労院、聖バルナバ医院、鈴蘭病院など、日本の私立ハンセン病療養所の多くはキリスト者により設立、運営された。こうした病院は患者を強制隔離した国公立のハンセン病療養所とは異なり、患者の自由意志で入所し、キリスト教の信仰に基づき運営されたので、強制隔離による人権侵害とは無縁であるという「神話」が存在する。しかし、一九三〇年一一月神山復生病院の第六代院長に就任したカトリック神父の岩下壮一が、貞明皇后の「皇恩」を強調して、「政府も国民も総立ちになつて、栄あるわが日章旗の汚点と或人の評したこの病を日本から一掃して、祖国の血を浄むべき秋に際会した」と訴えて絶対隔離政策を支持したように（岩下壮一「復生病院に就て」『感謝録』一輯、一九三五年一〇月）、けっして国公立療養所と矛盾する存在ではなかった。

また、一九四七年一一月七日、厚生省予防局長から各都道府県知事に通牒「無癩方策実施に関する件」が発せられ、無らい県運動の継続が指示されるが、この通牒に付された「無癩方策実施要項」では国立療養所ごとの患者隔離数とともに、私立療養所についても、当時、存続していた三療養所、すなわち神山復生病院には岐阜県の、待労院には熊本県の、それに日蓮宗による身延深敬園には三重県の患者がそれぞれ隔離されていることが記され、明らかに私立療養所が無らい県運動の一環を担っていたことが示されていた。

このように、キリスト教に基づく私立療養所もまた、絶対隔離政策とは無縁ではなかったのであり、こうした前提にたって、以下、無らい県運動に対するキリスト者の関わりの実態を明らかにしていきたい。

戦前における無らい県運動とキリスト教

無らい県運動の世論形成に尽力したのが、プロテスタントのキリスト者を中心として結成された日本MTLである。MTLとはMission to Lepersの略である。

一九二四年一一月九日、東京基督教青年会の会員などで構成するイエスの友会の会員ら一〇数名が全生病院を訪れ、これを機に日本のキリスト者による「救癩」の運動を起こすこととなり、一九二五年六月一〇日、欧米の運動にならい組織の名称を日本MTLと決めた（「日本MTL第一年記」『日本MTL』一号、一九二六年三月）。

日本MTLの理事には賀川豊彦をはじめ、東京女子大学長安井哲子、聖公会監督元田作之進、東京府社会事業協会幹事小林正金、東京基督教青年会総主事斎藤惣一、東京地方職業紹介事務局長遊佐敏彦、全生病院長光田健輔が就き（日本MTL『幕舎の外』）、理事長には小林が就任した。日本MTLはキリスト者の運動であるが、キリスト者ではない光田も理事に選ばれている。東京基督教青年会館に事務所を置いた日本MTLは、主として全生病院を対象に慰問と布教、隔離推進の世論啓発を活動の中心としていくが、そのために、光田を理事に迎えたのである。以後、光田が進める絶対隔離の実現を支持するために日本MTLは活動を展開していく。むしろ、日本MTLの結成には光田の「熱心な唱導」があり（後藤安太郎「第百号誌を贈る」『日本MTL』一〇〇号、一九三九年七月）、光田こそが「MTLの産の親」であったと言われている（「編輯後記」『日本MTL』一〇一号、一九三九年八月）。

一方、光田健輔も「賀川豊彦氏の参加により筆に口にMTLの運動が拡められた」と、日本MTLの運動における賀川の役割の大きさを認めている（光田健輔「一三年間の恩寵の数々」『日本MTL』八一号、一九三七年一一月）。日本ＭＴＬは、賀川と光田のふたりを中心に結成され、活動していったと考えられる。

当初、賀川は「イエスの「癩を潔めよ」と云ふ命令を畏んでこの運動を進めたい」と希望していた（賀川豊彦「ＭＴＬと新約運動」『日本ＭＴＬ』三号、一九二七年二月）。日本ＭＴＬの理想は、日本中のハンセン病患者をすべて隔離し、ハンセン病患者のいない日本を日本人自身の手で建設することであり、その理想は「民族浄化」という言葉で表現された（小林正金「癩病問題の先駆者」一、『社会事業』一〇巻七号、一九二六年一〇月）。賀川も、「我等はイエスが癩病人の友であつたことを思ふて、日本に於ける癩の絶滅運動に努力せねばならぬ」と決意したと語っている（「アンペラ小屋より」『雲の柱』五巻三号、一九二六年三月）。

一九三一年、法律「癩予防ニ関スル件」は「癩予防法」に改正され、絶対隔離の方針が明記され、国策は療養所への隔離強化に向かい、無らい県運動が本格化されると、日本ＭＴＬもまた、その渦中に置かれた。一九三四年、日本ＭＴＬ理事で新生教会牧師の白戸八郎は「隔離主義の完成」により「癩菌を綺麗に征服し、且つ患者等の霊魂を、全部永遠の天国に御送」りするため、「政府を鞭撻し、民衆の輿論を喚起し」、「官民相一致」することを求め、無らい県運動への積極的参加を表明（白戸八郎「我等の使命」『日本ＭＴＬ』四六号、一九三四年一二月）、事実、この年から日本ＭＴＬは療養所の拡張を議会に請願する署名運動も展開している（「癩療養施設拡張請願書」『日本ＭＴＬ』三七号、一九三四年三月）。

そして、一九三六年からは貞明皇后の誕生日である六月二五日を中心とした「癩予防週間」に隔離への国民の理解を求める出張講演会を企画するなど、無らい県運動の世論形成にも取り組み（「癩予防週間」『日本ＭＴＬ』六四号、一九三六年六月）、さらに、定員を超過する患者を隔離していた長島愛生園が、国民から寄付を募り患者を収容する「十坪住宅」の建設を計画すると、日本ＭＴＬも全国のキリスト教主義学校などに呼びかけて、一九三七年五月までに一三〇〇円を寄贈している（長島愛生園慰安会編『十坪住宅』第六版、一九三七年）。

また、日本ＭＴＬ静岡支部を設立した静岡其枝基督教会牧師の飯野十造は、一九三一年五月、貞明皇后の「皇恩」に感謝し、未隔離の患者を療養所に誘導するべく御坤徳礼讃会を結成し（飯野十造「ライ者相談所の建設」『あかし人』五五・五六号、一九三二年）、さらに一九三三年九月二六日には大連市に「満洲癩予防協会」を設立して、関東洲から「満洲国」へ無らい県運動を拡大していこうと試みている（『愛のみち』五号、一九三三年一二月）。そして、飯野により敷かれた「東亜の癩」解決の道は、一九三七年の日中全面戦争勃発以後、日本MTLの重要な主張となっていく。

日中戦争の影響が日本MTLにも及ぶのは、『日本MTL』七八号（一九三七年九月）の紙上であった。その「編輯後記」に「心機一転非常時日本に於ても癩菌全滅を期して与へられた立場に於て最善を尽したい」という文言が登場する。そして、関西MTL、沖縄MTLなど全国各地に生まれたMTL組織の代表者を集めて一一月一四日に高松市で開かれた全国MTL協議会では、「各MTL関係の出征者に見舞状を協議会の名を以てささげること」が決議される（「全国MTL協議会」『日本MTL』八一号、一九三七年一二月）。この決議を報じた『日本MTL』八一号の「編輯後記」にも、はじめて「我国の救癩だけでない。対支救癩にも我国の使命がある」という決意が表明される。同じ号で、光田健輔も「日本のMTLは東亜のMTLとして大なる使命に立たるゝことを祈る」と述べていた（光田健輔「一三年間の恩寵の数々」）。明らかに日本MTLの視線は中国にも向けられていた。

一九三八年一月の『日本MTL』の巻頭言「全国基督教会に訴ふ」のなかで、理事長小林正金は「支那には数知れざる癩者があるので凡そ百万人と号されます。実に放置して置く訳にも行かないのであります。満洲も同様で、即ち向後現今の状況に決して満足する事は到底出来ないのでありまして、益勇往邁進しなければなりません」と会員に呼びかけている（八二号）。

菊池恵楓園長宮崎松記は、日本MTLに対し、「支那百万の癩患者も日本人の手で救済する位の意気を以て進むべきだと思ふ　そうしてこそはじめて日本の癩も片付けることが出来る」と希望し、「支那の癩は四億の同胞の保健の意味から言つても又我国の大陸進出の自衛から言つても看過出来ない重大問題である」と訴えた（「日本

ＭＴＬ第百号に希望と回顧」『日本ＭＴＬ』一〇〇号、一九三九年七月）。宮崎は、中国に侵攻した日本の将兵への感染を防止するためにも、中国の患者の隔離を求めていた。

こうしたなか、一九三九年四月二〇日、日本ＭＴＬの定期総会で理事の光田健輔を顧問に据えるとともに（「日本ＭＴＬ定期総会」『日本ＭＴＬ』九八号、一九三九年五月）、総会後に小林正金に代わり賀川豊彦が日本ＭＴＬの理事長に就任する。理事長に就任直後、賀川は、千葉県が未隔離患者が八名になったことをあげ、「日本全国が無癩国となることは容易である」との希望を表明した（賀川豊彦「無癩県を作れ」『日本ＭＴＬ』九九号、一九三九年六月）。日本ＭＴＬは一九四一年一月に楓十字会に、さらに一九四二年五月に日本救癩協会へと改組・改称されていった。

戦後における無らい県運動とキリスト教

一九四五年九月一日、日本救癩協会は敗戦後、最初となる『楓の蔭』一六九号を発行するが、その「編輯後記」では、戦時中は「地方検診などは出来なかつたので、折角無癩県になつたところも又有癩県に逆戻りをしては居ないか」との懸念を示した。

この懸念は、光田健輔の懸念でもあった。『楓の蔭』一七〇号（一九四五年一〇月）の巻頭言「癩問題への再出発」には、光田からの書簡が引用され、そこには「最近患者の逃走相つぎ、此のまゝにて推移するならば、今迄切角の努力は水泡に帰し、救癩問題はその発足時に再転するであらう」と記されていた。この書簡は『楓の蔭』の編集者たちを「愕然たらしめた」。絶対隔離政策の強化は日本救癩協会にとっても必至の課題となる。

一九四六年の新春に臨み、日本救癩協会は次のような展望を語っている。

こゝ数年間は外部に向つて予防的検診は行はれず国内に癩発生の状態も充分知るすべも与へられなかつた。然し今後は新社会の建設と共に、この方面の積極的活動も行はれるものと信ずる。在鮮人中に癩患者も相当混入されて居ることゝて、帰国鮮人に病者の発見されたる場合は聯合国最高司令部は帰国禁止命令が出た。従つて之等の病者、未収用の病者をして隔離療養の必要を痛感する（「新社会と救癩運動」『楓の蔭』一七二号、一九四六年一月）。

日本救癩協会は、戦時中の検診の不備に加え、戦時中の患者発生の把握不徹底、そして新たな「在鮮人」（在日韓国朝鮮人）中の多数の患者の存在を理由に、絶対隔離の必要性をあらためて強調していた。さらに、全国国立癩療養所長一同で「我国の過去の体験よりして東洋各国の連絡せる救癩政策速に樹立せられ人類向上発展に寄与せられる事と熱願」する声明が発せられると（「東洋癩絶滅に関する意見」『楓の蔭』一七八号、一九四六年七月）、日本救癩協会は「我が日本が、東亜諸国に対する戦禍の償ひとして、為すべき最も大いなる仕事の一つは救癩による奉仕であらねばならぬ」「これこそ我れらの負ふべき貴い十字架なのである」という戦禍への「償ひ」として、隔離の「東洋諸国」への拡大を主張していった（「新しき年のはじめに」『楓の蔭』一九五号、一九四八年一月）。

しかし、戦時中、アメリカでハンセン病の特効薬プロミンが開発され、日本でも一九四七年からプロミンによる治療が開始、その効果が臨床的に実証され、隔離政策の正当性は揺らぎはじめる。こうした新たな状況を受けて、日本救癩協会も『楓の蔭』二〇八号（一九四九年二月）で、プロミンについて特集するとともに、一九四九年の「年末同情事業」として寄せられた募金約一八万円のうちの一〇万円をプロミン購入費に当てることを理事会で決定、日本救癩協会でプロミンを購入し、各療養所に贈ることにしている（「年末同情事業感謝報告」『楓の蔭』二〇九号、一九四九年三月）。さらに、プロミンをもって「我らの先輩の祈りであつたころの東亜の癩への治療奉仕に一歩を進めたい」との希望を抱くに至る（「新しい目標」『楓の蔭』二一二号、一九四九年六月）。

そして、一九四九年五月二一日に開催された第二一回日本救癩協会総会の場でも、「今迄取つて来たような消極的な病友の慰問等より更に一歩進めて、積極的に新薬プロミンの獲得運動を強化」することを満場一致で可決した（「第二十一回日本救癩協会総会」『楓の蔭』二一二号、一九四九年六月）。

プロミンは厚生省の方針にも影響を与えた。プロミンの効果を前にして、厚生省の方針は患者を生涯隔離するのではなく、軽快した患者には退所をみとめるという方向に傾いたのである。ところが、光田健輔を中心とする有力な療養所長たちは、この方針変更に強く反対、事実上、撤回させてしまう。患者を強制隔離したうえで、プロミン治療をおこない、治癒しても簡単には退所を認めないというのが結論であった。

したがって、プロミンが登場したからといって、日本救癩協会も絶対隔離政策に疑問を抱くことはなかった。一九四九年六月二五日、すなわち貞明皇后の誕生日を期して厚生省が開催した「癩予防法」施行四〇周年の記念式典でなされた絶対隔離や強制断種を正当化する光田健輔の講演「救癩回顧四十年」は、『楓の蔭』二一四号・二一五号（一九四九年八月・九月）に掲載された。そして、戦後も無らい県運動に協力し、一九五〇年以降、寄付を募り、全国のハンセン病療養所に病棟や盲人会館を寄贈し、療養所の設備を拡充することにより隔離の強化に対応していった。

これに対し、基本的人権の尊重を謳った日本国憲法の下、全国のハンセン病療養所では患者の自治会運動が高揚し、プロミンの効果を背景に絶対隔離政策の見直しを図る「癩予防法」の改正の声が高まっていくが、日本救癩協会は、これに反対する光田健輔と言動を同じくした。『楓の蔭』一二二号（一九五〇年三月）の巻頭に掲載された「草津と小鹿島」では「朝鮮人の癩の問題」について言及され、「今日朝鮮から日本への密航者」のなかには、日本の植民地統治時代に朝鮮総督府が開設したハンセン病療養所である小鹿島更生園から逃走した患者や、それから感染した患者がいるだろうという「専門家の推測」を紹介し、「現在の如く、他からの密入国者中に病者の混入することは、切角の努力もその効を減ずることは云うをまたない」と患者の増加を警告している。この論は光田健輔のそれと同じであり、「専門家」とは光田のことであろう。光田は、韓国・朝鮮人への強い民族的差別感情を背景に、朝鮮半島から多数のハンセン病患者が日本に密入国するという風評を煽り、それをひとつの理由として隔離の強化を主張していたからである。日本救癩協会も、光田同様、朝鮮のハンセン病患者の「日本への侵入」を理由に「東洋の癩への奉仕の要請は日本のキリスト教徒にかけられて居る」との決意を示していく（「M・T・Lの反省」『楓の蔭』二二五号、一九五〇年七月）。

このような認識に立つ日本救癩協会は、一九五三年、患者の要望とは逆に、絶対隔離政策を継続するための「癩予防法」の改正に際し、全国のハンセン病療養所で、強制隔離の撤廃などを求める患者自治会が、強制労働の拒否やハンガーストライキ、さらには厚生省前での座り込みなどの手段で抗議活動を展開したことに対しても冷淡であった。たしかに「因襲的観念から脱却し、時代に即応する民主的、文化的な癩予防法に改正されるように切望する」とは言うものの（「癩予防改正法をめぐりて」『楓の蔭』二五九号、一九五三年七月）、「坐り込みや、天下に恥をさらさず、人道的な行動をしていただきたい」（飯野十造「英・米の癩院を訪ねて」『楓の蔭』二六四号、一九五三年一二月）、「戦後、ホウハイたる民主思想の流入とともに、極左的指導者の活躍があつて、療養所内に新しい動きがはじまり、我ら外部の者から見れば、理性の限界を超えた要求さえなされ行われているかに見える」（「年頭の反省と希望」『楓の蔭』二六五号、一九五四年一月）など、患者の抗議行動を非難する言辞が『楓の蔭』紙上に掲載されていく。さらには、「外の社会には失業の嵐が吹きすさんでいる。完全雇傭が叫ばれている。賃上げも夏季手当出せの要求も行われている。一方で、潜在、顕在の失業者は増している。一切が矛盾だらけであつて、それが即ち社会の実状だと云えばそれまでであるが——住むに家なく、働くに職の無い世界、親子心中、自殺の世界、療養所の外の嵐も一応計算に入れてみるべきではなかろうか」と（「作業について」『楓の蔭』二七二号、一九五四年八月）、待遇改善を求める患者の声にも批判を浴びせていったのである。

このように、日本のキリスト者の「救癩」は、一貫して国家の論理、絶対隔離の論理に貫かれていた。それを、日本キリスト教史における時代的制約に起因する過ちとして理解するなら、また、過ちを繰り返すことになる。それは、日本のキリスト者による聖書解釈、すなわち、キリスト教信仰の根源に由来する過ちではなかったか。

第二章　仏教徒の取り組みから見る無らい県運動と「宗教的救癩」

第一章において、無らい県運動を担ったといってよいキリスト者の取り組みの実際をたずねた。そこで見えてきたものは、無らい県運動ひいてはキリスト者の隔離政策への加担全般に大きな影響を与えた、活動の根拠ともいえる「キリスト者の救癩」という根源的意識であった。この意識はキリスト者にとどまらず、「宗教的救癩意識」として、ハンセン病隔離政策に加担した宗教者の行動原理として働くものである。

なお、無らい県運動とは、直接的にはハンセン病患者のいない日本を建設するため、療養所への隔離収容の強化を官民一体となって行った運動ということであり、仏教徒の活動に照らせば、隔離周知・世論喚起の取り組みなどがそれにあたり、私立療養所の設立や、療養所内での慰安教化活動は、無らい県運動という言葉の外に出る取り組みとなるのかも知れない。しかし、一九一四（大正三）年の中央慈善協会における光田健輔の「単に衛生警察のみにては功果をあげ難き場合に於て慈善救済の一面より、患者の中心に迄立ち入りて相談相手となり、以て隔離の至難事業を容易ならしむる一大救済機関を設立していただきたい」という発言にある「一大救済機関」の設立に通ずる取り組みを、「無らい県運動の慈善運動的側面」（森川恭剛『ハンセン病差別被害の法的研究』法律文化社、二〇〇五年）ととらえるなら、私立療養所の設立や慰安教化活動も、みなもれず無らい県運動に通ずることとなり、「宗教的救癩」という問題は、さらに大きな意味を持つこととなる。そこで、第二章においては、あらためて仏教徒がハンセン病隔離政策に果たした役割をたどり、そこから、隔離周知・世論喚起の取り組みも含め、隔離政策への加担という活動そのものを根拠づけた「宗教的救癩意識」といわれるものの正体について思いをめぐらせてみたい。

宗教者・宗教教団とハンセン病問題のかかわり

まず、近代のハンセン病問題と宗教者・宗教教団のかかわりの性格について、私立療養所の設立・運営、療養所入所者への慰安教化という取り組みから確認しておきたい。

日本における私立のハンセン病療養所は、「ハンセン病補償法」に基づく厚生労働省の告示では一二園が挙げられているが、第一章で述べられているとおり、実働期間が長く、一定の規模を有した療養所の大半はキリスト者によって設立され、「基督ニ対スル使命ヲ痛感シテ癩患者収容所ノ建設ヲ可決ス」（「社団法人好善社　慰廃園略沿革」）という言葉からもわかるように、宗教的精神を基盤に運営されていた。

また仏教徒としては唯一日蓮宗僧侶綱脇竜妙が、身延深敬病院を「癩予防ニ関スル件」制定の前年の一九〇六年、山梨県に設立している。

そしてこれらの療養所は、「本園は病院とは異なり慈愛に富み給ふ全能なる神の聖旨を奉戴して憫然なる癩病患者を慰藉救養し且つ広く癩病患者に対し福音を宣伝するを以て目的とす」（「慰廃園規則」）と表現される性格を持つことになる。ここにははっきりと「病院とは異なり」という言葉が記されているが、その異なりこそが、「宗教的救癩」ということと結びつく部分である。それを綱脇の表現を借りるならば、「身延深敬病院は斯の無告の者を収容れて暖い信仰の慰安と丁寧な治療の救済とを与へて、患者をして歓喜と光明との充満してをる間に安心に余命を終らせようとする仏事を行してをる所であります」（「身延深敬病院十万一厘講の趣意」）という言葉となる。

つまり、宗教者による私立療養所設立という事業は、いわゆる社会的弱者に対する慈善事業、貧民救済事業を、たまたま宗教者が行ったということではなく、宗教的救済事業という、ある意味で「固有の性格」を持つ事業であったといえる。

次に、「療養所入所者に対する慰安教化」という取り組みであるが、『ハンセン病問題に関する検証会議最終報告書』による少し古い数字ではあるが、二〇〇四（平成一六）年八月現在、国立ハンセン病療養所の入所者の八七・八％が何らかの宗教団体とかかわりをもっている。国立一三園すべてを合わせると九〇近い宗教サークルがあり、国立療養所の敷地の中にもかかわらず、寺院や教会など八〇近い宗教施設が存在している。そこを拠点とした宗教活動が、療養所外から足を運ぶ僧侶や牧師、神父たちとの密接な交流のもと、戦前戦後をとおして活発に行われてきたのである。

このように多くの入所者が何らかの宗教団体の活動に参加してきたのであるが、特筆すべき事柄として、キリスト教にかかわる入所者が一般社会の割合と比べて格段に多い、全体の三一％となり、団体の数も二九にのぼる。仏教系は全体の約五〇％、新宗教系は約八％となっている。

仏教系教団の内訳であるが、ハンセン病療養所とかかわりをもつ教団は以外に少なく、全体の三二・六％（仏教系の六七％）を占める浄土真宗系を筆頭に、全体の九・四％の真言宗系、五・四％の日蓮宗系と続き、これらが療養所において活発な活動を行った教団といってよい。禅宗系の会員の割合は、三・六％である。

またこの数字は、とくに戦前においては、教団としてのハンセン病問題への関心の高さにも反映しており、教団の機関誌に明治以降敗戦までの間に掲載されたハンセン病問題に関する記事の数をみても、真宗大谷派の機関誌には一〇〇本以上の記事が掲載されているのに対し、曹洞宗の機関誌には一本の記事が掲載されているのみ（曹洞宗宗務庁調べ）である。ただ同じ真宗系でも、浄土真宗本願寺派は、僧侶による活発な慰安教化活動を認めることができるが、宗派としての主張や組織的取り組みの報告は、大谷派が毎月のように大きく紙面を割いて関連記事を掲載する一九三〇（昭和五）年前後においても、機関誌『教海一瀾』に、数本の記事が掲載されているのみである。また日蓮宗の「社会事業報告」を見ても、ハンセン病問題に関する事業は深敬園に補助を行うということのほかに、宗派として積極的な取り組みを見つけることはできない。

仏教教団において、隔離政策への組織的関与は、真宗大谷派が突出しているといってよい。

その慰安教化の内実であるが、真宗大谷派が機関誌に掲載した、同派が隔離政策の始まりと同時に「慰安教化」活動を開始したことを伝える一文を紹介する。

国立の癩病患者収容所は此程東京府下に新設せられたる事なるが、世に最も憐むべき境遇に在る此等の患者に対し、如来の慈光に浴せしめ、慰安を与ふるの必要を認め、当局者より本山へ交渉ありしかば東京養育院蓮岡教師は、献身進んでこれが担当する事となりたり、彼の天平の頃、光明皇后の垂救の慈懐の事など偲ばれて尊し（『宗報』真宗大谷派、一九一〇年二月）。

ここには国策への応答、「救済」の内実、そして皇恩の強調と、その後長く続けられる大谷派における「慰安教化」の性格が端的に表れている。

真宗大谷派光明会の設立とその活動

一九三〇年一一月、真宗大谷派は、同派の「全国社会事業大会」において、「寺院ニ於テ癩患者ヲ療養所ヘ収容シ其後ノ慰安ニ努力シ且ツ其家族ヲ保護スル適当ナル方法如何」という諮問にこたえる形で、「与派総動員以テ之ニ当リ癩ニ関スル啓蒙根絶的施設促進、癩患者ノ救護家族ノ慰問等ヲ完備スルタメ大谷派光明会ヲ起スコト」（『真宗』一九三一年一月号）を決議し、大谷派におけるハンセン病問題の新たな取り組みを担う「真宗大谷派光明会」が結成に向けて動き出すこととなる。

そして、この決議の一ヵ月後の一二月二〇日、内務大臣安達謙蔵が東西本願寺を訪問し宗務当局と懇談を行う。その懇談の内容について、光明会発行の『癩絶滅と大谷派光明会』という冊子の付録には、決議の具体化に向けて検討中に「安達内務大臣来山して本問題に就て一派としての援助方を懇談せらるゝあり」と記されているのみであるが、仏教界の有力な「業界新聞」といえる『中外日報』では、「安達内相から本願寺へ　癩療養所設置を希望　期待される光明会の活動」という見出しをつけ、「その内容は東西本願寺の手にてルンペン、レプラ患者の一大療養所を設置し政府の癩予防政策に対し援助を請ふ旨を懇談的に希望せるもの（略）第一案としては癩療養所を設けてほしいといふこと、第二案としては本派五百万という信徒に対し患者が社会衛生の為に自ら進んで入院する心意を起させるやうに布教等の場合に宣伝してもらひたい」（『中外日報』一九三〇年一二月二二日）という話であったとし、大谷派は、資金難から光明会設立ということで対応したことが記されている。この申し出は、先に述べた光田による「一大救済機関の設立」の要請を思い起こさすものである。

ちなみに『中外日報』はこのころ、光明会設立に関する記事を中心に頻繁にハンセン病問題に関する情報や論説を掲載しているが、安達内相との懇談についても、大谷派が療養所設立の申し出を断ったとして、その対応を批判する主張を後日掲載している。周知のとおり『中外日報』という新聞は、後に小笠原登と早田皓の主張を紙上で大きく紹介したり、長島事件に関しても、一九三六年九月二日、三日に「長島（愛生園）事件から学びとるべきもの」と題した、入所者側の立場からの記事を掲載するなど、ハンセン病問題に強い関心を寄せていた新聞である。大谷派光明会の設立、光明会の主張が、この時期『中外日報』をとおして仏教界全体に流布されたといってよいであろう。

そして、一九三一年一月二八日、二九日に創立委員会が開催され、真宗大谷派光明会の活動がスタートする。そして同年六月八日発会式が執り行われ、総裁には法主の妻で当時の皇后良子の実妹である裏方大谷智子、会長に宗務総長大谷瑩誠が就任する、まさしく教団あげて「癩予防ならびに救護慰安」を目的とする組織が設立されたのであった。また相談役には、宗派外から「中央社会事業協会」の会長でもある「癩予防協会」会長渋沢栄一、宮内庁とのかかわりの強い白根松介、木下道雄、内務省から赤木朝治、高野六郎、そして光田健輔が就任している。国の絶対隔離政策推進の中心人物たちである。このように光明会は創立の時から国家の方針との強い結びつきの中にあるものであり、一方この顔ぶれは国家の側の真宗大谷派への期待の強さを示すものでもあるといえる。

光明会設立の趣意は、

現に苦悩に悶へ悲痛に泣ける多数の同胞を救護し、之に慰安を与ふると共に、一方国民に対し癩そのものに関する正しき知識を普及し、以つて癩予防の方法を講じ、我が国より癩を根絶することは人道上からいふも、国民保健上からいふも、又文明国の対面上からいふも、極めて切要なることであらねばならぬ（『癩絶滅と大谷派光明会』真宗大谷派光明会）

と表現され、会則において「真宗ノ精神ニ依リ癩絶滅ヲ促進スル」ことを目的とし、そのために「一般的啓蒙並同情ノ喚起」「患者及家族ノ慰安教化並救護医療紹介」「絶対隔離政策ノ促進」などを行うことを定めている。

具体的な活動としては、各療養所への視察や慰問、「同情金」の募集、療養所の施設への寄付、啓発記事の『真宗』誌掲載、リーフレットの作成、「癩絶滅小ポスター」の派内全寺院への掲示要請など、活発な動きを行っている。

その中から、対社会への活動のいくつかを詳しく見ると、一九三二年六月に、全国のおよそ九〇〇〇の自派寺院に配布された「癩絶滅小ポスター」はカラー刷りで、表面は「癩絶滅」の大見出しとともに合掌する光明皇后の姿が描かれ「癩は血統病ではなく伝染病であります」「癩は国民の心一つで根絶が出来ます」「悲惨な患者を心

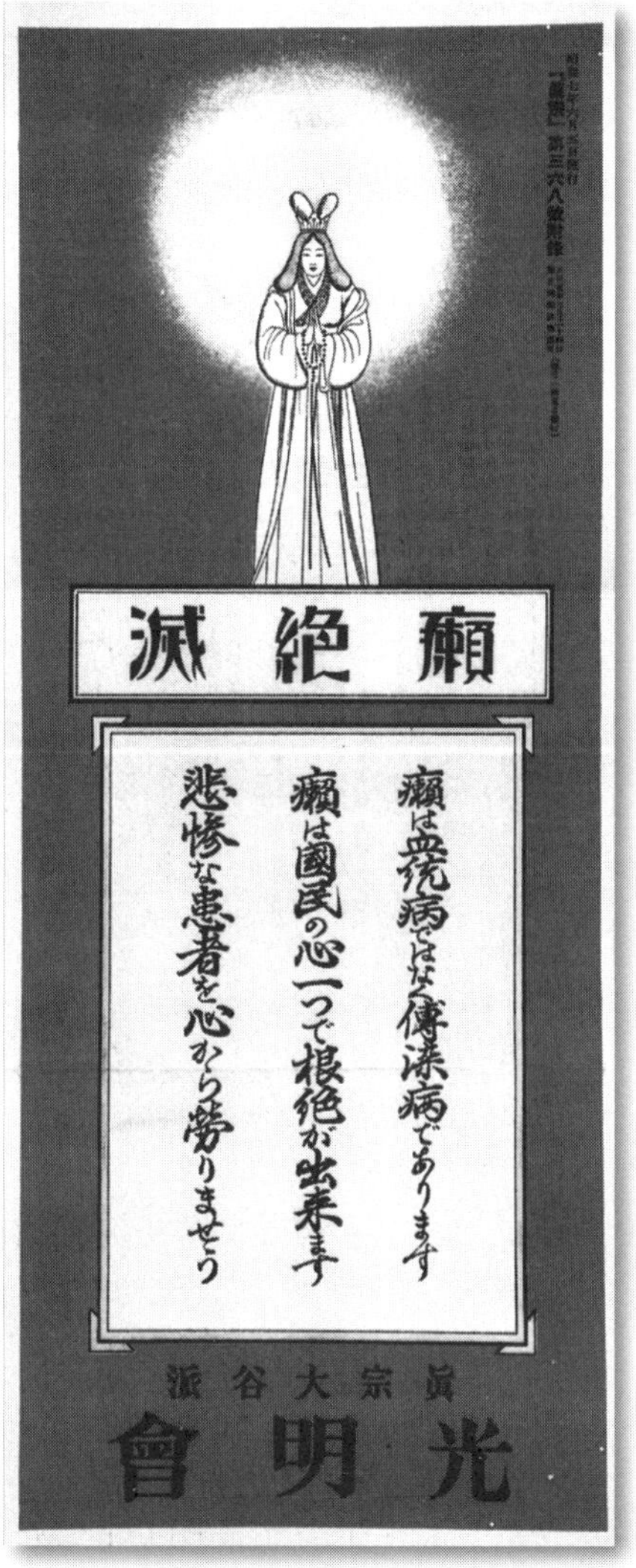

真宗大谷派光明会が印刷・配布した「癩絶滅小ポスター」（1932年）

から労りませう」と呼びかけている。裏面はこの小ポスターの掲示を呼びかけ、表面の言葉の解説がなされている。少なくとも教団内の世論喚起に大きな役割を果したことは想像に難くない。

さらに同時期、大谷派の「社会事業」の中心人物で光明会設立を担った武内了温が執筆したリーフレット『癩絶滅と大谷派光明会』を発行しているが、その内容は、真宗大谷派がこの問題に取り組む趣旨とあわせて、ハンセン病に対する医学的な基礎知識や、内務省のらい根絶策の紹介、そして療養所の設備や入所費用に至るまで網羅され、それらをコンパクトにまとめた、行政が発行する隔離政策推進のガイドブックのようなものとなっている。

また、毎月のように宗派機関誌『真宗』に世論喚起の記事を掲載しているが、「癩絶滅と大谷派光明会」（武内了温）や「大谷派と癩病者教化」（和光堅正）などの宗派関係者の論説だけでなく、癩予防協会が一九三一年六月に発行した『癩の話』とほぼ同じ内容のものが、発行の二ヵ月前の一九三一年四月号から「らいの話」として毎号五ページの紙幅をさき三回にわたり連載されている。また愛生園事務官四谷義行の「癩予防運動の進歩」、さらに愛生園医師の内田守人が「無癩常会の提唱と仏徒への期待」と題する五ページにわたる論考を寄せている。一方で、「撲滅策も内務省の方針が唯一といえない」という木下杢太郎の主張なども掲載しているが、基調としては、国策の立場からの隔離政策の重要性の主張と、宗派からの宗教的観点からの隔離推進の訴えが呼応し合うように、毎号大きな見出しがつけられ、機関誌の紙面を埋めている。これを毎月読むこととなる全国の住職や寺院関係者は、否が応でも本山からの訴えとして大きな影響を受けたであろうことは想像できる。

さらに、全国の教務所長を集めた会議においても趣旨の徹底を図り、全職員に対してもハンセン病問題の研修会を開催、徹底した組織的取り組みが行われている。

そして、「隔離推進」と「同情慰安」という光明会の理念を掲げた「同情金」の募集であるが、寄付者の名前と金額が毎月公表されている。募集期間と定められたわずか三ヵ月の間に、全国から二〇〇〇近い大谷派寺院が呼びかけに応じている。また東本願寺近隣にも寄付を呼びかけたようで、門前の商店や、大丸、高島屋といった百貨店などからも寄付が寄せられている。これらの活動も、世論喚起に一定の役割を果たしたと考えてよいのではないか。

このような取り組みを行ってきた大谷派光明会であるが、あくまでその活動の根拠は、「宗教的救癩」というものであった。次に、このことと隔離政策が結び付く構造について考えてみたい。

「宗教的救癩」と隔離政策推進

先ほどみたように、大谷派のハンセン病隔離政策とのかかわりは、「当局者より本山へ交渉ありしかば」という言葉が示すとおり、国からの協力要請に大谷派がこたえる形で始まっていった。

では、国が宗教の力を借りてなそうとしていたことは何であったのか。それは、療養所内外に対する、「隔離はハンセン病患者に対する救済である」ということの周知であったと考える。ハンセン病隔離政策が国民に受け容れられたのは、ひとつは国辱論、すなわちハンセン病患者は国の辱であり、その存在は大きく国益を損なうものという考え方である。これは市民のハンセン病患者に対する差別的忌避感とつながり深く広く浸透した。

しかし、国辱論だけで隔離政策の正当性・必要性を、国民にもハンセン病患者にも納得させることは困難であると国は考えていたのではなかろうか。人格を否定し存在を排除する方向しか持たない政策は、どこかで国民に抵抗感をもたれるということを感じていたといえないか。とくに大谷派光明会が世論喚起で強調したのはこの部分である。決して国辱論からは生み出せないこの「救癩」という大義を隔離政策に取り入れるために不可欠であったのが、「宗教的救癩」という概念であったのではなかろうか。

すでに私立療養所の設立ということでたずねたように、近代において宗教者は、隔離政策が開始される以前から「救癩」を旗印に「ハンセン病問題」に強くかかわっていた。つまり、はじめに国策があって「宗教的救癩」というものが生まれてきたのではなく、「救癩活動」の性質が国策の中に取り込まれ、隔離政策はスタートしたといえまいか。次の一文からも、そのことは想像できる。「院内の別天地」と題して『東京市養育院月報』に一九〇三年に載せられた文章である。

院内に回春病室といふ一病室があつて、之には癩患者が二十名程収容してある（略）、さて彼らが日常の状態といふは他室と大いに其の趣を異にして、全く別天地の如き観を呈して居る（略）、同病相憐の情は非常に深く（略）、七百年前の日蓮祖師の霊は全く此一室を支配しつつあるが如くに見える、而して若し試に彼等が信仰の程度を叩けば実に堅固なるものにして、祖師を信仰せばこの悪疾は早晩必ず癒されると信じておる（略）（『東京市養育院月報』三〇号、東京市養育院、一九〇三年八月）。

「真宗大谷派光明会」は、会の事業を「自己自身の生命的事業」と位置付け、自己の生命とは「罪悪無常のわれ等の徹底的反省の上に頂くこの大慈悲こそ真実の自己の生命」（『癩絶滅と大谷派光明会』）と語る。さらに「何が故にわれ等は、この人生悲痛中の悲痛たる癩の悩みより救はれむとするか、これ社会や国家や他人のためや（略）、自己自身の利害のためにするのでない。大慈悲の為である。永遠の理想生命のためである。われ等の全生命のために、悲しむべきを悲しむのである」（同）という言葉などは、宗教的情熱のほとばしりを感じさせるものである。

その一方で光明会は「絶対隔離政策の促進」などを会則で定め、隔離の必要性をあの手この手で世に訴え、ハンセン病患者に対しては、「癩患者は、いち早く癩を自覚すれば、あるや無しやのこの世、善導大師の到る処愁嘆の声のみの六道流転の夢より始めてさめたる心地に、魔境停るべからずとなし、癩絶滅のため皇国のため、人類の幸福のため、雄々しくもたゞひとり療養所の門をたゝけば、何等の後顧の憂ひ無く、家族に伝染せしむる事なく、血統は永遠に清められ、九族は一層にさかえるのである」（同）と脅迫的ともいえる言葉で隔離を受け容れることを訴える。

このような活動に対して入所者は、「真に深いご同情とご理解とを以つてご活動下さる事は今迄暗澹たる私共病者の前途に一道の光明を与へられた事と深く喜び亦力強く思ふて感謝致して居ります」（『真宗』一九三二年三月）と感銘をもって受け容れていく。

自らの存在を、様々な屈辱的政策により卑下するしかない状態に貶められている入所者にとって、療養所で生活することそのことが「救済」となるという「教え」は、療養所の中で一生を送るということに大きな価値の転換を与えるものであり、生活の光となったのではないか。このような「教化」は、隔離による人権侵害が強ければ強いほど大きな力として、入所者に受け容れられたのであろう。

さらに、もうひとつ向き合わなければならないのが『「楽土」の建設』という問題である。

神山復生病院の日本人最初の院長である岩下壮一は、復生病院について、「療養所は犠牲の礎の上に築かれた地上の楽園でなければならない。現世のすべての希望を絶たれた者に対して、私たちは最大の同情をそそがなければならない。（略）自分からすすんで療養所に入る患者は、祖国の血を浄めるために、人間最高の犠牲をあえてするのである。この犠牲にもとづいた楽園の建設に向かっては、他のどの療養所にも劣らぬ努力をしている」（岩下壮一「復生病院について」『岩下壮一全集』第八巻、中央出版社、一九六二年）と述べている。人間最高の犠牲の礎の上に築かれた地上の楽園の建設、このことこそ、岩下にとって神山復生病院の存在意義ではなかったか。

この「楽土」の建設という目的は国立、私立、入所者、国という違いを超えて共通するものであった。入所者である一人の仏教徒の言葉を紹介する。

排除され、隔離された者が、運命共同体としての同歓同苦の心を結び、捨てられたもののみが持つ「世を捨てた」思いが、隔離の島を「楽土」としたいという悲願に生きたとしても責められることはない。そしてそこに足を運んだ人も、それを受け容れた人も、隔離を前提として、それを動かすことのできないものとしてうべなったことは覆うべくもない事実である（伊奈教勝「隔離の歴史を見つめる」『ハンセン病・隔絶四十年　人間解放へのメッセージ』明石書店）。

この「隔離の島を「楽土」としたいという悲願」という言葉に表れているように、「楽土」という言葉はキリスト教徒だけのものでもなかった。隔離を受容するということのさらに積極的な形として、「楽土の建設」という共通の目的が大きな力を持った。療養所における「慰安教化」が、入所者をして国や園長と同じ使命、主体的生命を生きる自らを見出す役割を果たしていたと言えるのではないか。つまり、療養所で説かれる「救済」の中身が、単なる慰め安らぎ、心の工夫だけにとどまらない、あるいは心の工夫という言葉が言いすぎなら、療養所に隔離されているという事実に安住するという境地を得るということだけではなく、楽土建設の志願を生きることとして語られていたのではないかということである。

しかし、そのことは宗教者にとってさらに大きな罪を犯したということを意味する。先ほどの岩下園長にとって、楽園の建築は「隔離」というものと何ら矛盾するものではなかった。むしろ、隔離された療養所こそ、宗教的世界が顕現する最高の条件が整った舞台であり、隔離と楽園の建設は切り離すことができないものであった。つまり「隔離」の受容を前提に成り立つ世界を、宗教者は宗教的「楽土」としてしまったという大きな罪である。

これらのことからわかることは、強いハンセン病患者救済の意識を根底に療養所での活動を続けてきた宗教者たちであるが、そこで説かれる救済は療養所で生活することにおいて実現するものであり、苦しい療養所での生活こそが、宗教的世界が実現する最高のステージと捉えられていたということである。そのとき、療養所に患者を送り続ける無らい県運動は、宗教者にとって「楽土」建設、「救癩」に向けて積極的に加担するに値する取り組みであったのである。

つまりここに、国策にとっての宗教と、宗教にとっての国策が、立体パズルのごとくに見事に補完し合うのである。ハンセン病隔離政策は、自らは本来持ち得ない「救癩」という概念を、宗教者によるハンセン病問題への取り組みに借り、隔離政策の本質を療養所内外に覆い隠しながら九〇年にわたって存続してきたのだといえる。「世の中に存在することが許されないもの」という暴力的な絶対像が、それに対応する「世に最も憐れむべき境遇に在る此等の患者」という宗教者の絶対像によりカモフラージュされて固定化され、その存在を救うのが信仰であるということで誰もが疑いをはさめない状況がつくりだされていったのではなかろうか。

そのことは、隔離を受容した私たち宗教者のあり方が、隔離政策が療養所内外に浸透していくパスを与えたことを意味する。それは国が隔離政策を推進する上で、もっとも都合のよいものであったといえよう。

究極の人権侵害とは、人権が侵されていることを覆い隠してしまうはたらきであるといえるのではないか。隔離政策の中で宗教が果たした役割は、まさしくそれにあたる。「宗教的救癩」は、無らい県運動推進の力になったというより、無らい県運動そのものに、宗教という全く別次元のところから、「救済」という意味付けをしてしまったということになりはしないか。隔離の受容にこそ救済があるという教えは、隔離の島を「楽土」としたいという悲願に応えるものであるかもしれない。しかし、こう願うしかなかった悲しみには応えるものでは決してなかった。

まとめにかえて

「真実の「浄土」とは、本当のものを知りうる智慧によって、本当のものが見えてくる世界のことである。排除して浄化された国土が、本当の世界であるとは考えられない」(伊奈教勝「浄土を思念する」『ハンセン病・隔絶四十年 人間解放へのメッセージ』)。同じく伊奈教勝の言葉である。この言葉は療養所の中の、似非「楽土」の建設に対しても、無らい県運動による国土浄化によって生まれる世界も、ともに本当の浄土でないことを突きつけてくる。

また、多磨全生園入所者でクリスチャンである野村完吉は、「療養所のキリスト教は転機に直面しているように思われる。療養所のキリスト教はいま、大きな変革を要請されていると思う。簡単にいって、療養所で死ぬためのキリスト教ではなく、療養所外で生きるためのキリスト教が必要なのだ。(略)キリスト者はその与えられた自由によって現実の不合理と積極的なかかわりをもつべきであると思う。そうした現実とのかかわりを回避して、すなわち律法の問題を回避して『信仰のみ』をもって足れりとしているところに現在の療養所のキリスト者の問題があると思う」（野村完吉「生きるためのキリスト教」『多磨』一九六二年一二月号）という厳しい問題提起を行っている。

隔離の中で慰安を与えるのが信仰の力なのか、それとも療養所の内外ともに隔離の本当の姿、非道さを見抜く力を与えるのが信仰というものなのか。これは、隔離という救済と、らい撲滅・隔離推進を表裏として推し進めてきた宗教者に対する、その存在意義への問いかけといえる。

では、その問いかけに呼応していくとはどのようなことなのか。

真宗大谷派は、「らい予防法」廃止に時を合わせ、教団のとった隔離政策への協力を反省し、「謝罪声明」を公表した。そのことに対し、ある療養所の浄土真宗の会の方たちが厳しい言葉を教団に投げかけた。それは、「いまさら謝罪されても困る」という言葉であった。隔離の中で宗教を拠り所に必死で生きてこられた人たちの、隔離への協力から謝罪声明までの教団の所為丸ごとに対する、いったいどう受け止めたらいいのだという苦悶の発露であり、実に重い言葉である。

この新たな苦悩に応えていく道、それは、決して隔離への加担という自己反省にとどまることなく、ここまでたずねてきたところでいえば、キリスト教の教えや浄土真宗の教義が間違いなく、隔離されてきたもの、隔離してきたものを共に解放さす力があるということを、ハンセン病問題とのかかわりの中で、宗教者が自身の救済・解放をかけて、証していく以外にないのではなかろうか。「解放の主体」として互いが互いを発見し合う世界を開いていく新たな責任が、無らい県運動を推進した宗教者の上に課せられていることは間違いのないことである。

救らい思想と無らい県運動

徳田靖之

第一章　小川正子の『小島の春』

日本のハンセン病隔離政策が他に例をみないまでの患者収容率を達成することを可能にしたのは、無らい県運動の「成功」によるものであることは争う余地がない。

その無らい県運動が本格的に展開されるに至った当初の時期に、決定的な役割を果たしたのが、長島愛生園の医師小川正子の著書『小島の春』である。

愛生園長光田健輔を生涯の師と仰ぐ小川は、一九三一（昭和六）年押しかける形で長島愛生園で医師として働き始め、一九三四年秋から一九三七年夏にかけて、四国各地や瀬戸内海の島々をめぐって、ハンセン病と診断された患者の収容に奔走した。その経過を彼女自らまとめたのが、ベストセラーとなった『小島の春』（長崎書房、一九三八年）である。

その『小島の春』の巻頭には、光田の写真が載せられ、「四〇年の間癩者の慈父としてその貴き生涯を献げつくさせ給へる我が師光田先生にこの手記を献ぐ」と記されており、彼女がいかに、救らい者としての光田に心酔していたのか、その思いがこの一文に溢れている。

国全体が軍国主義化していく最中にあって、若い女性医師が「悲惨」な状態におかれている患者を救い出すために献身的に尽くすという『小島の春』の世界は、国民の圧倒的な支持を受けて一大ブームを巻き起こし、映画化されて多くの国民の涙を誘うこととなった。[1]

そのヒロイズムをより鮮明にするため、「救い出される」患者の姿はまさに悲惨極まりないものとして描かれることになったのは必然であり、それは、小川の意図如何とはかかわりなく、「救う者」と「救われる者」の立場を決定的に固定化することとなった。[2] その結果として小川は、「迷える羊を求むる救羊者」「救らいの天使」「聖医」として絶賛されたのであり、その小川の「献身」が収容隔離された患者の側に何をもたらしたのかは、一顧だにされなかったのである（荒井英子『ハンセン病とキリスト教』岩波書店、一九九六年、八五頁）。

こうした『小島の春』の世界が、無らい県運動の成功に果たした役割は、次の二点に要約することができる。

第一は、多くの国民に患者を収容隔離する行為が、患者を「救い出す」行為であるという認識を植えつけたということである。こうした認識が後に詳述するとおり、ハンセン病と疑われる者を当局に通報し、地域社会から家族もろとも「あぶり出す」という行為に、多くの国民が参加していくことを可能にしたことは明らかである。いわば「救い出す」行為への手助けという意識が、通報という行為自体に内包する「後ろめたさ」を減殺することになったのである。[3]

第二は、無らい県運動の推進者である光田らの「救らい者」としての名声を確立したということである。「救らいの天使」が生涯の師として仰める存在としての光田の名声は、小川の存在なくしては国民に周知されることはなかったはずだからである。こうした「名声」の確立は、療養所内における過酷な人権侵害を世間から隠蔽することを可能にしたのであり、ひいては日本のハンセン病隔離政策が世界に例がないほど長い期間、存続することを可能にしたということができる。[4]

第二章　光田健輔の救らい思想と無らい県運動

日本における「救らい思想」の起源は定かではないが、潮流として姿を現したのは一九世紀末（明治三〇年頃）であり、その主流をなしたのは欧米のキリスト教宣教師たちである。[5]

こうした宣教師たちをつき動かしたのは、聖書にしばしば登場するが、欧米ではすでに克服されつつあるハンセン病患者が日本国内に多数存在し、世間から嫌忌され差別を受けている姿である。その活動は患者に対する深い同情に根ざしたものではあったが、同時に布教の対象でもあり、自らの信仰心の「検証」という意味でも、文字どおり宗教活動の一環としてなされたものである。

こうして展開された患者に対する諸活動は、その宗教的性格のゆえに、患者はあくまでも救われる者あるいは与えられる者として固定され、救う側、与える側にいる者との間に入れ替わることのない格差を形成することになる。牧師として多磨全生園で働いた荒井英子は、前掲書において、この点を「そもそも救らいという言葉には、「救う者」と「救われる者」、「与える者」と「与えられる者」といった上下・貴賤・浄不浄関係が発想の前提としてある」と喝破している。

しかしながら、こうした宗教者による「救らい」という考え方には、患者を地域社会から排除するという無らい県運動的な発想は認められない。[6]したがって、無教会派の敬虔なキリスト者であった小川正子が、無らい県運動に献身するに至った契機をこうした宗教者らの「救らい思想」に求めることはできず、その生涯の師である光田の「救らい思想」の具体的内容を解明することが必要となる。

光田健輔が東京大学医学部選科を卒業し、東京市養育院の雇員となったのが一八九八（明治三一）年七月であるから、宣教師たちが日本各地で救らい事業を本格的に展開していた時期と重なる。

したがって、光田がこうした宣教師たちの救らいという考え方に強い影響を受けたことは想像に難くない。

その光田が、隔離政策として「孤島隔離論」を明らかにしたのは、一九一五（大正四）年に内務省に提出した「癩予防ニ関スル意見」においてであり、ここでは、その構想の真髄が「島に移すというと残酷に聞こえるが、患者はあちこちで苦しめられるよりも、一つの楽天地に入ることを希望している。島に一つの立派な村落ができ、宗教的慰安や娯楽ができれば、そこは一つの楽天地である。逃走できない絶海の孤島にそういう設備を作れば、そこで一生を終えるという考えを持つようになる」と明らかにされている。

ここに示された光田の考え方は、次の二点に要約することができる。

第一は、社会内で苦しめられるよりも、社会から隔離された施設での生活のほうが患者にとっては幸せだという考え方である。この考え方には、患者の苦難の原因であるハンセン病の発症という事実と社会的差別の存在について、これらが不変のものであるという考え方が前提とされている。前者は不治の難病であり、後者は解消されることがないという考え方である。

光田の「救らい思想」がハンセン病問題の根本的解決のために、治療方法の開発や差別解消に向けての取り組みに、その重点をおくことを志向しなかったのは、こうした前提に由来している。

第二は、地域社会へと帰れない状況に閉じ込め、宗教的慰安と娯楽を与えることで患者に楽天地であると受け入れさせることができるという考え方である。

家族と別れ、地域社会から永久に離れるという痛苦の代償として、宗教的慰安と娯楽しか与えることができないということを前提として、そのゆえに絶対的な隔離が必要だという考え方である。

こうした「楽天地」構想は、その後、光田によって「大家族主義」へと「深化」させられる。「愛生園は、先ず、家族主義を標榜する職員と患者を以て家族の構成員とみなし、園長を推して家長と仰ぐ。愛生園では、職員も患者も斉しく愛生園の家族の一員である」（四谷義行「愛生園の家族主義」長島愛生園慰安会編『長島開拓』一九三二年）

というものである。隔離によって生じる家族との離別に代わっての大家族の提供という論理は、まさしく救う側の人間の発想でしかない。

こうした光田における「救らい思想」は、患者を差別に満ちた地域から根こそぎ療養所に取り込み、家族や地域社会と隔絶することを患者にとっての救いであると捉えていたことが明らかであり、それゆえに「楽天地」建設のため、無らい県運動の必要性を愛生園開設の当初から認識していたということになる。

しかしながら、その「取り込み」を効率的に遂行する手段として、ハンセン病に対する差別と偏見に満ちている地域社会の構成員である住民を動員するということは、その差別や偏見をいっそう助長することになるはずであり、患者は地域社会で生活することを許されない存在として、激しい排除にさらされることになる。社会の偏見から守るという「救う」行為が、逆に偏見や排除を助長し、激化させるという結果をもたらすという点に救らい者が提唱した無らい県運動の深刻極まる背理があるというべきであろう。

以上のような光田に代表される救らい思想やその思想に共鳴して積極的に無らい県運動を展開した日本MTL指導者らが標榜する「救う」という発想の本質が露呈したのが、一九三六年の「長島事件」である。

無らい県運動等の進展により、定員を大きく超過して入所者が収容されるに至った長島愛生園において、「楽園」であるはずの療養所のあまりにも劣悪な生活環境に抗議し、待遇改善を求めて作業ボイコットがなされ、入園者大会が開催されて、自治制度の確立と光田らの辞職勧告を内務省に嘆願したという事件である(7)。光田らは、事件を「少数の不逞の作業」と決めつけ、首謀者を厳しく処断したが、この時、日本MTLの理事塚田喜太郎は、「長島の患者諸君に告ぐ」を著し、次のように述べている。

人間の欲というものは、限り知らぬものであります。足る事を知らぬ者ほど、世にも哀れな人間は無いのでありますが……井の中の蛙大海を知らずとか……。蛙は蛙らしく、井の中で泳いで居ればよいのであります。生意気にも、大海に出よう等と考えることは、身の破滅であります……身の程を知らぬということ程、お互いに困ったことはないのであります。……国家の保護を受け、社会の同情の許に、わずかに生を保ちながら、人並の言い分を主張する等は、笑止千万であり、不都合そのものであると信じます（荒井・前掲書一〇三頁）。

無らい県運動を主導した「救らい思想」に、このような患者観が内包されていたことは、その旗印としての「救済」なるものが、気の毒な立場に置かれている人びとに対する救う側にいる人間の「同情」ないし「温情」にすぎず、救われる側の人権回復を求めての運動を身の程を知らぬ笑止千万の所業と嫌悪する、およそ「救う」という言葉とは程遠い二面性を特徴としていたことを如何なく明らかにしている。

このことは、「救らい思想」なるものが、救われる側にいる患者が救う側にいる人間に対して感謝を示し従順である限りにおいて、限りなく慈愛に満ちた対応を導く反面、救われる側にいるべき患者が抵抗し、あるいは逆らうという態度を示すに至るとこれを嫌悪して排斥するという二面性を有しているということを意味している。

こうした「救らい者」の二面性こそが、光田らに対する入所者の評価の極端な二分化をもたらしたのであり、一方で慈父のごとき偉大な救世主として今なお敬愛してやまない入所者が存在し、他方で冷酷な隔離主義者であるとして酷評されるという事態を生じさせたということができる。

そのうえで忘れてならないことは、地域社会における深刻な差別と排除を背景とし、これを利用する形で展開されるに至った無らい県運動によって安住の地を奪われてしまったハンセン病患者にとって、「救らい者」は文字どおり「救い人」と映り、療養所によって救われたとの実感を抱くに至ったのは当然の成り行きだったということである。このことは、療養所入所前に差別と排除にさらされ、苦難の生活を強いられていた人ほど、光田らに深い崇拝の念を抱き続けたという事実によって裏付けられる。(8)

その意味で、「救らい思想」と無らい県運動とは互いを補完しあって、日本におけるハンセン病隔離政策を世界に例がないまでに完成させた両輪であったということができる。

第三章　無らい県運動とハンセン病差別の二重構造

無らい県運動が「運動」と呼ばれるのは、次の二つの理由に由来しているように思われる。

第一には、無らい県の達成状況を各地都道府県に競わせたということである。

第二には、無らい県運動には行政・療養所・住民が三位一体となって「患者」を発見し、地域社会から排除する仕組みが働いていたからである。

この仕組みの詳細を明らかにすることは、著者の力量の及ばないところであるが、その本質的な特徴は、「患者」の発見、排除という二つの面において、住民の役割が決定的に重視されたことにある。

患者の発見において住民が果たした役割は「通報」である。内務省や厚生省が全国的に実施した調査で把握されなかった「患者」の存在を知らしめるうえで大きな役割を発揮したのは隣人と教師であり、とくに子どもの「患者」を発見し、当局に通報するうえで教師の果たした役割は決定的に大きい。

一方で、「患者」の地域からの排除に関しては、地域住民による「患者」家族に対する「村八分」以上の徹底した差別が大きな役割を果たしている。家族への差別を回避するために、療養所に入所せざるをえないという選択を迫ることになるからである。

こうした意味において、無らい県運動は「患者」を地域からあぶり出していく直接の加害者の役回りを地域住民に演じさせたということになる。問題は、住民がどのような考え方で運動に参加し、加害者となることを「引き受けた」のかという点の解明にある。

二〇〇一（平成一三）年五月の熊本地裁判決は、日本のハンセン病隔離政策を憲法違反であると断罪し、無らい県運動がハンセン病に対する偏見と「患者」家族への差別の元凶となったことを厳しく批判したが、その運動の担い手としての社会の側の責任に触れることはなかった。

同判決は、小泉首相（当時）の控訴断念という決断を受けて、多くの国民の圧倒的な支持を得るに至ったが、こうした「支持」は、隔離政策に末端で加担し、直接に「患者」家族を地域から排除してきたという自らの加害者としての責任にメスが入っていないがゆえに可能になったというべきであり、それゆえに、その排除を導き正当化してきた社会（住民）の側の病根は温存されたままで経過することになった。

そのことを改めて思い知らされたのが、熊本判決の翌年に熊本県黒川温泉で発生した宿泊拒否事件である。事件の詳細を紹介することは割愛するが、菊池恵楓園に入所している熊本県出身者のふる里帰り事業の一環として、熊本県が企画したバス旅行に際して、いったん予約を受け入れたホテル側が他の宿泊者への「迷惑」を理由に、宿泊を拒否したという事件である。

国民の圧倒的な支持を得たはずの歴史的な熊本地裁判決の翌年に、しかも地元熊本でこのような差別が他の宿泊者が嫌がるという理由で行われるに至ったという点において、この事件は無らい県運動を支えた住民意識が、今なお強固に残り続けていることを明らかにした。

しかしながら、事件のより深刻な展開は、ホテルの側が非を認めて、恵楓園入所者に謝罪した局面であらわになった、住民の入所者に対する拒否反応として現れた。謝罪したホテルの支配人に対し、声を荒げて抗議した入所者に対する誹謗、中傷の手紙、ハガキ、メール等が三〇〇通を超えたのである。

熊本市の六〇歳の女性からの国賠訴訟原告団に対するハガキには、次のように記載されている。

今回、小国のホテル拒否の件で一言。もし私がホテルの支配人だったら、貴方達の申出は断る。何故かと尋ねられますか。まず御自分の顔や身体を鏡で見て下さい。気持ち悪くないですか。私は十年前身体中に湿疹が出来ました。消毒薬に負けたのです。それ以来公衆浴場には入っていません。他の人が入らない家族風呂に入っています。何故ならば一緒に入った人に不快な思いをさせたくないという気配りです。貴方達ももう少し謙虚になりなさい……謝罪をされたホテルの人に対して声高らかに抗議している貴方達の見苦しさに我

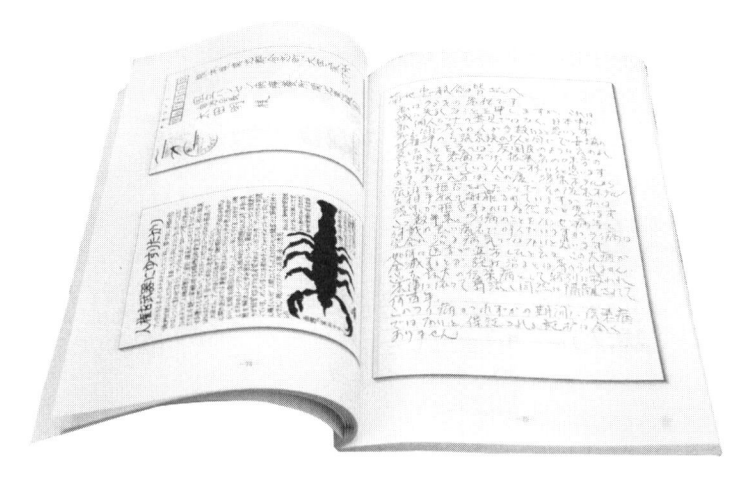

入所者自治会がまとめた
『黒川温泉ホテル宿泊拒否事件に関する差別文書綴り』（2004年）

慢できず便りしました。

また、熊本市の「本音をいう人」からの長文の手紙には、次のように書かれている。

> 世間の人達（公共機関の人達）がたてまえで口にしている言葉をうのみにして、本気になって思い込み、負けん気で権利をふりまわして表面的な活動をすることは、我が身を知らない人間（身のほど知らず）だと思われるでしょう。

これらの人びとは、決して特異な偏見の持ち主ではない。真面目に生きて来たごく平均的な市民であり、おそらくは、国が全面的に敗訴した熊本判決について、控訴断念した小泉首相の判断を英断として直後の内閣支持率を九〇パーセントにも押し上げた人びとでもあったはずである。

なぜに、このような人がかくも怒り、かくも被害者たちを傷つけるに至ったのか。

注目すべきことは、これらの非難の論旨が、前掲の長島事件に際して、日本MTLの塚田理事が発した「長島の患者諸君に告ぐ」と驚くほど酷似しているということである。「国家の保護を受け、社会の同情の許にわずかに生を保ちながら、人並みの言い分を主張するのは、身の程を知らぬ」と激怒する点においてである。

無らい県運動を支えた「救らい思想」の二面性として論じたところが、この運動を末端で支えた住民の側に、今なお色濃くしかも幅広く残存しているということを、これらの中傷文書は端的に明らかにしている。人生そのものを奪い去られる被害を受けた人たちが、あくまでも同情されるべき存在として慎しやかに存在する限り、限りなく同情もするし理解もするが、「人並の言い分」を主張しはじめると身のほど知らずと嫌悪するに至るからである。

無らい県運動の渦中において、住民の多くは心ならずも加害者の役回りを演じさせられたのだが、その行動を正当化した論理が「患者」の救済のためであれ、深い「同情」に基づくものであれ、あるいは「恐ろしい伝染病」から社会を守るため等という国の誤った宣伝に乗せられたがゆえの恐怖心や「使命感」によるものにしろ、その共通の病根として、自らが差別する側にいるという加害者性の認識が欠如しており、それゆえに差別される側にいる人たちの側に立つという視点の重要性を省るということが失われ続けてきたということを私たちは、同事件の教訓として胸に刻みつけておく必要がある。

無らい県運動は、今なお地域社会においてハンセン病差別の二重構造を根深く温存しているのだ。

註

（1）映画「小島の春」について、東京帝国大学伝染病研究所教授の太田正雄（木下本太郎）は、「この動画は、徹頭徹尾あきらめの動画である。……観る者はただあきらめの底に澎湃する詩情と詩魂との故に心をうたれるのである。らいは、不治の病であろうか。それは実際今までがそうであった。然し、今までは、この病を医療によって治癒せしむべき十分の努力が尽くされていたとはいえないのである」と批判し、その結果として、患者・医師・看護師の間に溢れ漲った感傷主義が、このような作品を生み出したと指摘している（『日本医事新報』九三五号、一九四一年。成田稔『ユマニテの人　木下杢太郎とハンセン病』日本医事新報社、二〇〇四年、一八九頁）。

（2）このような形で、困窮している人びとに献身する人物の偉大さを際立たせるために、「救われる側」にいる人びとをことさらに悲劇的に描き出すという手法は、現在でもしばしば用いられている。ミュージカル「ドクターサーブ」（二〇一一年）は、その一例であり、主人公の比類なき誠実さとスケールの大きさを印象づけるために、「救われる側」のハンセン病患者を正体不明の無気味な存在として描き出し、多くのハンセン病回復者の厳しい批判を受けるに至ったことは記憶に新しい。差別される側にいる者が、その差別を克服するためには「救済の容体」としてではなく、「解放の主体」と位置付けられることが不可欠であることを私たちは肝に銘じるべきである。

（3）一九三一年の「癩予防法」の成立に至って、本格的に推進されるようになった日本のハンセン病絶対隔離政策が十分な効果を挙げえなかった最大の要因として、患者を守りぬこうとし、ときには家族の「恥」として世間から隠し通そうとした家族の愛や思惑の強さが指摘されている。『小島の春』を激賞した岸田国士は、「今日までそういう状態に放置されている原因の最も大きなひとつ」として、「わが家族制度の根深さ、恩愛の束縛の強さ」を挙げたうえで、これに対峙し、小川正子を高く評価している（荒井前掲書、八三頁）。こうした家族による「絆」の壁を打ち破るうえで、決定的な役割を果たしたのが、無らい県運動における隣人による通報である。

（4）「日本らい学会」は、「らい予防法」の廃止が確定的となった一九九五年四月二二日に、いわゆる自己批判声明を出し、「日本らい学会がこれまでに現行法の廃止を積極的に主導せず、ハンセン病対策の誤りも是正できなかったのは、学会の中枢を療養所の関係会員が占めて、学会の動向を左右していたからでもあり、長期にわたって現行法の存在を黙認したことを深く反省する」としたが、その末尾には、「終わりに、救らいの旗印を掲げて隔離を最善と信じ、そこに生涯を賭けた人の思いまでを、私たちには、踏みにじる権利がない」と述べられている。光田や小川の名声が学会において、いかに深く確立していたのか、そのことが隔離政策の早期廃止をいかに阻害していたのかということが端的に明らかにされている。

（5）フランス人神父ジャーメイン・テストウィドによって神山復生病院がつくられたのが一八八九年、アメリカ人宣教師ケート・ヤングマンによって東京目黒に慰廃院が設立されたのが一八九四年である。また一八九一年には、ハンナ・リデルによって熊本に回春病院が開院されている。

（6）日本MTLをはじめとする多くの宗教者組織が、その宗旨とは異質なはずの無らい県運動に積極的に加担するに至った契機は、次の二点にあったのではないかと思われる。
第一は光田、小川をはじめとする権威化された救らい思想への共鳴であり、第二は戦時体制の強化に伴う「宗教団体法」

の成立をはじめとする国家的統制による変質である。

（7） 長島事件における日本MTLをはじめとするキリスト者の反応を、「救らい思想」の破綻として厳しく指摘するものに武田徹『隔離という病い』（講談社選書メチエ、一九九七年、一〇九・一一四頁）及び、荒井・前掲書一〇二頁がある。本稿は、両者の記述をそのまま参考にしている。

（8） 「らい予防法」違憲国賠訴訟弁護団が、訴訟提起後はじめて長島愛生園において開催した「訴訟説明会」において、重篤な後遺症を抱え、車椅子で参加された入所者から最初に受けた叱責は、「新参者のあなた達に何がわかる。俺達は、この療養所がなかったら、のたれ死にをしていたんだぞ」というものだった。

療養所の資料に見る患者受け入れの実態

鮎京眞知子

はじめに

無らい県運動たけなわであった一九四一（昭和一六）年の全生病院・国立多磨全生園の「入退関係綴」をもとに戦前のハンセン病療養所の患者受け入れの実態を概観し、戦後については同園の一九五四年以降の「患者関係綴」から見た問題点を考察する。一九四一年は、「らい根絶二〇年計画」の一万人隔離目標が達成された一九四〇年の翌年である。また、一九五四年は患者側の必死の反対を排して「らい予防法」が制定された翌年である。

この「入退関係綴」及び「患者関係綴」は、もとは多磨全生園内にあった旧ハンセン病図書館の所蔵資料の一部であるが、同図書館の閉館（二〇〇八年三月）を経て、現在は栗生楽泉園自治会に保管されており、同自治会の了解を得て本稿を執筆した。戦前記録の多くは極めて断片的であり、無らい県運動期における年間を通じた入退経緯を概観できるのは一九四一年分の「入退関係綴」のみであった。また、戦後の入退所記録として残っているのは一九五四年以降の「患者関係綴」のみである。このような事情から、本稿には資料的限界がある点をあらかじめお断りしたい。

第一章　一九四一年の「入退関係綴」（全生病院・国立多磨全生園）の考察

一　背景となる状況

内務省は一九三六（昭和一一）年に「らい根絶二〇年計画」を開始し、一万人隔離目標の下、無らい県運動は全国的展開となった。一方、一九三八年に「特別病室」（重監房）を栗生楽泉園内に竣工し、待遇に不満を述べるなどして「秩序違反」とみなされた患者を全国から集めて酷寒と飢えの中で徹底して懲罰した。上記一万人隔離目標が達成したのは一九四〇年である。同年末の全国患者調査の結果は、患者総数一万五八七三名、収容患者九一二五名、未収容患者六七四八名である（財団法人癩予防協会発行『癩の根本対策』一九四一年）。一九四一年の年報によれば、全生病院の一九四〇年末患者数は一二〇八名（定員一二〇〇名）と、すでに定員超過である。

本稿の対象である一九四一年には二月に回春病院解散、四月に聖バルナバホーム解散、五月に湯之沢部落解散が続き、自由療養地区が消滅した。また、六月には全生病院の洗濯場主任で長靴の支給を要求した患者が重監房へ送られている。このような中で七月に全ての公立療養所が国立に移管され、地域に限定されず全国からの患者収容が可能となった。前出の『癩の根本対策』には、「我国癩予防事業は本年七月より実施せられたる公立療養所の国立移管と共に茲に画期的飛躍を遂ぐるに至れり」とあり、「昭和一五年末の患者調査に依り其の所在明瞭にして且伝染の虞あるが故に一日も速に収容隔離を必要とする患者」のためにさらに五〇〇〇床の拡張が必要であり、「患者収容の完全を期せんが為には所謂無癩県運動の徹底を必要なりと認む」と記されている。このようにして収容患者を増大していく中、一九四一年一二月には太平洋戦争が始まり、療養所は戦争の時代に本格突入していくのである。

二　入退所の概観

患者収容手続き

戦前の患者収容手続きは警察が行っていた。東京以外の府県警察部は知事が管轄していたが、東京府の警察に関しては内務省が直接警視庁を置いていた。一九四一年の全生病院・多磨全生園の「入退関係綴」には、各地警察署（山梨県、愛知県、埼玉県、神奈川県、千葉県、長野県、静岡県、茨城県、新潟県などの警察部衛生課）と、警視庁保安衛生部医務課との間の連絡文書が多数綴られている。また、多磨全生園から厚生大臣宛ての「癩患者直接収容承認方ノ件」と、厚生省予防局長作成の承認通知も綴られている。

これらの文書を見ると、具体的な収容の実施に関しては、受入れ側と送付側との間に、ケースごとの実に細かな打ち合わせがなされていることがわかる。

一九四一年一月八日付の山梨県警察部長から全生病院長宛て「癩患者収容ニ関スル件」では、山梨県警は全生病院に身元調査書、診断書、戸籍謄本を添付して患者収容可否の照会をしている。診断書は「病名　斑紋癩」（山梨県衛生技師医師○○）とあるのみで、詳細はない。全生病院が同月一〇日付で収容通知を発すると、同月一四日付で山梨県警察部長より「癩患者送致に関する件」の文書が届き、「一月一八日午前一〇時四二分八王子駅着列車をもって送致致すべく、患者用自動車の御手配を依頼」している。また県警は同月一八日付「患者送致書」で「右患者送致候、御収容相成りたく」と再度確認し、これを受領した全生病院では「検診の上収容相成」と同書面に結果を書き加えている。

患者への命令・指示

患者に対しては自治体から入院命令書が発行されている。一九四一年二月の神奈川県知事の患者宛て通知書には「右者明治四〇年法律第一一号第三条により東京府北多摩郡東村山第一区府県立全生病院に入院を命ず」と記載されており、その上に全生病院側が赤字で「検診の上収容相成可然哉」と書き加えている。

また、患者に対して自治体が精密検診の受検を命じる文書も綴られている。一二月一日付で新潟県○○村長から村立青年学校学生の一八歳患者宛てに送られた「精密検診受検方に関する件」によれば、「七月実施致し体力検査の結果に依り精密検診を要することに相成候に付来る一二月五日同封の検診票を持参左記医院に受検せられたく」とあり、日時、医院名まで具体的に指定している。同時に一二月二日付で同病院長に「要精検者受検方に関する件」を送り、「国民体力検査の結果左記の者精密検査を要する事と相成り候」として、患者に同医院への検査受診を指示した旨を通知している。なお、上記七月実施の「体力検査票」には右膝骨前面知覚麻痺が認められ、「レプラを疑う」と書かれている。また、患者に持参するよう指示された「精密検診票」と思われる文書も添付されている。この検診票には「国民体力管理医氏名」とあるが、一九四〇年に制定された国民体力法の第九条「検診、療養ノ指導其ノ他体力管理ニ関スル医務ニ従事セシムル為国民体力管理医ヲ置ク」にいう管理医であろう。この法律は第一条で「政府ハ国民体力ノ向上ヲ図ル為本法ノ定ムル所ニ依リ国民ノ体力ヲ管理ス」とし、未成年者の体力検査受診義務、市町村長の体力検査実施義務等を定めていた。

退院・退所の手順

全生病院長より愛知県警察部長宛てに送られた一九四一年三月二五日付「癩患者退院の件照会」には、「貴県の送致により加療中の処、病症軽快し、他に伝染の虞なき者と認められ、かつ本人の希望もある」ので、四月一日頃同人を退院させる旨通知されている。患者退院に際して送致警察署に文書通知する例は、他の例でもみられる。患者が軽快とされた後も監視を解かず、引き続き社会内での生活情報を警察と交換し、再収容等に備えるものであろうか。資料を見ると、患者からは同年二月二〇日に軽快退院を求める「御願書」が全生病院に出され、同「御願書」の上に、「検診の上決定相成　四月二日退院」と園側が赤字で書き加えている。患者の所持金は入所時に園内通用券に変えられているので、担当職員より三月二九日付で院長宛てに「退院患者現金引換報告」を出し、患者は四月二日退院時に院長宛てに作業賃・所持金の「領収書」を出して現金を受領している。

三　さまざまな患者の事例

海軍・陸軍病院の患者

横須賀海軍病院、陸軍病院（東京第一、東京第二、習志野、国府台、宇都宮、広島、相模原）から、ハンセン病の診断を受けた者の送致がなされている。一九四一年三月に横須賀海軍病院長より全生病院に送られた「入院患者の件照会」には、「本院入院中の患者、兵役免除後直ちに貴院に入院希望」とされている。同海軍病院の「診断証書」には詳細な病状が記され「依って永久服務に堪えず」とある。なお「罹病証明書」には、「右は故意又は自己の重大なる過失に因るに非ずして服務に関連し罹病したるものと認証す」と記されている。軍病院からの送致の診断書は、警察送致の場合（診断名のみの記載が多い）と違い、病歴、症状記載など極めて詳細である。

パラオ島在住患者

『ハンセン病問題に関する検証会議最終報告書』（日弁連法務研究財団発行、二〇〇七年、七二六頁）によれば、日本は一九一九（大正八）年以降、マリアナ・マーシャル・パラオ・カロリン諸島を国際連盟の委任統治として事実上、植民地支配し、一九二八年以降、ヤルート島、サイパン島、ヤップ島、一九三一年にはパラオ島に南洋庁が小規模なハンセン病療養所を設置していた。

一九四一年一一月一一日南洋県東京出張所より全生園に電話があり、「一一月二一日南洋パラオ島出帆一二月一日横浜港入港船にて本籍沖縄県の女二三才男三才の極軽症癩患者二名横浜来港するにつき、神奈川県警と打ち合わせの上、貴園に収容お願い致したく」と申し出ている。全生園は差支えなき旨を回答した。実際には、一一月三〇日に南洋県東京出張事務所の南洋県巡査が上記二人に付き添って自動車で全生園に到着し、医務官検診後に収容された。パラオ島等現地で発症した日本人患者は現地の療養所には入所させず、極軽症患者であっても日本に送還される扱いだったのか。本件は太平洋戦争開戦直前の日本送還である。全生園は一二月二日付で厚生大臣宛てに「癩患者直接収容方ノ件」を送っている。これを見ると、女性患者は南洋パラオ島コロルサン町に居住する日本人の内妻であり、三歳児はその子である。

聖バルナバ医院の患者

一九四一年一月、草津温泉聖バルナバ教会主任より全生病院長に手紙が送られている。「私共は本年五月にホーム閉鎖政府に引き渡ししなければならない。大部分が楽泉園に移されるが、大方は重症の八人が、気候の関係と自分たちの家庭に近いという理由で、他の療養所に入院希望。貴院は満員と存じているが四月末日までに入院許可願いたい」とのことである。全生病院は承諾の回答をした。教会は自ら「輸送の自動車の手はずを整えている」としていたが、三月一七日に「町の病者用自動車運転手が発病して楽泉園に移ることになり、本町の将来不安定のため他に運転手を雇い入れ難く右自動車を現在のところ使用できない。なお健康者用自動車の雇い入れは望ましからざること」で、「貴院の自動車を差し向けてほしい」と手紙で懇願。これに対し全生園は「本院自動車の回送は絶対不能」と回答していたようだが、四月一五日付患者代表から全生病院長宛て手紙によると、「乗物のことに就いては湯ノ《ママ》沢区当局の格別なる御同情によりガソリンの御融通を頂き」手配できたとし、午後八時に現地を出発、翌午前三時全生病院到着というハードな旅程を報告している。到着時間が夜中になるのも「自動車の方の都合にてやむ得ない」としている。同ホームは四月下旬に閉鎖し、上記のように自動車手配に同情してくれた湯之沢部落も五月に解散となるのである。

身延深敬病院の患者

一九四一年四月、山梨県警察部長より「患者収容に関する件」が全生病院に送られている。内容はモルヒネ中毒患者の収容を求めるものである。医師診断書と身延深敬病院幹事の調書が添付されている。同調書は「巡査が癩患者にして強烈なるモヒ中毒者であるため本院に連行してきたが本院はモヒ中毒者収容施設なく、他日国立療養所に収容していただくことを条件に仮収容中したる次第」。一九四一年の全生病院年報には、「モルヒネ等の麻酔薬は一時的の鎮痛作用あるも習慣性となり、中毒性に陥り易く……本園においては使用を厳禁せり」とある。『倶会一処』（多磨全生園患者自治会発行、一九七九年、一一四頁）によれば、全生園では本病による激しい神経痛や精神的不安からモルヒネ中毒者となった者は、リストを作ってつぎつぎ監房に収監し、あるいは退院処分にしていた。

幼児を伴う患者

一九四一年三月に愛知県警から「患者収容方に関する件」が送られている。それによれば、本人には「私生児（女三才）あり。本人以外に扶養者なく患者と共に収容相受けたき希望あり」とのこと。これに対し、全生病院は「本院には未感染児童保育所の設備なく、癩患者以外の収容は絶対不可に付き、癩患者のみなれば収容致す」と回答している。その後、この患者及びその子の処遇がどうなったのか、資料からは何もわからない。前出の『検証会議最終報告書』（三五〇頁）によると、癩予防協会の事業等により北部保養院、栗生楽泉園、長島愛生園、大島青松園、九州療養所、星塚敬愛園、宮古療養所には「未感染児童」と呼ばれた者の保育所が設置されていたが、全生病院には設置されていない。扶養者のいない幼児を残しての収容に患者が激しく抵抗するのは当然であり、後述のとおり戦後資料にも同様のケースがある。

四　「退院」に関する考察

一九四一年の年報は死亡（八九名）、逃走（三四名）、非癩（二名）、軽快（二二名）、其他（一四名）をすべて含めた一九四一年の「退園数」を一六一名とする。

入所後の死亡

患者の死亡関係については、全生園図書館の資料類の中に、一九〇九（明治四二）年から一九五六（昭和三一）

年までの死亡診断書、死亡者名簿（氏名、年齢、収容年、発症年、送付県、住所、職業、戸籍謄本）があり、院内出生についても記録されている。遺骨については、警察から全生病院宛ての「家族への遺骨引き取り指示報告」の綴がある。前出『倶会一処』（二六三頁）には、「死亡者は昭和一七年以降一四〇人、一一四人、一三三人、一四二人、一〇五人と五年連続一〇〇人を超え、逃走者を別にしても、五年間で入園者の半分が入れかわった計算になる。……死因は慢性腎臓炎、肺結核などだが、実際は栄養失調によるものが大半をしめていた」と記されている。

一九四一年四月九日付で縊死の報告書が作成されている（「昭和九年～」というバラ綴）。この死亡患者は五九歳の既婚女性である。この報告書には「本日午前四時半（推定）縊死致し候につき、別紙死亡届を東村山村長へ届出相成」とあり、「一六年三月一四日相談所有料として収容」と書かれているので、この患者は収容されて一カ月もたたない内に自殺したということになる。火葬証明書には「昭和一六年四月一〇日午後六時本院火葬場において火葬」とあり、死亡翌日に院内で火葬を済ませている。家族からは四月一一日付で、火葬証明書下付願（遺骨埋葬のため）、遺骨受領書、遺留金の受領書が提出されている。死亡診断書下付願、遺留金引換報告（保管金四円、貯金通帳一冊）、死亡診断書も綴じられている。遺書は見あたらない。

一九四一年の患者自殺は、「入退関係綴」で認められるのはこの一件である。『倶会一処』には、「記録によると最初の自殺者は大正一五年五月の加藤某で五二八番目の死者で、い死である。自殺、事故死など会《ママ》わせて五〇数人、死亡者の一・五パーセント強である。そのうち、い死が過半数の三〇余人、服毒、入水などは数人である。……この施設の暗黒時代といわれた戦中戦後は、一般的な病死も、自殺と本質的に変わりなかった。人間の生命がさほど重くみられなかった時代のことであったにせよ、この施設での患者たちは人間並みにはあつかってもらえなかったからである」（二七七頁）と記載されている。

軽快退院

「入退関係綴」の中には、患者本人からの退院御願書が数多く存在する。「家族貧しく困難で退院したい」「病気も軽快したるをもって家事都合により軽快退院致したく」などの御願書が出ている。文面はだいたい似通っており、扶養しなければならない家族のことを理由にするものが多い。この願書の上部に、全生病院の職員により「検診の上決定相成」という結果が赤字で書き加えられている。検診を経た上で診断書を作成し、退所の可否を判断するようである。六月の軽快退院者の診断書には、「治癒状態にあるものにして癩なるや否や疑わしむる程度なり。入院時所見とほとんど同様なれど、癩菌を証明せず」とある。「入院時所見とほとんど同様」とあるので、かなり軽症者も入所させていたのであろう。この「治癒状態」という事例は、誤診による入所でなければ、自然治癒によるもの、あるいは大風子油による症状緩和であろうか。いずれにせよ退園可となるのは「癩なるや否や疑わしむる」程度の軽症者治癒事例であり、外見上後遺症が明らかに認められる症例は対象外だったのではないか。一九四一年の『全生園年報』には「近時の入園者中には発病後余り時日を経過せず従って比較的軽症なるものありて、これらに対する所謂早期治療は甚だ有効にして軽快退園せしめ得らるるもの漸次多きを加え来たりしは喜ばしき傾向にして本年中に於ける軽快退園者は二二名を算す」と記載されている。同年報によれば年末在籍者数は一三〇九名であり、これに対する軽快退所は二二名であるから、割合としては僅かである。

このように、病院の内部資料では、病状軽快として退院をさせた事例があり、入院後わずか数カ月の退院例もある。しかし、ハンセン病という病気も「軽快」ないし「自然治癒」するものだという情報は、療養所の外の一般社会にはほとんど伝えられていない。一般社会では無らい県運動が徹底して展開され、療養所も政府の方針に従ってハンセン病を「感染力の強い不治の病」と強調し、患者の絶対隔離、永久隔離以外に道無しと宣伝し、病状のごく軽い患者もことごとく収容しているのである。政府や療養所医師のこの一般社会向けの姿勢と、療養所内部資料による軽快退所事例は相容れない。そもそも、癩予防法上はハンセン病患者が治って退院するという事態は全く予定されていないのである。そのような中で軽快退所した者は、療養所の門を出た後、どうなったであろうか。故郷の隣人や親族にハンセン病療養所から戻ったことを堂々と報告し、帰還を喜んでもらえた者がどれほどいたであろうか。社会にはすでに不治の病としてハンセン病に対する恐怖と偏見が満ちあふれ、患者収容と同時に一家は離散し、親族から縁を切られている。そういう社会に、軽快退所者は戻っていくのである。そして、社会に戻っても多様な監視網から逃れる訳ではない。前出の『検証会議最終報告書』は、「方面委員には退院した患者への注意と再入院の必要な場合の働きかけも期待されていた」（三三六頁）と指摘し、光田園長が一九四三年四月の『愛生』に載せた「無癩村の予後を楽観」という次の文章を引用している。

癩療養所に於いても、治療の結果無菌となった患者も少数はある。また病状軽快し本人の注意次第では病毒の放散少なく、一週間乃至二週間家庭整理のため大丈夫として帰郷を許可することもあるが、これらの患者が帰郷して約束を守らず外部に於いて放縦の生活を続けるうちに病状が悪化するものであるから、これも隣組や方面委員等に知れ次第県の衛生課や最寄の療養所と相談して直ちに再入所の手続きを講ずべきである。かくして癩の浄化網は如何なる山間僻地、全国つづ浦々に至るまではりめぐらされるのである。

「非癩」退園

一九四一年の年報では、同年中の「非癩退園者」は二名、開園以来の「非癩退園者」は五八名とされる。長野県が送致した一七歳の少女について、七月一一日付で長野県警より園長宛てに「癩患者退院に関する件」という文書が送られている。これは、この少女につき全生園より六月一八日付で長野県警に軽快退院の通知があったが、今般同園より通報を受けた六月の患者移動表中の退院の部には、「病毒伝播の虞なきものとして退院したるもの」該当なし、「非癩」一、とある、この少女の退院理由はいずれが正しいか、と照会するものである。これに対し、九月一五日付で起案・施行となっている全生園長より長野県警宛ての「癩患者退院に関する件回答」という文書をみると、「病症他に伝染の虞なき程度に軽快退院」の通知は誤報として取り消し、「「非癩」と決定退院せしめたる者」と訂正している。さらに、「最も、本人に対しては、便宜処分として病症他に伝染の虞なき程度に軽快退院せしむる旨申渡し置候条然るべく御了承相成度」と記されている。しかし、ハンセン病か否かという事実は、本人の人生にとって重大なことである。この少女は一九四〇年から収容され、かけがえのない人生の時間と家庭生活を奪われている。退所した後もハンセン病療養所への入所歴は一生ついて回るし、再発の可能性にも怯えなければならない。ハンセン病ではないという真実は、一刻も早く本人に伝えるべきである。しかし、本人にはその真実を隠し、「便宜……軽快退所と申渡し置く」として済ませている園側には、収容された者を人間として扱う配慮は全く見られない。

愛知県の一四歳の少女患者について、全生病院は三月に送付した愛知県警宛てに、「伝染のおそれなき程度に軽快」したとして退院通知をしている。少女の退院願には「御陰をもって全治致しました」とある。この退院願は、一緒に署名している少女寮（百合舎）の「お母さん」役の寮母患者が代筆したものと思われる。少女の記録によれば、一九三三年七月収容とあるので六歳の時に収容され、八年間療養所生活を送ってきたことになる。その記録には、「亡父は本病にて死亡。母、兄、弟共に収容せしも、母兄は非癩退院せり」という家族背景が記されている。なぜ「非癩」の母兄が収容されたのか、母兄はいつ退院となったのかは、何も記載されていない。

一時帰省後の退園処分

一時帰省した後、帰園しない患者は退園処分をしている。「病毒伝播のおそれあり」として隔離したはずであるのに、帰園しない場合は管理の都合で退園扱いにするという矛盾した態度である。ある千葉県の患者の場合、一九四〇年一二月に「やむを得ざる家事の事情で一時帰省したが帰園せず」ということで、全生病院から八日市場警察署宛てに「一時帰省患者帰院督促依頼の件」を出し、警察に帰園の督促を依頼している。これにつき一九四一年三月、同警察署長より「説諭方の件回答」が送られており、患者は「健康を害し臥床中」ということで帰園していない。この患者につき、全生園長は同年一一月、「再三督促するも帰園せず」として退園処分をしている。

五　収容の増加

他の療養所にいる在籍患者の把握

一九四一年二月、北部療養院長から官公私立療養所長宛てに「癩予防計画上参考にしたく」として、各収容患者についての「第二区管内在籍癩患者調査方ノ件」の照会があり、宮古療養所長からも同様の照会がある。全生病院はそれぞれに回答している。回答内容は患者の氏名、生年月日、本籍地、収容年月日、職業、教育、宗教という個人情報である。記入項目の入った一覧表が書式として指定されている。全国の療養所に入所している患者につき、本籍地施設と入所先施設の間で相互に情報交換して、入所者の管理の徹底と今後の収容拡大計画の資料にしたのであろう。

自宅治療の患者

大学病院に通院等しながら自宅療養していた者についても、療養所に収容するために、本人から「入院願」を出すよう極力説得している。一九四一年五月、全生病院に神奈川県警から「神経癩患者・軽症」の患者につき、「発病以来東京帝大で治療、草津温泉に六ヶ月、目下自宅蟄居。今回慫慂の結果入院願を提出した」との連絡がされている。また、別の「結節癩・中等」という患者の例では、「昨年三月に東京帝大で治療受けた者として警視庁より通報。無資産にして幼児を擁し交通機関を利用して通院のため他に病毒伝播のおそれあり。今回入院願提出した」という説明がある。

埼玉県からは六月に、「昨年六月の厚生省通牒に基づき、無癩県目的で検診実施。出征家族または病毒伝播の虞少きため一時収容を猶予せる五名を残してことごとく収容したるもその後引き続き鋭意精査を遂げ、就中警視庁と緊密な連絡を取りたる結果、帝大、木下、順天堂等に秘かに通院せる患者を発見したるについては左記計画に基づき患家の指導・検診を施行すべく医師一名派遣求む」との連絡がなされている。

定員超過

一九四一年五月に静岡県衛生課長より「六名収容可能か」との打診があり、全生病院は「軽症患者は差し支えなきも重症患者または不自由患者はベッド空室なく収容不能」と回答している。六月にも埼玉県衛生課長に「軽症者一〇名くらいは差し支えなきも重症者または不自由患者収容近時増加しておる」と通知している。

ところが、七月の国立移管後の一〇月には、全生園より警視庁宛てに「国立移管後収容増加に努め、現在定員(一二〇〇)を一一二名超過に達したるも、なお六〜七〇の収容差し支えなく、この際出来る限り収容多数したい」と通知している。そして同月、警視庁から一五名、静岡から一〇名、千葉から八名を収容している。

国立移管前は収容不能としていた重症者、不自由者については何も触れていない。また、一二月にも静岡県衛生課から一〇名収容希望の連絡あり、全生園は「現在定員一一〇名を超過したるもなお一〇名位は収容可」と積極的に受け入れている。

全生園の定員は一九五〇年まで一二〇〇名であるところ、年報によれば一九四〇年から定員超過となり、年末現在者数は一九四一年に一三〇九名、同四二年に一四一八名、同四三年に一五一八名、同四四年に一四〇七名と大幅な定員超過が続き、戦時体制下で収容患者の生活条件はますます劣悪を極めていった。定員超過は一九四五年の一二二一名まで続く。太平洋戦争が開始し、戦時下の人心引き締め体制が強化される中で患者収容もより厳しく実施されていることが窺われる。

第二章 戦後の収容(一九五四年以降の「患者関係綴」から)

年報によれば、全生園は戦中も一九四二(昭和一七)年に三一九名、四三年に二四二名、四四年に一七八名と大量の収容を続けていたが、戦後も四五年に七三名、四六年に八四名、四八年に一一一名、四九年に九四名、五〇年に七一名、五一年に八八名、五二年に五八名、五三年に六五名、五四年に五一名と多数の収容を継続している。

戦前、警察が行っていたハンセン病関係事務は一九四七年一一月に移管となり、都道府県の衛生部予防課（保健所）が扱うようになった。一九五三年より予防課は専任職員一名を配置してこの業務にあたらせた。

一　検診の徹底

入退所に関する記録は、一九五四年以降の「患者関係綴」しか全生園図書館所蔵物の中には存在しない。しかし、改正「らい予防法」が成立した翌年である一九五四年の記録を見ると、戦時中のみならず戦後はさらに「検診」を徹底して、収容の増加をはかっていったことがわかる。

茨城県の検診録

全生園の医師は他県よりらい予防指定医の委嘱を受けて、その検診・収容に協力しているが、その検診に関する記録を見ると、各県の「患者発見」に対する熱意が明らかに認められる。

一九五四年一月二九日、茨城県の検診記録に指定医は「二七年六月発症の一八才と三〇才。二例とも医師の通報によるものにして村の人々も全く癩なるを気づかない」と記録している。熱心に通報する医師がいることがわかる。また、検診医が県予防課長に聞いた話として、「濃厚感染地とされる五村の一斉検診を結核特別検診と名付けて行うため八〇万円予算計上したので実施の折には援助を御願いしたい。車両の便は非常に悪いので個別検診を行うときは相当の困難があろう」と、極めて計画的である。これにより同県では「濃厚感染地」の村落調査がすでになされているという事実がわかる。「結核特別検診」というタイトルをつけて、村民を事実上ハンセン病の検診へ誘導する計画であり、しかも五村での一斉検診である。周到に策を練って患者を見つけ出し収容の実を上げるという県の熱意が感じられる。

山梨県からの指定医師（全生園医師）の出張要請

一九五四年三月、山梨県衛生民生部長は、「県で在宅患者は四名。この際、〇〇先生の御来診により一挙に在宅患者の一掃を期したい」と熱心に出張要請している。

また、同年七月、山梨県衛生民生部長は、「本年度事業計画により、七月は潜在患者発見月間に相当するので、医師協力のもとに専ら患者またはその(疑い)ある者の届け出を督励中、現在六名の検診を要する者の届け出及発見があったので○○先生の出張を願う」としている。山梨県はこのように、事業計画の中に「潜在患者発見月間」を設けて患者収容を徹底しているが、その三年前の一九五一年には、同県における無らい県運動の中で、自宅への消毒通知を受けたハンセン病患者の家族九人が、消毒予定日の前日に一家心中に至っているのである。しかし、同事件への反省・配慮等は、この山梨県の文書からは何も窺えない。

神奈川県の指定医増員

一九五五年三月の入退所記録には、神奈川県衛生部長が「指定医は貴園○○医師に御願いしているが、らい予防の完璧を期すべく、さらに一名追加したく、推薦を願う」と指定医追加を申し出たものがある。一九五〇年代半ばに至っても、在宅患者発見と収容の無らい県運動は、日本においてさらなる「完璧」が期待されていたのである。

二　通報と投書、患者の自殺

戦前の収容は警察権力によるが、保健所・県衛生部(らい専任職員)による戦後の収容はどのようにして実をあげたのか。一九五五年七月の山梨県衛生部長からの「患者送付書」によれば、本人は全生園から一九五三年に軽快退園して農業に従事中、「再発の風評により」指定医師の検診を受け発見された、と報告されている。

前出の『検証会議最終報告書』に、一九五六年から三重県のらい専任職員の職にあった高村忠雄から聴取した内容が次のように記録されている。

検診は、重症者はもちろんであるが、保健所や市町村などからの通報や投書されてくる者に重点をおいて行った。投書は匿名ばかりであったが、一人の患者に三〇通来た例もある。投書がきて世間が騒いでいるような患者の場合は、軽症者であっても、まずは入所を勧めた。平均すると四、五回の訪問で患者は入所に応じていたが、最長は五年越しで応じた人もいた。二〇回近く勧誘した人もいる。

なぜ、ここまで患者を徹底追跡するのか。それは、「近隣からの投書、保健所・役所を通じた通報などがあるケースでは、訪問を怠っていると、保健所が責められ、保健所は県を責め、私が衛生部長から叱られることになるので、放置することができない」という地域の圧力。また、「厚生省の会議やブロック別担当者会議では入所促進が旗印であり、在宅患者が全国七位であった三重県は会議の席で結核予防課の佐分利技官より「もっと三重県は入所を進めるように」と指摘を受けた」という厚生省の圧力がある。そして、「療養所は患者が欲しかった。年一回の療養所との懇親会で園長が「できるだけ俺の所へ連れてきてくれ。そうでないと予算が取れん」と言っていた」という療養所からの要請があった。

抵抗する患者をどう説得したのか。それは、「相手方次第では、法律に強制収容の条項があることも告げていたが、通常は、「このままだと悪くなるばかりだ。療養所に行かないと薬はないんだよ」と言って説得していた。薬がないと目が見えなくなるスピードが早く最後は抵抗しなくなった」という。

しかし、抵抗するどころか、入所勧奨を受けただけで自殺した例もある。「入所勧奨の過程で直面した本病に関連する自殺事例は十指に余る。小学校四年生の子どもがハンセン病と診断されたある父親は、子どもを抱いて二階の窓から飛び降りようとした……いったんは落ち着いて療養所に子どもを預けたものの、数日後「子どものことを頼む」という遺書を残して自殺を遂げた。比較的軽症の新発生患者で、たった一度の訪問で納得し、入所を承諾したものの、病名にかなり強いショックを受けていた人がいたが、約束の出発の日に迎えに行くと自殺をしていた」と高村は述べている。

三　患者収容と「未感染児童」とよばれた子どもの扱い

ハンセン病の在宅患者を親に持つ子どもは「未感染児童」という差別的用語でよばれ、戦前も戦後も不当な誤解と苦痛をうけてきた。そして親である患者は、当然ながら、引き取り手のいない子どもを残して入所することに強く抵抗した。

一九五六年六月、関西のX県衛生部より全生園に「在宅らい患者の収容方依頼について」という詳細な依頼状が送られている。患者と妻（婚姻外）の子ども（六歳）の入所を求めるものである。以下のように経緯が書かれている。

当該患者はX市に妻とその子どもと居住し、一九五二年検診により「神経癩要入院」と診断され、十数回勧奨し同年邑久光明園に送致した。しかし、妻が行方不明となったので、子どもを心配して無断外出、妻を捜して徘徊しているところを発見された。この時再入所勧奨に際して困窮したのが、子どもの処置である。X県児童相談所長に児童養護施設への収容を依頼したところ、「患者と同居していた者は如何なる理由にあるにせよ引取れない」と拒否され、長島愛生園の「未感染児童収容施設」に収容方依頼したが、「児童福祉法によって養護施設へ収容されるべきである」と拒否。この時は妻の姉に再三交渉して子どもを預け、患者を光明園に送致したが、その後妻の姉が行方不明となったので患者は子どもを心配して一時帰省許可書で外出。一九五五年四月に警察官派出所に発見され、子ども同伴で光明園に帰園させたが、患者は再び一時帰省許可書で子どもと外出し、八月に再び派出所に発見された。県衛生課が駆けつけると、子どもを連れてクズ買業で生計しており、「子供の処置をつけてくれれば帰園する」とのこと。再度中央児童相談所所長に引き取り方依頼したが、「児童局より何等取扱方の指示がないからこのようなケースの子供は引き取れない」と拒否され、本件に関して厚生省公衆衛生局宛て照会し指示を待つも回答なし。その後、一九五六年五月X市役所より同子どもが市内小学校に入学して登校中で、保護者の間に患者の子どもであることが知れ、学校当局が困惑しているとの実情あり。愛生園に再度交渉したが、

「昨年一二月を以て未感染児童収容施設は解散した」旨の回答。なお、患者の子どもの登校については、市教育委員会、学校当局と協議の結果、当分登校停止処分を講じているが、本県としても早急に解決したく、患者と子どもの入所許可を願うとのことであった。これに対して全生園は「子供は児童福祉法によって養護施設へ収容されるべきである」と拒否回答している。

以上の経過でまず驚くのは、「患者と同居していた」というだけの子どもに対して、一九五〇年代に至っても、児童相談所、教育委員会、学校当局が著しい偏見差別の姿勢をもっていることである。児童養護施設への引き取り拒否、一般父兄の意向を恐れての「登校停止処分」という処置は、子どもの福祉、教育を受ける権利への配慮を全く欠いている。二年前（一九五四年）の黒髪小学校事件を想起してPTAを恐れたのであろうか。前述の三重県らい専任職員高村の検証会議聞き取りにも、同様の報告がある。「熊本県黒髪小学校の同盟休校事件と類似の事件が起こりかけたことがある。ある小学生兄弟の父親が進行性のハンセン病であったが二〇回近い入所勧奨を行っても承諾せず、父親の病気が子どもを通じて同級生に感染するという噂がPTAに広がって同盟休校になりかねない事態となった」。

一方、本件県衛生部の関心事は子どもの福祉ではなく、もっぱら患者収容の障害物除去という一点であるし、全生園も「養護施設に収容させよ」という一般的な役所回答をするのみである。この子どもが結局どうなったか、資料上不明である。

黒髪小学校事件は、菊池恵楓園の保育所竜田寮の児童の通学にPTAが反対し、「一般児童の同盟休校」を決議したものであった。療養所保育所の子どもたちは、療養所への偏見と同じものを背負っていた。前出の『検証会議最終報告書』は次のように指摘する。「子どもたちには親が恵楓園に入院していることと自分が竜田寮にいたことを一切誰にも話してはいけないと口止めした。自分たちは健康であっても、生涯背負っていく重い記憶に苦しむ子どもたちであった。世代を越えて続く家族被害である」（三五三頁）。

声を聞く者の倫理——無らい県運動と日本社会

宮坂道夫

はじめに

自分の体の中に内臓があることを感じるのは、そこが病気になったときだと、よくいわれる。人権問題は内臓の病気に似ているかもしれない。つまり、人権は万人がもつが、その存在をもっとも痛切に感じるのは、それが侵害されたときだ、ということである。他人が感じている痛みを自分のことのように感じるのはもっと難しい。人権侵害の歴史が教えるのは、それが人権侵害だと当事者自身が自覚して、それを声に出して訴え、それが当事者でない人びとに届いて広く認知されるようになるまでに、苦痛に満ちた長い過程があるということである。

人権侵害が医療に絡んで行われるとき、それはいっそう目に見えにくい。その理由は、医療がつねに人権侵害と紙一重のところで行われているからかもしれない。外科医が患者の身体にメスを入れることを「侵襲」と表現する。この言葉には、「人体を切りつけるという一種の暴力が、治療という大義名分があるために許される」という意味が含まれている。

ハンセン病のような感染症では、患者はたんに「患者」としてではなく、「感染源」としても遇される。感染者は治療を受けるのみでなく、感染防止のために他の人から引き離される。これが人権侵害にあたるのか、それとも医学的な対応（あるいは社会の施策）として適切なものなのかは、いくつかの側面を注意深く吟味してはじめて判定することができる。そうした判定がなされたのが、国家賠償請求訴訟であった。この裁判では、日本のハンセン病政策が患者の人権侵害であったと判定された。しかし、この判決が下されたのは二〇〇一（平成一三）年である。それまでの半世紀以上の年月にわたって、患者たちは人権侵害を訴え続けていた。私たちがその声を聞きとどけたのは、あまりに遅かった。

本稿では、人権侵害が生じたときに、それがどうやって社会に認知されていくかという過程に着目する。それは情報と、それについての価値判断が伝達されていく過程を見るということでもある。情報や価値判断は電流のように機械的に伝播してはいかない。情報伝達はつねに語り手と聞き手という人間のあいだのやり取りであり、その人たちが自分なりに情報を理解し、解釈して、また価値判断を加えたり留保したりして、次の人へとつなげていく。このような視点から無らい県運動を捉え、日本のハンセン病患者に対する大規模な人権侵害の構造を明らかにすることが、本稿の目的である。

第一章　人権問題の分かりにくさ

最初に、ハンセン病問題とほぼ同時期に世界各国で生じた様々な人権問題が、どうやって人びとに理解されていったのかを見ておこう。二〇世紀の世界では、人権の侵害が大規模かつ多様な形で発生した。とくに悲惨なのは、政治的衝突、とくに戦争や紛争の最中に生じた問題群であった。六〇〇万人ともいわれる人びとが犠牲になったユダヤ人の大量虐殺《ホロコースト》が真っ先に思い浮かぶが、ユーゴスラビアやルワンダで生じた悲劇のように、二〇世紀の末、あるいは二一世紀になってもなお、民族や宗教の違いによって大量の人びとが殺される事件は起こっている。

このように、一般市民が暴行を受け、無残に殺される事件については、それが人権侵害であることを疑う者はいない。なぜなら、そこで侵害された人権とは「生命に対する権利」（生きる権利）というもっとも基本的な権利であり、これが物理的な暴力によって奪われる状況は、条件のいかんに関わらず万人が躊躇なく人権の侵害だと認めるからだ。そこでの問題は、そういった事象をどうやって明るみに出し、中止させ（または防止し）、侵害の加害者を罰するか、ということであり、その事象が人権侵害を構成するか否かの議論ではない。

これに対して、誰の目にも明らかとは限らない問題群も、二〇世紀の後半には数多く生じた。少数派《マイノリティ》と呼ばれた人たちが起こした運動（人種差別撤廃運動、公民権運動、フェミニスト運動、ゲイ・レズビアンの運動など）の多くがそれにあたる。例えば、黒人と白人を分離することが当然のことと受け止められていた一九六〇年代の米国社会では、白人専用のバスに黒人が乗り込んでくることを、人権を求める行動として理解する人は少なかった。同性愛者の人たちが、自分たちに対する市民権を求めて声を上げても、眉をひそめ窓を閉めてしまう市民が多かった。そこで侵害されているのは「生きる権利」ではなく、人間として平等に扱われる権利、市民として当然与えられるべき様々な権利であった。これらの人たちは少数派であり、多数派《マジョリティ》である非当事者の側にとっては、何を根拠に彼らが自分たちの権利を主張しているのか、ただちには理解できなかった。黒人すなわちアフリカ系アメリカ人は、もともと奴隷として遇されていた人たちであり、奴隷制が廃止された時代にあっては、白人の安全を守るためには黒人たちを社会生活の様々な場面で白人から分離することは当然だと思われていた。これに対して同性愛は、一九七〇年代までは医学的には精神障害と見なされていた。つまり、同性愛は治療すべき疾病であり、「ゲイ」「レズビアン」というような個人のアイデンティティはそもそも認められていなかった。したがって、同性愛者どうしが結婚したり、子どもを得て家族を築こうとしたりするのは、多数派の人びとには受け入れがたいことだった。

このように、アイデンティティに関わる人権問題は、非当事者にとっては認知されにくいものになりがちである。肌の色のようにアイデンティティとして認知されやすくても、そこに非当事者とは異なる扱いを受けて当然だという烙印《スティグマ》が押されていれば、彼らの不当な処遇は至極当然のものと見なされて、人権侵害とは認知されない。他方、ゲイ・レズビアンのように、アイデンティティそのものを否定される場合には、そのアイデンティティに固有の社会的権利を求めること自体を受け入れてもらえない。

第二章　人権問題の当事者認知と非当事者認知

こうして、「わかりにくい人権問題」のケースでは、それが人権侵害として認知されるまでに幾重もの障壁があり、それを克服するためのプロセスが不可欠になる。その最初の一つが、当事者どうしがお互いを認知し、同じような境遇の人間が他にもいることを知り、それによって集団的アイデンティティを認知して、連帯することである。このプロセスは、「人と人」の接触によって促進されてきた。つまり「人々がともに座して、差別についてちょっとした体験談を語り合うところから生まれた。そういった話に見いだされた共通点が、集団への帰属性を生み出し、集団行動の舞台を整えた[1]」のであった。彼らは不当な扱いを受けている当事者であるがゆえに、他の当事者が語る経験をよく理解できた。それによって、自分が受けてきた扱いが不当なものであり、改善を訴えるに値するものだという認識を確かなものにした。

次に必要なのは、当事者の訴えが非当事者に聞きとどけられる、というプロセスであった。ここで非当事者が果たす役割は、当事者の声を代弁し、「目撃者」「証人」として人権侵害の実態を証言し、制度的改善へと結びつけることにある。それが不可欠であるのは、当事者がしばしば社会に発すべき「声」を奪われているからである。つまり、監禁や検閲などの物理的な手段によって、あるいは教育の機会を与えられなかったり脅迫や圧迫を受けたりする心理的・社会的な手段によって、当事者はしばしば社会に訴えかける声を失っている。そのために、社会活動家、法律家、政治家、研究者、ジャーナリストなどの非当事者が、当事者の声を代弁してきた。

一　ハンセン病患者による当事者認知

以上の二つのプロセスを、それぞれ当事者認知、非当事者認知と呼ぶことにする。日本のハンセン病患者たちにとって、当事者認知の基礎となる集団的アイデンティティの形成は比較的たやすいものであったのかもしれない。彼らは療養所に収容され、否応なしに「集団」として存在していたのであり、彼らが「療友」と呼んだ同病者たちとつねに一緒にいたのだから。

自治会運動の記録には、国立の療養所が整備され、強制隔離政策が強化されていくのと並行して、ハンセン病患者が当事者認知を強めていったことが描かれている。この過程に顕著な特徴としてうかがえるのは、患者の組織的運動が、労働運動とよく似たものとして成立したことである。日本のハンセン病療養所は、世界でも類例の少ない「生涯絶対隔離」の場であると同時に、そこでは「患者作業」という名の下で労働手段が広く行われていた。そのために、医療を提供する側とされる側との間に、あたかもマルクスが描いたような資本家と労働者のような関係が成り立っていた。患者は入所と同時に私有財を没収され、一般社会で労働する権利も奪われた。しかし、彼らに対しては療養所から労役と、その対価としての賃金が与えられた。療養所の側からすれば、それは患者への恩恵（「慰めになる」というお目こぼし的パターナリズム）として位置付けることができ、また療養所における人的・財政的な資源の不足を補う（もしくは節約する）ために欠かせない労働であった（そこに療養所側の弱みがあったのだが）。

そのような位置付けのもとでは、療養所から支払われる賃金は僅少なものであり、やがて患者たちの間に、不当に低い賃金で本来自分たちが行うべきではない労働をさせられている、という疑念が強まったのは至極当然であった。それによって患者たちの間で「自治」を求める運動が発生した。

患者たちは、早くから「実力行使」すなわち物理的な抵抗運動を行った。早くも一九〇九（明治四二）年には、大島療養所で事務長の方針に反対する患者たちが職員官舎・事務所を襲撃した事件が起こっているし、翌年には全生病院で院長に抗議するデモ行進が行われた。当時は全国に散らばる療養所の患者たちの間に横断的な組織はなく、こうした運動は散発的に発生していたとされる。これが各療養所で組織化され、自治会の結成が見られたのは一九二〇～三〇年代であり、一九二六（大正一五）年に九州療養所で、一九三一（昭和六）年に大島青松園で自治会が結成され、一九三四年には栗生楽泉園で患者自治組織「五日会」が作られた（これはやがて「御用自治会」と非難されて別の組織に取って代わられるのだが）[2]。

当然ながら国民の基本的人権を認めない旧憲法の体制では、このような組織的な患者運動は公権力によって妨害され、とくに太平洋戦争が近づくにつれ、ときに厳しく弾圧された。一九三六年に発生した長島事件は、重監房の設置につながる患者の取り締まり強化の契機となる影響力を持っていた[3]。

このように、戦前の国家施策の根本理念である「国家主権」の体制下で、入所者たちが組織的に抗議行動を展開し、その結果として一定の自治権を獲得していたことは、あらためて特筆されるべきことだろう。ただし、この段階までは、「人権」という言葉はあまり積極的には使われていない。そこに見られるのは、療養所という医療施設に入所する患者たちが集団となって自分たちへの処遇を改善させようとした、いわば「患者の権利」を求める運動であり、また患者作業という名の労働状況を改善させようとした「労働者の権利」を求める運動であった。

二　非当事者との出会い

患者運動の中に「人権」が前面に出てくるのは戦争が終結してからであり、そこで鍵になるのが非当事者の立場で彼らの不遇を証言する人たちの存在であった。一九四六年六月に行われた衆議院議員選挙では、それまで選挙権を認められていなかった療養所入所者たちが投票を行った。栗生楽泉園では、一九四七年八月の参議院議員補欠選挙で初めて入所者に国政選挙投票の機会が与えられ、そこで選挙運動で訪れた共産党候補との接触で、患者たちが文字通りに「人権闘争」と呼んだ運動が形成されたのだった。ここには、人権に対する当事者認知が、非当事者との接触によって促されていく様子がよく表れている。共産党中央委員の伊藤憲一らは、患者たちに次のように声をかけたとされる。[4]

「君たちは患者だろう、なぜこんな仕事をしているのかね」

これをきっかけに、「しだいに話しの輪ができて、いろいろやりとりしているうちに、〝奉仕〟という名の強制労働のことばかりでなく、「特別病室」その他の多くの問題が浮かびあがり、ついには伊藤らと青年会の双方が、患者の代表者にここへ来てもらおうというところまで話しが発展していった」。

このように、自分たちが不当な状況に置かれているという当事者認知が、非当事者のまなざしによって正当化された。あるいは、もっと強くその不当性を訴えてもよいはずだと、不当性への認識が強化されることで、当事者である患者たちの間に「人権が侵害されている」という捉え方が生じたようにも思われる。その結果、例えば、一九四七年に「栗生楽泉園生活擁護患者大会」名で厚生大臣宛てに作成された「要求書」には、重監房問題について「人権蹂躙」という語が用いられていた。[5] 戦後に患者たちが起こした運動は、患者(もしくは療養所における労働者)としての処遇改善を求める運動の域を超えて、わが国のハンセン病政策の基盤をなす癩予防法を覆そうとする大きな目的を掲げた。一九四八年に五療養所の患者連盟が、五一年に全国国立らい療養所患者協議会が発足し、患者運動は癩予防法改正闘争へと突き進んでいく。そこには、特効薬プロミンの登場によって強制隔離政策の正当性が失われたはずだとの主張が含まれていた。

ところが、こうして始まったかに見える人権問題の非当事者認知は、重監房問題という一部の問題での一定の解決(重監房の廃止)に結びつきはしたが、それ以上の広がりを見ることはなかった。そのことが如実に現れているのが、マスメディアによる報道である。『毎日新聞』は、一九四七年八月二七日に重監房問題を報じた。記事の中で、「患者たちの主張するところ」として、重監房で死亡した患者の数や、何例かの事例の詳細を紹介し、「これ等が事実とすれば由々しい人道問題として注目されている」と評している(ただし、同時に「患者達のいうような虐待による死亡事実はないと信ずる」と園長の談話を掲載しているが)(6)。

このように重監房問題を取り上げた記事も多くはないのだが、強制隔離のそもそもの不当性や、断種・堕胎、患者作業などといった問題が人権の観点から述べられることはきわめて稀であった。『検証会議報告書』は「マスメディアの対応・責任」という項を設けて戦後の報道を分析している。それによると、敗戦から一九五三年(患者たちの予防法闘争にもかかわらず、新予防法が国会を通過した年)の末までは、ハンセン病関係の記事は非常に少なく、ハンセン病患者に対する救済の必要性を指摘する記事はいずれも「恩恵・慈善といった観点からのもので、全患者強制隔離収容政策の容認もしくは前提として書かれて」いて、「全患者収容のための療養所拡張や無らい県運動等に対する差別、偏見を助長するような記事といわば対をなしており、憲法的見地、人権論的な見地は認められない」のだった(7)。

第三章　物語の共有、物語の衝突

人権侵害が非当事者に広く認知される上で不可欠なのが、当事者の視点でものを見ることであり、患者たちの物語をあるがままに読み、聞きとどけるという態度である。つまり、当事者と非当事者が同じ物語を共有するということである。ここでいう物語の共有は双方向的なものである。非当事者にとっては、当事者の被っている事態を当事者が感じているように受け止める(その痛みを受け止める)ということである。当事者にとっては、自分たちの置かれた状況を「人権」上の問題として――つまり一般化された問題として捉え直すことができる、ということである。こうした物語の共有が、戦後まもない療養所でも見られたが、当時の日本社会ではそれが大きく広がっていかなかった。人権侵害の現場には、つねに侵害する側が作りだした別の物語が立ちはだかっていて、物語の衝突が発生する。当事者の物語に対抗するのは、権力者による権威と正当性の衣をまとった強力な物語である。ハンセン病という疾病の場合は、これは医師によって医学的正当性を与えられた物語でもあり、いうまでもなく「救癩」という美名を与えられた物語であった。このことは、マスメディアの報道が、患者の物語を一方に置きつつ、他方に必ず対抗的な物語として「恩恵・慈善といった観点」「全患者強制隔離収容政策の容認もしくは前提」という、「救癩の物語」ともいうべきものを対置していたことに反映されている。

当事者の置かれた状況をどう意味付けるかは、社会の反応を左右する巨大な影響力を持っている。「救癩の物語」は、日本のハンセン病対策として行われてきたありとあらゆることをすべてひっくるめて、まるごと一つのものとして大きな「恩恵」がなされているかのようなラベルを貼ってきた。しかし、「救癩の物語」の下位に属する個別具体的な物語を並べてみれば、それがきわめて単純で、包括的な視野を欠く物語群であることがわかる。それを考えるためには、物語の構造に着目することが有用である。権力者が生みだす物語は、しばしば「Aだから、Bなのだ」というように、理由／条件／背景を述べる部分（A）と、結論としての価値判断を述べる部分（B）とから成る単純な構造を持っている。その単純さは、権力者が自らの行為を正当化する上で都合がよく、対抗者からの批判を受け付けない強固な保守性を持っている。

（A）「ユダヤ人は社会の害悪なのだから」
（A）「黒人は一段劣った人種なのだから」

（A）「同性愛は精神障害なのだから」

→（B）「彼らの人権をことさら問題にする必要はない」

これらの言説は、冷静に考えればいかにも根拠のない乱暴なものに思えるが、いずれも為政者や医療の専門家が（しばしば科学的とは言えないような立論で）述べ立てることで、あたかも真実のように響きわたった。同じことが、日本のハンセン病患者になされてきた数々の処遇を正当化した物語にも見受けられる。

（A）「感染を防止しなければならないのだから」→（B）「隔離はやむを得ない」
（A）「隔離に従わない患者もいるのだから」→（B）「強制力の行使も仕方がない」

（A）「刑務所等で受け入れてもらえないのだから」　→（B）「監禁所を設置することが必要だ」

（A）「監禁所は軟禁的なものにすぎない」　→（B）「重監房を設置することが必要だ」

こうやって一つひとつを分離して並べてみれば、どの一つも「他に手段があったはずだ」と思えるし、これらのすべてを合わせてみれば、「これらの処遇を生身の身体に被る患者たちがどれほどの苦痛を感受するか」を想像することもできるかもしれない。しかし、実際には、これらの個別具体的な問題のおかしさは、長年にわたって非当事者から真剣に取り上げられることがなかった。これらの問題の上に「救癩」という大きな物語が蓋をして、患者たちの身の上に生じている状況をつぶさに見る目を曇らせたのかもしれない。患者たちはプラカードを掲げて、こういった個別具体的な問題を一つひとつ訴えたのだが、非当事者はそれらに焦点を定める目を持っていなかった。

第四章　「公の物語」の上意下達装置としての無らい県運動

以上述べてきたのは、療養所を中心とした患者たちが挙げてきた声――つまり「患者の物語」が組織化されたものとなり、療養所を横断した運動になったが、療養所の外でそれを共有した非当事者はきわめて少なかった、ということであった。非当事者による「患者の物語」の共有は、それ以降ほとんど機会を失い、一九九〇年代のらい予防法廃止、二〇〇一年の国賠訴訟判決までまたねばならなかったと言わざるを得ない経過をたどることになる。戦前戦後に療養所で患者たちが声を挙げたにも関わらず、その声を聞きとどける非当事者の聴衆がなく、新予防法が成立し、患者たちの運動は「療養所での処遇改善」への方針転換を余儀なくされた。そのような患者運動の興隆と挫折が療養所の中で生じているさなかに、外の世界で行われていたのが、まさしく無らい県運動であった。無らい県運動の本質は、一般市民が隠れひそんでいる患者を発見した際に、これを行政機関に通報するという制度である。公衆衛生行政の観点からは、患者が自らの治療や感染防止に結びつく行動をとるかどうかに大きな関心が向けられる。自覚症状が重くない感染症では、患者は積極的に治療を受けようとはしない。ハンセン病の場合は、外観の変化によって他人に気づかれ、疎まれることが多い一方で、身体的な苦痛はある程度までは耐えしのぎうる。そこで、当初は自宅から外に出ず、医療に接近しない、という選択肢があり得た。日本の場合は、医療の利用は療養所での「生涯隔離」という受忍しがたい選択肢しかなかったのだから、これに従おうとしない患者がいて当然であった。医療を提供する側としては、感染予防につながる行動をとってくれない患者に対して、強制力を使って「収容」したいところであるが、それ以前に患者の存在を把握する必要がある。家族は患者を匿おうとするのだから、隣近所の人びと、職場や学校の人びとの目と口を用いればよい。ハンセン病患者を強制収容することで公衆衛生を推し進めようとしていた戦後日本の医師や行政官にとって、日本社会にはすみずみにまで行き渡った好都合な制度（あるいは慣習）があった。いうまでもなく、戦時下で上意下達的な情報の伝達や相互監視による国民統制の手段として強化された「隣組」である。ハンセン病という疾患の特徴、それに対する人びとの忌避感情、そして日本社会が備えていた一般市民レベルでの無形にして強力な統制手段を合わせて考えれば、無らい県運動はきわめて合理的な施策だったと言えるかもしれない（ただし、「人権」という視点を無視すれば、の話であるが）。

日本の無らい県運動がもつ隣組的な性格は、おそらく外国人には理解しがたいものだろう。それは、「運動」という奇妙な名前に表れている。いったい、誰が、何を目的に行った運動なのだろうか。一般的な理解のされ方としては、各都道府県の為政者が「無らい県」になることを目的に、地域住民に呼びかけた運動であったということであろう。なるほど地方の行政官にとっては、これは他県と競って国策をわが地域で実現するという業務の推進としての「運動」であったのかもしれない。しかし、一般市民にとっても、国策としての「救癩の物語」に賛同し、積極的に関与しようという「運動」だったのかもしれない。

そこでは、価値判断は完全に上意下達的なものであり、公衆衛生行政が策定した「公の物語」たる「救癩の物語」が国から地方自治体へ、一般市民へと下達された。その伝達経路の中間点で、「救癩の物語」に疑問が差しはさまれることは許されない。例えば、本書で塚本が報告している、地方自治体の行政官の態度（「(厚生省から)非常に影響的なものの言い方を絶対するなという実はカンロ令がまいっておるのであります」という打ち明け話的な答弁）などは、それをよく表している。

第五章　無媒介の声としての「らい文学」

前に見たように、一九四〇年代から五〇年代にかけて人権侵害を訴え続けた患者の声は、少なくともマスメディアを介する形では、非当事者である一般市民に届くことはほとんどなかった。運動に関わった当事者たちは、「国民への働きかけが十分ではなかった」と反省するが(8)、後の時代から振り返れば、声を発した側の努力はほとんど驚嘆すべきものであり、これが届かなかった「責任」は彼らの側にないことは明らかである。外界との交流が困難であった彼らにとって、もう一つ、外界に直接届きうる声の手段として「書くこと」があった。当事者と非当事者の「物語の共有」という、かなわぬ夢のような問題を考えるとき、それが可能だったかもしれないもう一つの事象として「らい文学」があることに気づく。

ハンセン病患者が膨大な創作を行ったことはあまりに有名である。療養所の内部でささやかに読まれたものも多かったにせよ、外部の世界でベストセラーになった作品もあった。価値判断の伝達という観点から見た日本のハンセン病問題のもう一つの特筆すべき特徴は、患者が「らい文学」というジャンルを形成するほど活発に執筆活動を行い、それがときに療養所の壁を超えて一般市民に受け入れられ、強い共感さえも呼びさましたという点である。問題は、それが果たして療養所の中から人権侵害を訴える患者の声を聞く機会になったのだろうか。

川端康成は、彼らの文学に「らい文学」という名称を与えた。「らい文学」は明示的であれ、非明示的であれ、彼らの病いの経験をテーマにしていた。文字通りに「生きられた病いの経験」であり、療養所に来る前と後の生活、家族との別離、療養所でのつらい経験、喜びを見いだした経験、恋愛、他の患者の死、遠くで暮らす家族の死が文学的情熱を伴って描かれた。なかでもとくに一般に知られているのが、北条民雄の『いのちの初夜』（一九三六年）[9]と明石海人の『白描』（一九三九年）[10]であろう。これらは戦前に書かれたものだが、時代を経た今日でもなお広く読み継がれる作品となっている。はたして、これらの文学を非当事者はどう読んできたのだろうか。

深海に生きる魚族のように、自らが燃えなければ
何処にも光はない

『白描』の前文にある、このあまりによく知られた一文は、患者とはまったく異なりはするが、それぞれに苦境の中で生きている多数の非当事者にも深く響いた。療養所に生きる作者が、このような境地にたどり着いたことを、非当事者たる読者たちは驚嘆の思いで受け止めてきた。ここに読み取れる、自己の内部に救済の契機を見いだそうとする態度が、『いのちの初夜』では、むしろ非当事者に近い視点から描かれている。北条は、彼自身を思わせる一人の若い男性患者が療養所に入所した日からの数日間を第一人称の視点で客観的に描いている。彼は重症患者の外貌を「腐った梨のような顔」と表現し、それに怯え、絶望して自殺を試みて失敗する。それを見ていた別の患者が彼に、ハンセン病患者は「人間ではない。彼らは生命そのものである」と語る。彼はさらに続けて「しかし、私たちは不死鳥である。新しい思想、新しい眼を持つ時、らい者の生活を獲得する時、私たちは人間として復活するでしょう」と語る。

両者に通じるのは、ハンセン病を生きるということの中に「人間解放」の契機を見いだす、という点ではなかろうか。詩や小説のような文学作品を「人権」という味気ない視点だけで切り取るのは本意ではないが、人権問題で一つのキーワードとなってきた「解放」（emancipation）と、これらの作品が持つ「人間解放」とを注意深く比較する必要がある。emancipation は、抑圧されてきた人びとが、その状況から解放されるという社会変革

の意味を多分に含んでいる。これに対して、二作品に見る「人間解放」は、療養所での隔離という社会的現実を抗いがたい宿命として位置付けている。当事者にとっては、文字通りの意味での隔離からの解放は、これらの二作品が生みだされた当時ではまったく非現実的なものであったろうし、その一〇数年後に「療友」たちが命がけで取り組んだemancipationを求める訴えは、非当事者によって聞かれずに終わったのだった。

すぐれた文学作品であるがゆえに、ハンセン病患者のことを自分たちよりも「気の毒な人たち」という程度にしか認識していない非当事者にも、これらの作品は共感をもたらしうる。ハンセン病問題にまったく無知であり、この問題に不当性が横たわっていることを何ら知らない人であっても、自らの人生で「苦渋」を経験してさえいれば、一瞬にして患者たちと自らを「同じ側」に置くことができるかのようである。しかし、これを——文学的な意味ではともかく——倫理的な意味での「共感」と呼ぶことはできない。なぜならそのような共感は、彼我の差異を無意識のうちに無化しているか、さもなければあえて遠ざけることによって獲得されるからである。

「らい文学」は、非当事者たちを変えることはなかった。彼らは無意識のうちに「救癩の物語」を自分の下に敷いて、それを読んできたのではなかろうか。「らい文学」を読むことで、非当事者が擬似的に当事者と「同じ側」に自らを置くことの効果は、もっと研究されるべきである。そこでは背景になっている社会正義の問題が等閑視されがちになる。そのような可能性をも認識すべきであろう。

第六章　何がなされなかったのか

本稿で見てきたように、二〇世紀の中頃の数十年間、患者たちは声を発し続けたが、非当事者がそれを彼らが訴えるとおりには受け止めてはこなかった。予防法闘争の「挫折」は、患者たちの声の調子も変容させた。彼らを間近で見てきた医療従事者たちの中にも、らい予防法の廃止のような抜本的な制度改革よりも、療養所での処遇の改善に心血を注ぐ方が入所者の利益になるのではないかと考える人もいた。厚生官僚だった大谷藤郎は、自身のそのような認識が、らい予防法の廃止を遅らせたと述懐した[11]。

一九九〇年代に生じたのは、そのようなズレを一挙に解消しようとするかのような動きであった。弁護士たちの記録によれば、この時点でも、当事者と非当事者の接触が契機となった——一九四〇年代に栗生楽泉園で生じたのと同じように。九州弁護士連合会が、「人権に最も深い関係を持つはずの法曹界が何の見解も示さず、傍観し続けていることが、私には理解できない」と書かれた島比呂志からの手紙を受けとったのは、一九九〇（平成二）年だった。その島も、薬害エイズ訴訟の原告だった赤瀬範保からの「ハンセン病患者たちは、なぜ怒らないのか？」と書かれた手紙によって突き動かされたのだった。まさしく「患者の物語」がそのままに聞きとどけられ、伝達されたのだった[12]。

そこから始まった裁判の中では、患者の物語が徹底して聞かれ、国策の不当性の論証に用いられることになった。医師であり行政官でもあった大谷は、患者側に有利な証言をした。国家賠償請求訴訟で証言として語られた数多くの元患者たちのライフストーリーが、全国に報じられた。これを知って、数十年間にわたる巨大な人権侵害がなされてきたことを疑う非当事者は少なかった。その時になって、非当事者が知ったのは医師が誤り、患者が正しいことを言っていた、ということにほかならなかった。

本稿では、無らい県運動を「公の物語」たる「救癩の物語」が「国→地方自治体→一般市民」と下達されたものとして捉えてきた。そこで下達された「救癩の物語」は、医学的正当性を失ってなお権威を持ち続けた。もしも私たちがこの問題から学ぶ教訓があるとすれば、それは専門家や行政官が作りだす物語を検証し、疑ってかかる必要がある、ということであろう。ハンセン病患者たちは、これを否定する声を発したのだが、その声を受ける立場にあった人びとはこぞってそれを聞き損じ、権威ある医師たちが作りだした古い「救癩の物語」に価値判断を委ね、それを疑わなかった。この「委ねる」という態度に問題の根があるとするならば、私たちは専門家の作りだす物語を、その根拠や専門的言説の中にまで立ち入って吟味することをしなければならない。ハンセン病患者たちは、もうずいぶんと昔に、そのようなところに踏み込んでいた。

註

（1）Catherine Kohler Riessman: *Narrative Methods for the Human Sciences*, SAGE Publications, 2008, p.9.

（2）各療養所における自治会の成立については、全国ハンセン氏病患者協議会『全患協運動史――ハンセン氏病患者のたたかいの記録（復刻版）』（一光社、二〇〇二年）ほかによる。栗生楽泉園の五日会については、栗生楽泉園患者自治会『風雪の紋――栗生楽泉園患者50年史』（栗生楽泉園患者自治会、一九八二年）による。

（3）長島事件と重監房設置等の患者取り締まり強化の関連については、それを要求した一人である光田健輔が、『回春病室』（朝日新聞社、一九五〇年）、『愛生園日記――ライとたたかった六十年の記録』（毎日新聞社、一九五八年）で詳細に記述している。

（4）栗生楽泉園患者自治会『風雪の紋――栗生楽泉園患者50年史』、二四一頁

（5）同書、二五七頁

（6）『毎日新聞』一九四七年八月二七日

（7）財団法人日弁連法務研究財団　ハンセン病問題に関する検証会議『ハンセン病問題に関する検証会議　最終報告書』「第十四　ハンセン病強制隔離政策に果たした各界の役割と責任(3)」二〇〇五年三月、五三九－六〇五頁

（8）このような意識は、『ハンセン病問題に関する検証会議　最終報告書』「九　資料――聞き取りの内容」（四九九－五〇四頁）に多数見受けられる。

（9）北条民雄「いのちの初夜」『文學界』二月号、一九三六年。『いのちの初夜』角川書店、一九五五年に再録。

（10）明石海人『白描』改造社、一九三九年。『海人全集・上巻』皓星社、一九九三年に再録。

（11）大谷藤郎『らい予防法廃止の歴史――愛は打ち克ち城壁崩れ陥ちぬ』勁草書房、一九九六年

（12）訴訟開始の経緯については、ハンセン病違憲国賠訴訟弁護団『開かれた扉――ハンセン病裁判を闘った人たち』講談社、二〇〇三年に詳しい。

差別の責任——無らい県運動と障害者差別解消法

森川恭剛

第一章 「退所者」「非入所者」と差別

一九九六（平成八）年にハンセン病隔離政策が廃止されたが、「無らい県運動」は終止符を打たれているのだろうか。現在の日本でハンセン病であると診断された者がハンセン病療養所に入所することはない。しかし「退所者」「非入所者」は入所することができ、他方で「無らい県運動」がその推進力になり、隔離政策によって作出・助長されたハンセン病差別が現在もある。ハンセン病違憲国賠裁判は、差別が歴史的全体的に違法判断の対象になりうることを示したと解される。本稿は「無らい県運動」を反省し、その責任について法的に考察する。

「ハンセン病問題基本法」（二〇〇八年法律八二号、以下基本法）二条は国立ハンセン病療養所に関する規定であり、同法八条は「退所者」「非入所者」が「必要な療養を受けるために」同所への入所（再入所または新規入所）を希望したときは、原則として入所することができると定める（らい予防法の廃止に関する法律は「非入所者」の「新規入所」について定めていなかった）。「療養」の意義は明記されていないが、国立ハンセン病療養所は入所者に対する医療・介護の体制を整備し（一一条）、その福利を増進する施設である（一三条）。その運営理念は「ハンセン病の患者であった者」が隔離政策による被害を回復すること、つまり入所者の「生活環境が地域社会から孤立することなく、安心して豊かな生活を営むことができるように配慮」することである（三条一項）。

しかし「退所者」「非入所者」がハンセン病療養所への入所を希望することは、やはり重い決断であると思われる。そこは、現在もハンセン病を診療することのできる医療機関であるが、ハンセン病患者の入所施設ではない。この入所施設があることは違憲であると判断された。それゆえ「ハンセン病の患者であった」「退所者」「非入所者」にとって、現在の療養所は医療・介護サービスが提供される高齢者向けの特別な無料の入居型施設であると理解されているであろう。しかしながら、他方で国立ハンセン病療養所に入所するのはハンセン病が治っていないからである、と人びとから誤解されることがあるならば、入所を希望しづらい。らい予防法廃止前の「らい療養所」で療養するのは「入所患者」であった。この一〇数年間で、そこは患者の隔離施設から「ハンセン病の患者であった者」の在園保障施設へと法的に機能転換している。それならば「ハンセン病の患者であった者」の入所施設から「ハンセン病」の名称をとり、法令上もこれを「国立療養所」に改めることが考えられる。

もちろん現在の入所者からすると、国立ハンセン病療養所がハンセン病患者のための施設であるとする誤解は、ハンセン病と療養所の歴史と現状に対する人びとの関心と認識の不足のあらわれでしかない。歴史的には「らいを伝染させるおそれ」が入所基準であり、また現在の療養所は、基本法一二条一項の措置として、入所者の良好な生活環境を確保するために、「入所者以外の者に対する医療を行わせることができ」、さらに「その土地、建物、設備等を地方公共団体又は地域住民等の利用に供することができる」（厚生労働省設置法一六条五項、八項）。例えば沖縄愛楽園では二〇〇二年から「地域との共生」の理念の下に八診療科目で一般外来を開始してきたが、二〇一一年には保険適用病床が導入され、入院が可能になった。また菊池恵楓園と多磨全生園にはそれぞれ無認可と認可の保育所があり、あるいは長島愛生園等には歴史資料館がある。

国立ハンセン病療養所を訪れる者は隔離政策の誤りについて学び、ハンセン病差別の歴史を反省することができる。隔離政策が廃止されても、この意味でそこは「ハンセン病」の見える場所でなければならず、現在の療養所とは「ハンセン病」の患者であるとされた経験を共有する者らが、ハンセン病差別のない社会をその外側に開こうとするところである。違憲国賠裁判を通して入所者らは「ハンセン病」「元患者」への自己再定義を行った。現在の「元ハンセン病」療養所が社会的に孤立するならば、ハンセン病差別を過去形にして社会をいわば再定義することはできない。つまり基本法は、療養所の中から共生社会に通じる道を歩み出すことができると考えているのであり、したがって同法八条の入所規定に否定的な意味は付与されていない。

しかし「退所者」「非入所者」の多くは療養所から離れることで隔離政策による差別を逃れようとしてきた人びとである。したがって彼らが国立ハンセン病療養所への入所を希望しないとしても、それは単に誤解によるのではなく、現在のハンセン病差別を恐れているからであろう。例えば「ハンセン病の患者であった者」(「回復者」)に対する「一般医療機関(病院)受診の手引き　ハンセン病回復者が安心して病院へ行くために」が作成されている(「二〇〇三年度厚生労働科学研究：ハンセン病患者及び元患者に対する一般医療機関での医療提供体制に関する研究」石井則久ほか、二〇〇四年作成、二〇〇八年改訂)。これによると、彼らが日常生活の中で「体のどこかの具合が悪い時」、一般医療機関を受診するにあたり、「一番心配なのは、「ハンセン病」であったことをどのように説明するか」である。手引きは次のように続ける。「今あるのは単なる後遺症ですからきちんと説明しましょう。ハンセン病と知って診療を拒否したり、毛嫌いする医師はいません。……特に知覚(痛み、温度感覚)の無い部位を説明しないと、採血や血圧測定、いろいろな検査のとき困ることがあります。手が曲がっていたり、足の裏の潰瘍(ウラキズ)などは神経が障害されたためであること、そして治っているので菌はいないこと、そして人にうつすことは無いことなども説明しましょう。どうしても心配な方は、診療時にソーシャルワーカーの受診支援を依頼しましょう。……変な顔をしたり、変な言動をする医師には、「医療者向け手引き」を渡して、読んでもらいましょう。……「ハンセン病」はもう市民権を得ていますので、心配無用です」。

「医療従事者向け手引き」にはハンセン病の基礎知識、ハンセン病の差別、「回復者」の心理状態、ハンセン病の後遺症等について説明がある。基礎知識として「回復者」から感染することはないこと、つまり手足等の変形が強いからといって病気がうつるわけではないことについて、下線を引き、重ねて医療従事者に理解を求めている。また「プライバシーの遵守」についても、家族に自分の病気のことを話していない「回復者」も少なくないので、十分な配慮が必要であるとしている。

このように手引きは、ハンセン病の既往歴を医療機関に伝えたくない「退所者」「非入所者」に対し、心配無用であると励ましているが、他方で「医療従事者向け手引き」を持たせて万全を期そうとしている。それは医療過誤を防止するためでもある。しかし「退所者」「非入所者」からすると、医療過誤の被害よりも、「変な顔」「変な言動」による被害やハンセン病の秘密が知られることを恐れるためにハンセン病について伝えることがためらわれる。ハンセン病に関する正しい医学的認識と隔離政策の誤りに関する歴史認識をもたない医療従事者に対し、ハンセン病について説明することは難しいと思われる。ほかならぬこの認識の不足がハンセン病隔離政策を推進させた一因であり、任意の医療従事者がハンセン病を差別する者でないことは保障されていないからである。同じようなことは、訪問介護等の福祉サービスを利用するときにも問題になるであろう。したがって介護従事者等に対する手引きをもつ必要もある。

しかし、これはハンセン病の過去を隠すという方法で差別の被害を回避してきた者に対し、その安全弁を外すことを説くようなものである。そして「退所者」「非入所者」はその「変な」意味を敏感に読み取ることができるのであり、「変な顔」「変な言動」はつねに表出しうるものであると考えられねばならない。したがって手引きにあるように、受診支援の制度設計がぜひ必要であるが、三度同じことがソーシャルワーカーについて問題になる。このような手間と不安を除くために、やむなく希望して療養所に入所するとき、あるいは医療機関にハンセン病のことを伝えずに医療過誤の被害を甘受するとき、そこに「無らい県運動」の影響を認めることができる。

第二章　障害者差別解消法

「ハンセン病の患者であった者」の中には、ハンセン病の後遺症として身体的に機能障害のある者がいる。「障害者差別解消法」（二〇一三年法律六五号、二〇一六年施行）によれば、障害者とは「心身の機能の障害」と「社会的障壁により継続的に日常生活又は社会生活に相当な制限を受ける状態にあるもの」をいう。「社会的障壁」とは、「社会における事物、制度、慣行、観念その他一切のもの」を含む広い概念である（二条）。同法が禁止する差別は、「行政機関等」「事業者」が障害者に対して「不当な差別的取扱い」をすることと「社会的障壁の除去について必要かつ合理的な配慮」をしないことである（八条、九条）。前者は作為による差別行為であり、後者は不作為による差別行為である。例えば「ハンセン病と知って診療を拒否」することは前者にあたり、また「変な顔」「変な言動」の「慣行」や「変な」「観念」という「社会的障壁」が除去されていないならば、それは後者に問いうる。「行政機関等」「事業者」は、その除去のために「関係職員に対する研修その他の必要な環境の整備に努めなければならない」（五条）。

つまりハンセン病差別は障害者に対する差別行為として（いわば間接的に）禁止されており、「退所者」「非入所者」の一般医療機関へのアクセスが、現在のハンセン病差別のために妨げられている現状があるならば、それは「社会的障壁」の除去について合理的な配慮が足りていないことを推認させる。ここでのハンセン病差別とは、もちろん「変な」「観念」（偏見）をいうのではなく、「ハンセン病の患者であった者」にとって「障壁となるような社会における事物、制度、慣行、観念その他一切のもの」として経験される現実である。この意味の「差別」が「行政機関等」「事業者」における不作為の差別行為を「退所者」「非入所者」に予期させる。したがって「障害者差別解消法」は、差別行為の起こりうる場所（医療機関等）で差別行為を禁止し、「障害を理由とする」個々の差別行為を差別の加害と被害の法的紛争であると捉え、その解決（事後的調整）と未然の防止（事前的調整）、すなわち事前の「必要な環境の整備」（五条）、いいかえれば「障害を理由とする差別の解消を妨げている諸要因の解消」（二五条）を図ろうとするものである。その「基本方針」（六条）と現場のガイドライン（行政機関「職員対応要領」（九条、一〇条）と事業者「対応指針」（一一条））が法施行までに示されるであろう。このように「差別」そのものの「解消」を、事前的調整の方法を含め、規範的に要請する点に合理的配慮の概念の重要な意義を認めることができる。なお、この概念は障害の「社会モデル」によって支持されてきたが、本稿では「医学モデル」からのモデル転換が、反差別のための「障害」の集合的な自己再定義でもあること、つまり医学的な機能障害（インペアメント）に差別の理由はまったくないことを明らかにするために、機能障害を生活上の不利益に変えてきた「社会的障壁」があること（ディスアビリティ）、ほかならぬそのことが「差別」であると捉え返されている点を重視しておきたい。これによれば機能障害のない者に対するディスアビリティを理由にする差別行為もある。

そして、「障害者及びその家族その他の関係者」から、合理的配慮の不提供という不作為の差別行為など「障害を理由とする差別」に関する「相談」を受けた「障害者差別解消支援地域協議会」は、「当該相談に係る事例を踏まえた障害を理由とする差別を解消するための取組」を行う（一八条二項）。この「取組」とは「人権の保護及び促進のための国内機関の地位及び機能に関する原則を考慮に入れ」（障害者権利条約三三条二項）、既存の人権救済手続を実効的に機能させることをいうのであろう（一四条）。例えば沖縄県では、障害のある人もない人も共に暮らしやすい社会づくり条例（二〇一三年条例六四号）に基づき、差別行為の被害に遭った「障害のある人」等の「助言又はあっせんの求め」があるとき、まず「調整委員会」において事実関係が調査されて話し合いによる解決が試みられ、あっせん案が受諾されないときは、知事が差別解消に必要な措置をとるよう「勧告」する。

つまりハンセン病の差別を終わらせるためには、第三者が関与するこうした裁判外の（準司法的な）話し合いによる紛争解決を繰り返さねばならない。そして「障害者差別解消法」によれば、合理的配慮の不提供は「障害者から現に社会的障壁の除去を必要としている旨の意思の表明があった場合」（八条、九条）において認められる。

合理的配慮の供与義務は機能障害が「知られた」ときでなければ生じないとされる。つまり「退所者」「非入所者」が医療機関等で「ハンセン病」を隠し通したままでは法的紛争があるとはいえず、それゆえ前述の手引きが述べるように、「変な顔をしたり、変な言動をする医師には、「医療者向け手引き」を渡して、読んでもらいましょう」。それでも医療従事者の態度が改善されなければ、そこに不作為の差別行為がある。「障害者差別解消法」は、この差別行為を法的に問いただすことができるようになることを約束する。

しかしながら「退所者」「非入所者」からすると、ハンセン病差別の中で差別行為の被害に遭ったことを隠しておかねばならなかったこと、あるいはかつて被害を訴えたが被害回復にはつながらなかったことが積年の「差別」の被害なのであるから、「社会的障壁」の除去について、安心して「意思の表明」のできる被害回復の仕組みの整備されていることが、差別解消法として重要である。それゆえ沖縄県条例は「意思の表明の受領における差別」を禁止し（一六条）、また「障害のある人が自己の抱える課題を主体的に解決する力を取り戻し、又は高めるため」「障害のある人同士による相談体制」を充実させるとする（三三条）。しかも、「意思の表明」をすることが政治的な善であることをここで前提にするわけにはいかない。なぜなら「意思の表明」の重要性とは、そのできないことが負担である（差別の悪である）ということであり、表明の有無は選択肢であるにすぎず、「意思の表明」そのことに価値があると理論構成するのは論点を先取りしているからである。したがって「意思の表明」がなく、回復されない差別の被害が抱え込まれる可能性を残したまま、不断に追求されねばならないのが反差別の取り組みである。つまり被差別のいわゆる「呼びかけ」が個別的につねに発せられることを求めえない。

第三章　合理的配慮の作為義務

「障害者差別解消法」は、障がい者制度改革推進会議（二〇〇九年一二月〜一二年七月）の下で発足し、障害者政策委員会に引き継がれた差別禁止部会の「意見」(二〇一二年九月)をふまえて制定された。内閣府・共生社会政策・障害者施策のウェブサイトで公開されている同部会の議事録をみると、そこでの議論には二つの特徴が認められる。まず、差別的な表現行為について検討を控えており(健常者優越思想の流布や障害者差別の煽動について言及がなく、また対面的な侮蔑的言動についてはハラスメントであるとして差別行為から区別された)、次に合理的配慮とは機会均等化であると理解されたことである。後者の理由は「等しきを等しく扱う」ことが平等であり、「等しからざるを等しく扱う」ことが差別であるとみなされたことにある(棟居快行『人権論の新構成』信山社、一九九二年)。これらは二〇〇二年に国会提出され、翌年に廃案となった人権擁護法案に対する批判が「人権」概念にも向けられていたことに関係しているであろう。以前から日本の憲法学は差別的な表現行為規制について慎重であり、また憲法上の基本的人権論は「不当な差別的取扱い」(作為による差別行為)を差別であると説明してきたので、ハンセン病差別の問題にも向き合えなかった。もしこの点について理論的な反省を欠くならば、「障害者差別解消法」で新しく導入された合理的配慮の作為義務が「差別」を解消しうるか、その帰趨は楽観できない。

憲法学的には「変な顔」「変な言動」は、強いていえば作為の差別行為であり、そのために一般医療機関にアクセスする機会が「退所者」「非入所者」から奪われているならば、この機会の均等を目的として、その作為の差別行為が、その医療機関から除かれねばならない。しかし、この医療機関へのアクセスの機会均等化が合理的であるかは問うことができる。なぜなら「変な顔」「変な言動」は、「ハンセン病やその後遺症についてあまり知っていないだけ」であるからであり、一般的に医療機関ではその無知がやむをえないことであるならば、その反応も無理からぬといえるのであり、特定の専門的機関へのアクセスを保障すれば足りるとされかねない。そこで「意見」は、合理的配慮の不提供を差別行為であるとするにあたり、「意思の表明」による法的紛争化という理論構成を活用した。「意見」の考え方によれば、障害のない者に対して医師が「変な顔」をしないで診察することが望ましいように、障害のある者に対して「変な顔」をしない配慮が求められる。したがって受診者から「ハンセン病の患者であった者」であると伝えられたにもかかわらず、そうした配慮のなさが認められるならば、それは「実質的には、障害のない者との比較において障害者に対して」「異なる取り扱いをしているのと同じである」（二五頁）。差別禁止部会でしばしば用いられた比喩を借りれば、合理的配慮の明文化とは「足を踏んでいるので退けてほしい」という要望を健常者社会に対して示し気付かせることであるが、「意見」では、「足を踏む」という彼に対するあなたの敢えてする別異取扱いが、彼の機会不均等の原因行為であると捉えられた。つまり合理的配慮の不提供とは機会不均等であり、それは知りえた機能障害を直接的・間接的に理由とするあなたの「不当な差別的取扱い」（作為による差別行為）の結果に他ならない。

実際に「意見」は、冒頭で「差別禁止法」の必要性を次のように説明した。障害者権利条約の前文（y）が「障害者の社会的に著しく不利な立場を是正することに重要な貢献を行うこと並びに障害者が市民的、政治的、経済的、社会的及び文化的分野に均等な機会により参加することを促進する」と謳うように、この「差別禁止法」は、「障害の有無にかかわらず全ての人が「市民的、政治的、経済的、社会的及び文化的分野」、すなわち国民のあらゆる生活分野において「均等な機会により参加すること」を保障すること」を目指す、と。①社会的に不利な立場の是正と②機会均等の二点のうち、後者が障害者に関する世界行動計画（一九八二年）や障害者の機会均等化に関する基準規則（一九九三年）にもみられたものであり、前者が「社会モデル」の法的方法を表すと考えられるが、ここでは後者に一本化されている。

しかし、例えば機能障害や疾病の有無を理由とする胎児の生命の選別という問題では、強いていえば胎児として生きる機会あるいは人になる機会の均等化が問われるが、これは「市民的、政治的、経済的」等の分野への参加という次元に未だ達していない。人の生命は差別的に取捨されてはならないが、選択の対象にはなりうるので、出生の機会が胎児に対して均等配分されるとは一般的に考えられていない。つまり「差別」は、人との出会いや別れの機会自体において問われうる点で、機会不均等よりも広い概念であり、そして合理的配慮の作為義務論が、その不提供を差別行為であるとするのは「差別」を是正したいからである。その不提供（足が踏まれていること）は「意思の表明」の有無にかかわらず、つまり別異取扱いによる機会均等化が問われる前に、すでに「差別」として悪いこと（人権侵害）であり、したがって個々の不作為の差別行為とは「意思の表明」にもかかわらず、配慮を拒みながら「変な顔」「変な言動」を保つこと、つまり、あくまでも不合理に「足を退けない」という不作為である。その作為義務は「変な顔」「変な言動」を止めて態度を改めることである。一見すると、それは小さな差別的振舞いである。しかし、これが「不作為」の違法行為として法的に取り出されるのは、機会均等化以前の問題として「差別」を解消するために、その改善が社会的に期待されているからである。それゆえ逆説的に、合理的配慮には「その実施に伴う負担が過重でない」という義務の限界が設けられる。しかし、個人的にはともかく社会的には事前的調整の合理性を認めうるのであり、合理的配慮の理論構成は規範的に責任の問題を提起する。それは強力な人権論であり、合理的配慮の個人的負担が過重であるときに「差別」（人権侵害）を否定することなく、その「負担が過重でない」とき、つまり個人的に応答可能であるかぎり、相手方に対して差別的でないことを求めることができるという権利を認める。こうして差別行為をする個人の自由が否定される。

「意見」によれば、精神障害者に対し、「在宅医療の提供等、地域で生活しながら医療が受けられるための合理的配慮を提供することなしに、入院を強制すること」は作為による差別行為である（四四頁）。自傷他害のおそれを理由とする取り扱い（入院をさせるかどうか）の問題であると理解されたのであろう。しかし、精神障害者であるとき、この判断の対象であり、強制入院の対象になることが「社会的障壁」であり、「差別」の問題である。私人間で自傷他害のおそれの有無（機能障害の内容・程度）を法的に争うことが紛争解決であるとされるのであれば、それは決して「差別」を解消しないであろう。なぜなら自傷他害のおそれのある精神障害者に対する在宅医療という配慮を個別的に提供することは、医学的に十分に可能であるものの、現状では容易でないからである。社会的な事前的調整としての配慮がないから、個人的な医療行為の負担が過重になるのであって、「差別」があること（合理的な在宅医療の制度という配慮の不提供）を前提にして「不当な差別的取扱い」（配慮なき強制的な入院措置）がある。この意味で作為の差別行為とは、じつは差別的な行為を止める（「足を退ける」）という合理的配慮が提供されないこと（不作為の差別行為）に他ならない。しかし、憲法学的には前者が後者を包摂する。「合理的配慮を提供しないことが差別と位置づけられ、そのための積極的な作為が求められる分野は、障害のない者への何らかの役務提供、機会や権利の付与がなされている分野である」（「意見」二五頁）。それはあくまでも別異取扱いである。その結果、「社会的障壁」を話し合いにより除去するために、法的紛争の理論構成はときに個別的に有効な解決策を導きうるが、つねに不可欠ではないという点が見失われている。換言すれば、福祉的な「相談支援」「権利擁護」の方法と法的な紛争解決の方法が切り離され（この問題について植木淳『障害のある人の権利と法』日本評論社、二〇一一年）、合理的配慮の人権論の範囲が作為義務論として後者に限定された。

さらに一例を上げる。二〇一二年八月三一日の第三回差別禁止部会で、障害のある母親が子育てをする上での（子どもに対するケアとしての）支援がないのは合理的配慮の不提供であるとする見解に対し、次の反論があった。「一般に提供される子育て支援というものが仮にあったとして、それが障害ゆえに利用できないという場合があれば、それは差別の問題です。だから、それを利用できるようにするというのが合理的配慮の問題です。けれども、障害者についてだけ独自の支援、例えば総合福祉支援法のサービスは、障害のない人に対しては提供されないサービスですので、障害のない人と比較して障害者だけが利用できないという問題は発生しません」。それは「差別禁止の問題ではないのです」と。機会均等の概念が、禁止される差別（平等）の範囲を狭めるように機能したことがわかる。もちろん、ここでも「親を経験する機会」の均等を超えて「（母）親なるもの」への機会均等という意味での社会参加を問うことはできるが、多元的社会で「（母）親なるもの」が何であり、またどの程度まで優先的に追求される目的であるかは明確でない。しかし他方で、育児の方法（子どもの利益）はある程度まで社会的な共通の関心事であり、その社会的な関心が偏見を伴い、障害者に対して親になり、また親であることへの阻害要因として働いている（「親なのに子に何々をしてあげられない」という非難の目を向ける）のであれば、それが「社会的障壁」であり除去されねばならない。つまり健常者のような育児への底上げでも、「親なるもの」への機会均等でもなく、親子関係からの障害者の排除の是正が、ここでの合理的配慮の目的である。しかし「意見」は、「障害のある保護者が障害のない保護者と同様の役割を果たすために」配慮が必要であると述べた（六五頁）。まさしく「差別」はこのように現れる。障害のある親をもつ子と、親に障害のない子には差異があり、それぞれの親が異なる役割をもつことが考慮されないで、障害のない親の役割への同一化が促されている。ただし、障害のある親が子と向き合うために配慮が必要であるならば、そこでは親子が然るべく向き合うことへの機会均等が問われていると考えられなくもない。これは、親子関係はどうあるべきかという一般的な問いである。たしかにこの種の機会不均等は、少なくとも障害の有無による「差別」とは異なる次元の問題であり、それゆえ福祉的にも法的介入は謙抑的でなければならない。この点で同様に考える「意見」は、私的な領域である家族間で差別行為は成立しないと敷衍した（六五頁以下）。しかし、これは誤りの上塗りであり、個人の自由のために形成されるのではない親密圏では、機会均等論は使えない、ということでしかない。

第四章 「等しさ」の人権

合理的配慮の人権論は機会均等論によって実効性を削がれる。これは近代法の基本的な考え方に関わる論点である。憲法学の平等論は社会契約論に依拠する。人間とは、各人が自由かつ平等であるような神の作品であり、各人がその自由を平等に追求できるように合意することで国家が設立される。したがって国家は、各人の自由追求のための機会を均等化せねばならないし、また各人の自由を不当に侵害してはならない。平等とは機会均等を意味し、その根拠かつ目的となっているのは自由の価値である。なかでも表現の自由は政治的に重要であるとされ、差別的な表現行為を内容的に規制することは慎むべきであるとされる。なぜなら一切の差異は自由の価値の下で相対化可能であり、機能障害の有無を理由とする障害者と非障害者に対するそれぞれの別異取扱いが、理論的にはいずれも機会均等を保障しうるからである。それゆえ「変な顔」「変な言動」の自由は、表現行為として保障されうるのであり、それが「変」であると述べる言論によって抑制されることが憲法学的には望ましい。たとえ「差別」がその被害回復の声を抑え込んでいるとしても、国家が言論の自由な機会を奪っていることにはならない。それなのに人権救済機関が「変な顔」「変な言動」という細部にまで国家的に介入するのであれば、それを憲法学は支持しない。このような理由で、私人間の差別的な関係に「憲法的なるもの」（基本的人権）はうまく入り込めない（奥平康弘「「人権」という言葉を問う」『法律時報』七三巻二号、二〇〇一年二月）。そのため公務員による差別的な表現行為も公権力による人権侵害であるとはみなされず、かえって「差別」が助長されている。こうして例えばフーコー権力論は「変な顔」「変な言動」の半面に権力関係の編み目に捕えられた「汚辱に塗れた生」があることを指摘して法論に背を向けた（森川恭剛『ハンセン病と平等の法論』法律文化社、二〇一二年）。

しかし、その自由かつ平等に生まれるという人間観と自由のために設立されるという国家観は、ともにフィクショナルな理論的要請である（神がヒトの作品であり、国民国家は暴力的に形成された）。そして隔離政策は近代日本のハンセン病患者に対して自由と平等を約束しなかった。ハンセン病患者の隔離政策は、ハンセン病ではない者のために（感染予防を目的として）、ハンセン病であるとした者を隔離した。このことがハンセン病差別をあらためて作出し、助長した。その差別とは個々の差別行為であるとともに全体としての「差別」であった。ハンセン病を理由とする差別行為の前提には、ハンセン病ではないことを理由とする社会的差別があった。ハンセン病ではない人びとが、その集合的同一化（ハンセン病を予防する私たち）を理由として、ハンセン病を差別の対象にした。この意味で「差別」とは「Bでないこと」を理由として現れるものであり、B（文脈上は機能障害）を理由とする差別行為の前提には、この非Bの同一性＝「私たち」としてのAがある（森川恭剛「性暴力の罪の行為と類型」『琉大法学』九〇号、二〇一三年)。それは少なくとも二対一の多少・優劣の非対称性である。したがって、受診者がハンセン病ではないことを前提にしてきた一般医療機関は、ハンセン病であったことに対する配慮を欠くのであり、それが不作為(または作為)の差別行為となって現れる。それゆえ理論的には「自由かつ平等」の後者をせめて留保し、人間は「差別」のある社会に生まれてくることから出発せねばならない。

法と道徳を区別し、「思想及び良心の自由」「信教の自由」を国家に対して保障しようとしたのは近代自然権論の功績である。しかし、平等を機会均等であると捉えたのは、人間社会の原理を自由であるとみなしたからである。理論的には、各人が自由になりえたときに、平等も現実のものになるであろう。たしかに人間には「意思の自由」(選択の自由)があり、国家はこの自然的所与(個人の多様性・偶然性)を認め、尊重するしかないと考えられる。ヒトはそのような脳をもつ動物であり、一般的にはヒトの個体の特徴はそこにある。しかし同時に、霊長類として社会的であることも人間の条件であり、そして、この社会が人間の自由のためにあることは今も歴史的な仮説であるにすぎない。むしろ、その社会性が人間の相互行為(チンパンジーの毛繕いのようなインタラクション)により支えられているのであれば、その相互的接遇の機会において「等しさ」の関係を成立させること、すなわち相互親和的に同等に価値享受することが、人間社会の規範的な原理になっていると理解してみるのはどうであろう。人間は権利・義務よりも権利・権利の関係で出会う。つまり個体間交渉において「等しからざるを等しくする」能力を与えられている。そうすると、その接遇の機会に不平等が現れたならば、そこを匡正せねばならないが、そこにある差別を是正するために、相互接遇の機会均等をいうことはできないのである。それゆえ、このような意味における反差別としての平等の概念があり、そして個人的な自由よりも相互親和的な「等しさ」を規範的に優先させる社会が人間的なそれであると考えられるならば、その反差別の立憲主義は、「差別」を取り除くために「必要かつ合理的な配慮」をする公的機関の機能的複合体として国家を理解せねばならないであろう。こうして事後的な個別的調整の余地を残しながら、事前的調整としての合理的配慮の重要な意義が導かれる。

「あなたは差別者である」という表現内容が特定人を指して彼の尊厳を公然と攻撃するならば、それは侮辱罪を構成しうるように、「あなたは被差別者である」という表現内容が彼（ら）は「劣る」「除かれる」という差別的な意味を伝達するのであれば、それは内容的に規制されうる。ただし両者の法原理の異同を問わねばならない。後者からすると、反差別の言論行為が名誉毀損等に問われているときに、表現の自由の萎縮効果を説くだけであれば（毛利透『表現の自由』岩波書店、二〇〇八年）、同時に差別行為が助長されている。もちろん「意見」によれば、差別的な表現行為はハラスメント（深刻なそれ）として規制可能である。なぜなら、例えば「障害者にいわゆる優生手術を受けさせてきた悲惨な事実」については「差別であるかどうかが問われる前に、犯罪に該当する場合もある」と理論構成できるからである（六六頁）。しかし、これはおかしな理屈であり、ナチズムによるユダヤ人の虐殺は犯罪であるが、反ユダヤ主義（差別）である前にそうであるとはいえないように、優生主義の行為も健常者優越思想の表明（差別）である前に犯罪的であるのではない。「差別」が根深いがゆえに、差別的な表現行為が深く人を傷つけるのであって逆ではない。ハラスメントが差別的に人の尊厳を害するのは多少・優劣の非対称性を前提にするからであり、それは一対一の関係における差異の問題ではない。そこで脅かされているのは単なる尊厳ではなく、「等しさ」の尊厳である。

人間は自由であるが、他者の自由を侵害しうるから、国家が設立されるとするとき、一方で国家は自由と強制の矛盾を抱え込み、他方で人びとは自由を追求して競い合う。これに対し、人間は差異を理由に差別に傾くが、それでも互いを等しくする社会性の能力をもつとするとき、国家は諸々の差異を尊重しながら、「等しさ」をつくるために補完的に関与することができる。他者依存的な社会的動物である人間は、自由を求める個人として尊重されるというよりも、「等しさ」の対人関係をつくるかぎりで相互に尊重し合うことができる。もちろん「等しさ」の意味は一通りではなく、一般的には、第一に概念的に同じもの同士は同じであるとする形式的な方法があり（人間A＝人間B）、第二に何らかの物差しを用いて間接的に異なるものとものを価値的に同視する実質的な方法がある（人格性においてA＝B）。ここでは第三に、異なるものとものをただひとつふたつと数える形式的な方法、すなわち人と人の「等しさ」が、接遇の相互親和的行為の中から互いの差異を捨象して価値的に滲出するとする考え方が提出されている。私が何ものであろうとも、あなたに対して相等である。前二者は「等しきを等しく扱う」平等論であるから、A＝Bであり、またB＝Cであるなら、A＝Cである。A、B、Cは同一ルールのゲーム参加者として等しく扱われる。第二の方法では2A＝Dのダブルカウントもできる。しかし、第三の考え方では、複数の等号のそれぞれのいわば色合いが種差として区別される。ここでは両辺から「等しきもの」がつかみ出されるのではなく、各辺の差異が捨象される程度に応じて、それぞれに「等しさ」が現れる。どの一人も「一」として他の一人と対向するが、その内容は無限に多様である点で実質的である。この意味で平等とは「等しからざるを等しくする」ことである。この「等しさ」の人権を基底に据える立憲国家は、政治的統合にともなう「同化」と「排除」の二者択一を免れうると考えられる。なぜなら、このような人権の価値は、人びとが行き交い出会うところで、国境をまたいで諸国家を拘束しうる妥当性を発揮するからである。

立憲主義の戦後日本でらい予防法が制定され、隔離政策がさらに続いた。司法によるその違憲審査は法廃止後に持ち越された。隔離政策による「人生被害」とは、ハンセン病差別の被害を受け続けたことをいう。この人権侵害がかくも長く見過ごされたのは、近代立憲主義の人権保障機能に不備があるからであろう。それは、第一に「差別」に対する国家の関与を不問に付し、第二に人権救済の適切な制度をもたなかった。近代的自由の立憲主義は「民意→立法→行政→司法（裁判）」の規範的プロセス（自由のための政治過程）を用意するが、民意とは多数派の合意であり、小さな声は最初に排除されており、司法（裁判）にその声が届くことはほとんどなく、聞き入れられることも例外的である。そのため「排除」か「同化」の抑圧にさらされる小さな声の持ち主の被害が、個人的には人権侵害として（社会的には「差別」の被害として）、つねに回復されねばならないものとしてある。そこで、現代立憲主義は政治参加（民主主義的な討議・熟議）への主体性を説いている。つまり法的には機会均等であり、それは自由への競争を促す。しかし、例えば初等教育における合理的配慮としてのインクルージョンが、学力の自由競争のための機会均等を目的にするとは考えにくく、むしろそこでは「等しさ」の対人関係をつくる技法を学ぶこと、そのための機会であるインクルージョンそのことが大切にされているであろう。このような接遇の機会の奪われているところで、私たちの集合性が、あなたの差異に対する「差別」の理由になっているのであり、同時に「差別」の被害は、差別的な社会の中で、個人的に黙して抱え込まれて持続的に潜在化している。したがって、これに対して被害を顕在化させうる被害回復の（匡正的な）接遇の規範的プロセスが補完的に対置されてよい。つまり形式的に等しくすることに重要な意義を認め、二対一の差別を一対一の「等しさ」に転じる法制度として、合理的配慮の不提供を違法であるとする人権救済手続がある。それは小さな声を聞き届けるためのインタラクティブな仕組みである。国際社会では、このように機能する国際人権法の国内実施機関（立法・行政・司法の三権から区別されるもの）が用意されねばならないと考えられているであろう。こうして「等しさ」の人権論は、立憲主義の政治体制を補完的に是正する法制度として国内人権機関を位置付けることができる。

第五章　差別の集合的行為と責任

憲法学が指摘してきたように、人権侵害の被害を回復するために国家に依存することは賢明ではない（西原博史『自律と保護』成文堂、二〇〇九年）。「無らい県運動」が同時に「救らい」の目的を掲げたことは十分に反省されねばならない。ハンセン病の患者であるとされた者は国家的な保護の下に導かれ、入所者らは善かれ悪しかれ「差別的取扱い」をうけた。この両義性は難題であり、自由侵害の論理からすると、どこまでが被害であり、どこからが福祉であるかが判然としない。反差別の論理からすると、療養所では「らい」という宿命に挑んだ人びとの間に差別に立ち向かう集合的アイデンティティが育まれたのであり、入所者らの全国組織（現在の全国ハンセン病療養所入所者協議会）が国家と渡り合い、「療養権」を獲得してきた。これはBに対する被害補償の意味で匡正的であるが、しかし同時に国家からすると、ハンセン病「でない」A集合と「である」非A集合が二分されたまま、Bなる後者に財が再配分されたにすぎないともいえる。しかも「退所者」「非入所者」は、国家的な保護を手放して療養所の外にいたのであるから、ほとんどの人は「差別」の被害の中を黙々と暮らしたのであり、被害補償の機会を失ってきた。

しかし、ハンセン病違憲国賠裁判で、原告となった彼らは「元患者」として自己再定義し、多くの訴訟支援をうけて「人間回復」した。それは「差別」からの被害回復を意味するが、あらためて被害補償が得られたことであるよりも、裁判を通して「等しさ」の対人関係が経験され、その可能性が広く取り戻されたことを指すであろう。ここから第一に、国家的な配分的正義は「差別」を解消する方法として限界を有しており、むしろA集合とB集合の間に立って両者を隔てること、そうして「差別」が政策的に作出・助長されたことからすると、被差別の「呼びかけ」が抑え込まれる理由にもなっていたことを学ばねばならない。第二に、被害補償の得られることだけが、被害回復の法的手続の目的ではないことである。長期間に及ぶ隔離政策は被差別の「呼びかけ」がそれだけ聞き逃されたということでもあるから、依然として抑え込まれている「呼びかけ」に応えうる簡易迅速で実効的な「等しさ」の人権回復をもたらす法的手続が必要である。

「障害者差別解消法」が同時に人権救済手続法でもあるのはこのような理由による。「意見」は、「障害に基づく差別事案の多くが放置されてきたことに鑑みると、中立・公平な第三者が当事者間に関与する仕組みを設けることで、紛争の円満な解決を促進することが求められる」とし、その裁判外紛争解決のあり方として、まず相談・調整の機関は「障害者が気軽に相談等を行うことができるよう、また、障害者が気付いていない場合でも問題を発見することができるよう、障害者にとって身近であり、かつ障害者に寄り添えるような存在」である必要があり、次に調整が困難である場合でも、「障害者の権利擁護につき専門的な知識、素養、経験といった資質を備えた専門家を含む中立・公平な機関による調停等の手法により、粘り強い紛争の解決を図ることが求められる」とした（七九頁以下）。問題は「中立・公平」の意味であるが、それは実質的な機会の均等配分の意味でも、差別行為に対する被害補償の匡正的な意味でもなく、つまりゲームの審判員の意味ではなく、「差別」の是正、すなわち「等しさ」の人権回復という意味で匡正的な被害回復の正義をいう、とするのが本稿の見解である。

というのは、司法的な紛争解決を念頭におくならば、前述のとおり、「差別」のある中で、障害者からの配慮要求の「意思の表明」があることを条件に、個別的に法的に紛争化する限りで、差別的取扱いが不当な違法行為として可視化され、法的な被害救済の対象になるであろう。しかし、その被害内容が機会の不提供による逸失利益であるならば、それは個別的には大きくないこともあるので、合理的配慮の作為義務論の意義は、機会均等化を要求する「意思の表明」を可能にするところにある。ただし、この表明は被差別の集合性の形成されていないところでは困難である。これに対して「等しさ」の人権論からすれば、「差別」は障害者の「意思の表明」の有無にかかわらず、解消されねばならないので、「障害者が気付いていない場合でも」相談・調整機関は被差別の集合性の観点から機能せねばならない。つまり合理的配慮が義務化されるのは、「意思の表明」後に作為義務の所在を指示するためであるよりも、つねに事前的に配慮の必要性を明らかにしつつ、さらに個別具体的に調整の余地を残すためである。人権救済手続による個別的な紛争解決の仕組みが、相談・調整機能を前置し、基本的に話し合いによることが望ましいのは、紛争当事者の範囲を超えた事前的・事後的調整の政治的責任において、つまり「等しさ」の回復の正義に仕える第三者の関与の下に、配慮の不提供を配慮の持続へと転換することが期待されるからである。個別的な関係調整の目的は必要に応じて被中立人に対する強制調査や勧告等の手段を用い、中立人の被害回復への権利を擁護すること（差別の是正）にある。そして「手続上の配慮」は負担過重の制約をうけない。それはA集合とB集合の間にある差別の責任において用意されねばならない仕組みである。

このような応答責任の問題を法理論的に提起したのは、戦後補償裁判であった。合理的配慮の人権論も、障害者権利条約を国内適用するための法解釈論であるが、現在の人権救済の課題は、憲法学というよりは武力紛争や植民地主義の被害と向き合う国際人権法が取り組んできた。日本でも東西冷戦期後の一九九〇年代から従軍慰安婦訴訟等に即して、被害の訴えに対する応答可能性としての「戦後責任」が自覚的に問われてきた。旧日本軍の違法行為に対する法的な判断回避（不処罰・未補償）という政治的責任があるとされた（高橋哲哉『戦後責任論』講談社、一九九九年）。それは日本国民に対して名指しで呼びかけられている集合的責任である（徐京植『半難民の位置から』影書房、二〇〇二年）。しかし戦後補償裁判では国家賠償請求が棄却されている。その争点の一つである民法の除斥期間について、ハンセン病違憲国賠裁判では「人生被害」の概念が、現在まで累積する被害の継続性を明らかにし、隔離政策はらい予防法を廃止しないという不作為の違法行為として継続したと捉えられた。同様に、日本国民の「戦後責任」についても、例えば「脱植民地主義化の未完了」が継続していると指摘される（中野敏雄『大塚久雄と丸山眞男』青土社、二〇〇一年）。ただし、その被害に対する応答責任として法的に何を、どのように問うか、つまり「足を踏んでいる」という進行形の集合的行為として何の不作為を特定するかは、まだ理論的に詰められていない（永原陽子編『「植民地責任」論』青木書店、二〇〇九年）。

他方で、慰安所制度の被害者が、戦時性暴力の被害を現在まで抱え込んでいることが指摘されてきた（例えば川田文子『赤瓦の家』筑摩書房、一九八七年）。それは性暴力の被害であり、平時のそれと同様に、被害が不可視化されてきた。それゆえ「日本軍性奴隷制を裁く国際女性戦犯法廷」は、個人の刑事責任と国家の賠償責任を問い、後者の中に「戦後責任」を含め、「侵害が継続している現状を考慮し、国際法に基づき発展してきた賠償の概念」を適用し、「損害賠償、原状回復、被害回復、満足、再発防止の保証を提供すべき国家責任」を認めた。「サバイバーの証言は、「慰安婦」に対する身体的、精神的暴力は癒えておらず、長い年月を経たいま、できるかぎり慰めと苦痛の軽減が得られるような手立てを講じる必要があることをはっきりと示している。これには、快適で配慮のある生活条件と、十分な生活水準を保証する生活用品の提供も含まれるだろう」。なぜなら「日本国家は、サバイバーに対し相当な肉体的、精神的損害を追加的に引き起こしてきた」「追加的な責任」があるからである。それは被害事実の継続的な「否定、隠蔽、歪曲」と刑事訴追・賠償の義務の継続的な不履行であり、また被害者の尊厳を守る措置の継続的な不履行等の行為である。そして、これは元「慰安婦」らの「呼びかけ」に応えて日本でその国家的な「戦後責任」を肯定するために開かれた民衆法廷の結論であるが、さらに性暴力被害の苦痛を把握する点で、「国際的な女性運動にとって共通の課題」（同法廷憲章）に対する一つの考え方を明らかにしている。つまり「「慰安制度」における空前の規模、組織性、残忍さは、女性を物体化し差別する文化から生じ、侵略者が劣等と見なす文化出身の女性に対しては残虐さを増し、軍国主義文化の一部として極限にまで至った」。それは「軍国主義とジェンダー不平等の文化に根ざす」残虐行為であった（VAWW-NET Japan 編『女性国際戦犯法廷の全記録Ⅱ』緑風出版、二〇〇二年）。この意味で、その責任の所在は日本国民という集合性にすっきり重ならない。そこで政治的な応答責任の観点から「普遍的責任」の概念が提起され、「過去の不正義に対する謝罪と補償が、一度限りの清算ではなく、現在へと続く不正義に対する注意深さに結びつくような、そうした責任の引き受け方が求められている」と論じられた（斉藤純一『政治と複数性』岩波書店、二〇〇八年）。

これに対して本稿は、いわゆる構造的な暴力を「差別」の被害においてみるという方法をとり、「足を踏んでいる」という、その集合的行為の責任において「障害者差別解消法」が運用されねばならないと提起する。「普遍的責任」の概念は、たしかに「国民的自負」を取り戻すといった回路には繋がらないが、本質的に加害行為の個人責任を根底において支えるものでもある。それは「三人称の私」、すなわち、それが「一人称の私」を底から垂直的に支えるところの「垂直的な罪の意識」（ヤスパースのいう「形而上的な罪」）である。この「罪の意識」が、個人や国家の行為責任の前提にあるとき、対抗暴力に陥らず、被害者における「赦し」につながるであろう（花崎皋平『〈共生〉への触発』みすず書房、二〇〇二年）。こうして私たちは、個人およびとくに「罪の意識」なき国家の行為責任を追及すべき政治的責任を（個人的かつ集合的に）引き受ける。しかし「普遍的責任」は、他ならぬ私たちが「足を踏んでいる」という集合的な行為のあることまでを指示しない。「三人称の私」が気付かせるのは私が加害者でありえたという反事実的な「罪」である。しかし加害者が法的責任を問われる対象は、現実的に踏み出されうる一歩の行為であるにすぎない。「罪の意識」とは、応答の行為としての贖罪の義務が加害者にだけ課される、とするものではなく、また、第三者の責任実践が責任追及（非難）だけを規範的に意味しないのであれば、何のゆえに第三者がつぐなおうとするか、その「罪」の理由が示されねばならない。

「誰かに暴力が加えられたことを察知しながら、その苦難を放置し、その犠牲者を黙殺するならば、私たちの政治文化、いや私たちの生そのものが過去から続く不正義の慣性へと引き戻されてしまう」。したがって「普遍的責任」は「誰をも見棄てられた境遇に放置することのないアテンションのあり方を求める」（斉藤・前掲書）。しかし、残念ながら、「私たち」はすでに不正義の直中にある。なぜなら察知しえた犠牲者らに被害補償し、財を再配分しえたとしても、それだけでは正義が実現されないからである。「私たち」の注意深い配慮が求められているが、その前に問われているのは配慮がないという集合的な行為である。「私たち」とは、「足を踏んでいるので退けてほしい」と集合的に呼びかけられるときに遅くとも可視化されるもう一つの集合性である。

したがって、「等しさ」の人権回復のために機能する規範的な仕組みが、「私たち」の集合的責任において用意されねばならない。この法的手続において、合理的配慮の不提供という差別行為の責任が、行為者本人の応答すべきものとしてあったか、それとも事前的調整の必要性が、社会的な配慮の不提供として認められるか、あるいはどのような事前的または事後的調整の必要性を認めるべきかが判断される。中立人に対して二対一の「私たち」の集合性を帯びない場合でないかぎり、被申立人の「負担が過重」にならないように、つねに柔軟で個別的な問題解決の方法が模索されねばならない。また行為責任の負担が過重であるとき、事前的調整の必要性を認める結論は、速やかに行政機関等「職員対応要領」と事業者「対応指針」に組み込まれていくということでなければならない。差別解消法は立憲主義の政治体制を補完的に是正する法的拘束力をもって運用されねばならない。

II

無らい県運動の実際
——地域の具体像

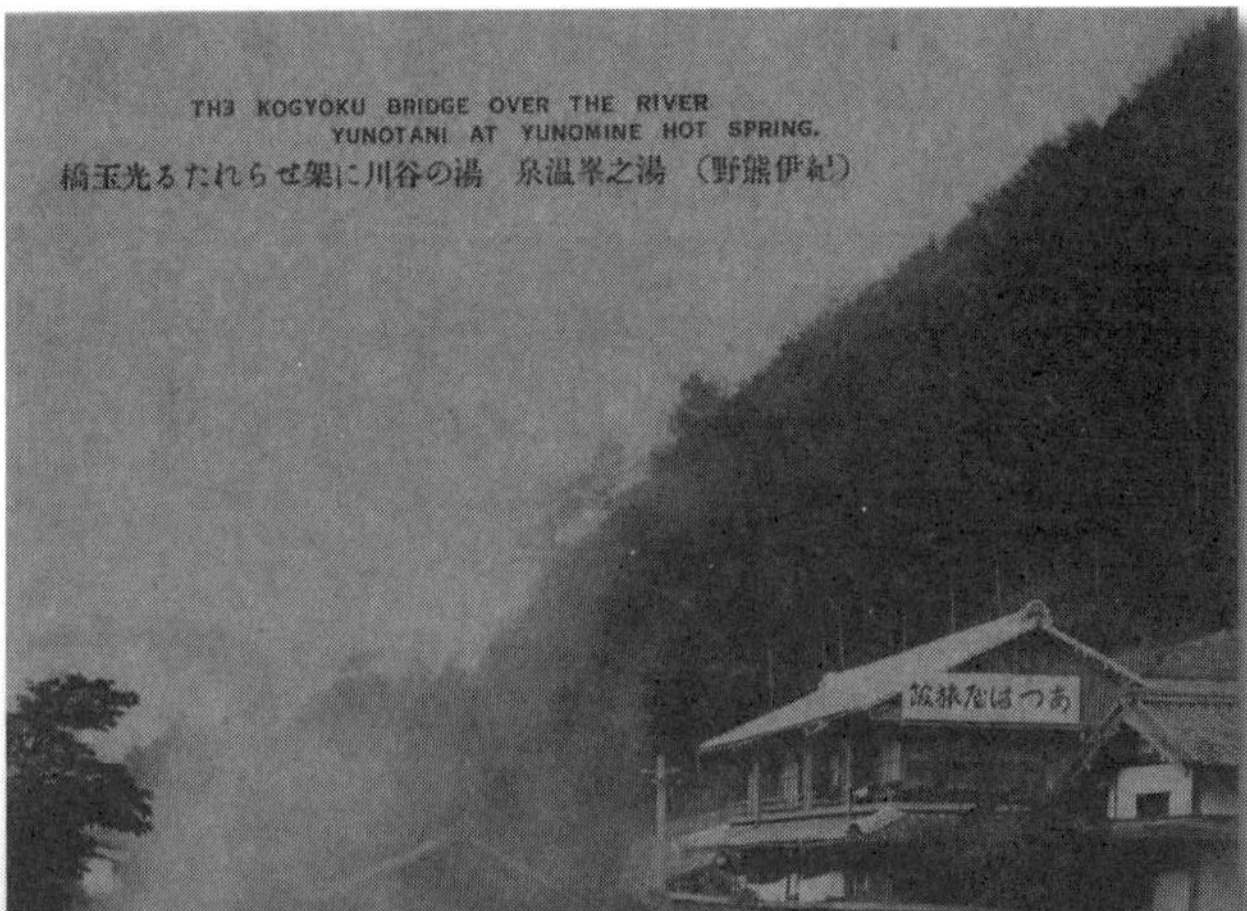

THE KOGYOKU BRIDGE OVER THE RIVER
YUNOTANI AT YUNOMINE HOT SPRING.
（紀伊熊野）湯之峯温泉　湯の谷川に架せられたる光玉橋
あつはな旅館

扉写真＝湯の峰温泉絵はがき（1931 年以前と思われる。p295 ～参照）

熊本県における無らい県運動の展開

小松　裕

はじめに

本稿は、無らい県運動の地域的展開の事例として、熊本県を取り上げることとする。

周知のように、熊本県は、明治の頃から「癩病県」といわれるほどハンセン病患者が多かったところである。内務省の調査によれば、熊本県の患者数は、沖縄県や鹿児島県とならんで、ほとんど常に全国の第三位までに入っていた。当然のことながら、「癩病県」という「汚名」を雪ごうという意識は、熊本県関係者には非常に強かったものと想像できる。そして、一九〇九（明治四二）年には、一九〇七年の「癩予防ニ関スル件」の、全国を五区に分けて府県連合療養所を設置する方針に基づいて、熊本県に九州療養所が開設された。

このような熊本県がおかれた客観的な位置を鑑みると、熊本県における無らい県運動は、早くから強烈に展開していったことが予測されるのであるが、はたしてどうであったろうか。療養所が設置されている県であるということは、無らい県運動にどのような影響を及ぼしたのであろうか。

本稿では、そういった分析視角から熊本県における無らい県運動の展開過程を抑え、その特徴を論じ、最後に戦前戦後の無らい県運動が生み出したといっても過言ではない菊池事件に光をあてることとする。

第一章　戦前の無らい県運動

一　本妙寺（集落）の問題

明治時代の初めから、本妙寺境内で物乞いをするハンセン病患者の姿は、大きな問題として認識されていた。一八九五（明治二八）年にハンナ・リデルが回春病院を開設した契機も、本妙寺境内のハンセン病患者の姿を見たことだとされている。また、「癩予防ニ関スル件」が制定されるまでの国会審議の中でも、本妙寺のことがたびたび例として取り上げられている。一九〇九年に九州療養所が開設されたが、その最初の入所者も本妙寺の「浮浪患者」であった。そのために、九州療養所では、患者の逃走防止を目的としたのであろうか、所内に加藤清正像を安置した説教所を設けたほどである（本妙寺は加藤清正の菩提寺）。

この本妙寺が象徴しているように、しばしば「熊本県は鹿児島県、沖縄県と共に全国中最も分布濃厚なる癩病県」（上川豊「第一回癩学会の開催に際して」『鎮西医海時報』第五号、一九二七年一一月）といわれていた。そして、一九二〇年代の半ば以後には、早くも本妙寺集落の「浄化」が、河村正之九州療養所長など一部の療養所・医学関係者によって叫ばれるようになる。

二　熊本県光明会の設立

一九二八年末に、熊本県全体でハンセン病問題に取り組もうとする最初の動きがみられた。一九二八年一二月一日に、県庁会議室で「熊本県光明会」の発起人会が開催されたのである。会の名称が光明皇后に由来しているのは明白であるが、そこで、発起人代表で九州療養所の初代所長である河村正之が挨拶を行い、会長に斎藤県知事を選出し、会則を決定している。役員は以下にかかげる通りである。

会　長　熊本県知事　斎藤宗宣

副会長　熊本県警察部長　水野清　熊本県学務部長　畑山四男美《（六カ）》　熊本県医師会長　福田令寿

理　事　石松量蔵　川久保定三　河村正之　上川豊　立山弥市　塚本東壁　三好豊太郎

県の関係者、医師会長、九州療養所関係者、牧師などが名前を連ねている。熊本県光明会の成立に奔走したのは、内田守であったとされている。事務所は、熊本市西坪井町一四一番地の河村宅におかれた。

しかし、光明会は、理事の石松量蔵牧師の回想によれば、「会の頭が高過ぎて、肝心な内田医院等の働く余地がなく、発会式のままで終ってしまったというような始末であった」（石松『盲目の恩寵』一九六五年、のち『盲人たちの自叙伝』六に収録、大空社、一九九七年）という。実質的な活動は何もできないまま終わってしまったようである。

このように、一九二〇年代末に熊本県光明会の設立の動きがみられたことからも、「癩病県」という「汚名」を返上しようという意識が、熊本県の当局者や医療関係者などに強かったことがうかがえる。この時期、光田健輔も「光明会」の組織をさかんに主張していたが、かりに熊本県光明会の活動が軌道にのっていたならば、無らい県運動は熊本県から始まったといわれていたかもしれない。

三　一九三一年の一斉取締り

一九三一年から、六月二五日の貞明皇太后の誕生日を「癩予防デー」と定め、癩予防週間が始まった。熊本では、この日、市内の大和座で、「熊本癩病根絶期成同盟」主催の講演と映画と三曲の会が開かれ、六〇〇余名が参加している。この期成同盟は、後藤静香の希望社の関係者が中心的メンバーであった。ただ、管見の限りでは、この期成同盟の活動は、これ一回で終わっている（平田勝政「日本ハンセン病社会事業史研究（第2報）――民間の隔離主

義運動の成立・展開過程の検討」長崎大学教育学部紀要『教育科学』七四巻、二〇一〇年三月)。

それよりも熊本県当局者の最大の関心事は、一一月一六日の陸軍特別大演習に際して天皇が来熊することであった。天皇来熊を控えた一〇月に、一斉取締りが何度も実施されている。たとえば、『九州日日新聞』の記事に、次のようなものがある。

愈々大演習を目睫に控へた熊本県警察部各課では治安取締に血眼の奮闘振りであるが廿日南北両署を督励し保安課では市内交通取締、特高課では不穏文書類取締、衛生課では癩病患者取締を行ひ此の日期せずして一斉取締デーの観を呈した(一〇月二二日)

衛生課では市内に散在するレプラ狩りを行ひ本妙寺をはじめその界隈および各所より十数名の患者を検束収容した(同、夕刊)

すでにいくつかの県では無らい県運動が開始されていたと考えられるが、この時の一斉取締りはあくまでも天皇来熊のためであり、無らい県運動との関連性は薄いものと考えられる。

四 宮崎松記、九州療養所長に任命

一九三四年六月二九日に宮崎松記が九州療養所の所長に就任したことが、熊本県における無らい県運動の促進力になったと考えられる(1)。

その証拠に、熊本県警察部衛生課が一〇月に発行した『衛生』というパンフレットに、熊本県衛生課長が「癩問題に就て」と題する文章を掲載している。

衛生当局に於きましても、此の病の予防撲滅、療養に就きましては充分の関心を有して居ります。従来社会的に重大問題である、この癩問題に手を染めることを厭はるる傾向があったのですが、今回、自ら挺身して、御気の毒な病者や、其の家族の方の御力ともなって療養や予防につき、親しく御相談に応ずることに致しました（熊本県立図書館内田文庫所蔵）。

そして、在宅ハンセン病患者に対して九州療養所への入所を勧めているのだが、ここに「この癩問題に手を染めることを厭はるる傾向があった」と述べているように、衛生課長自らがこれまで熊本県のハンセン病問題に関する取り組みが不十分であったことを認めているのである。

また、一一月一二日には、九州MTLが発会式をあげている。理事は、「エカード（九州女学院長）、ライト（回春病院長）、パウラス（慈愛園長）、三浦牧師、石松牧師、松尾牧師、乙部牧師、本田牧師、稲富肇（九州学院長）、立山弁護士、吉本久基、太田原博士、内田博士、福田博士、池尻医学士」（『九州新聞』一一月一三日）であった。MTLとは、「Mission to Lepra」の略で、東京に日本MTLがあり、九州MTLはその支部的な存在として、九州で最初に設立されたキリスト教「救癩」団体であった。ちなみに、吉本は熊本市社会課所属である。そして、「今後同会は癩予防協会の別働隊となって予防事業並に患者慰安の為に大いに活躍することとなった」（同前）というように、「癩予防協会の別働隊」という位置付けを与えられている。その後、九州MTLは活発な活動を展開し、本妙寺事件にも大きな役割を果たした。

以上のように、戦前の熊本県における無らい県運動の歴史を考えるとき、この一九三四年という年が大きな画期となっている。熊本県の無らい県運動は、一九三四年に始まったといってもいいくらいである。

五　本妙寺事件

一九三六年六月二五日の『九州新聞』に、宮崎松記は、「一つの予防は百の治療に勝る／日本民族より癩を根絶せよ」と題する文章を寄稿し、その中で「癩予防根絶の要諦は癩菌の撒布を防止するために患者を一人でも多く隔離収容することにある」と述べているが、ここからは、ハンセン病患者を一人残らず収容しようという強い意志が感じられる。

熊本県レベルでも、一九三七年九月二七日から二九日にかけて、県が主催し、癩予防協会が後援する形で、九州各県の衛生技術官に対する癩予防講習会を開催している。この講習会は、一九三九年一一月にも実施されている。講習会では、実際に患者の収容作業にあたる衛生技術官に、ハンセン病患者の見分け方などを教授したものと考えられる。このような講習会の開催も、無らい県運動の一環であった。

一九四〇年は、「神武紀元」で二六〇〇年にあたっていた。おそらく、それとの関連で、本妙寺集落の一掃が計画されたと思われることは、宮崎松記のメモからも明らかである。(2) それに、この年五月に大分県から転勤してきた山田俊介警察部長の存在も大きかった。当時の史料には、山田部長の「英断」を賞賛するものが多数あり、山田は、この「功」で癩予防協会から表彰されている。

こうして、一九四〇年七月九日から一一日にかけて、本妙寺集落のハンセン病患者一五七名が強制収容された。患者たちは、全国の療養所に分散収容された。なかでも、本妙寺集落の自治的組織である「相愛更生会」のメンバーは群馬県草津の栗生楽泉園に送られ、一七名が重監房に入れられている。「特別病室」とは名ばかりの重監房は、各療養所にあった「監禁室」をもっと厳重にしたもので、真冬には零下二〇度近くにもなる環境の中で、せんべい布団上下一枚ずつしか与えられず、食事も粗末な、まさに懲罰のための施設であった。死者もたくさん出ている。

本妙寺事件の本質は、「相愛更生会」が群馬県湯之沢集落のような「自由療養区」の設置を求めて活動していたことが真の原因であったと考えられるが、この収容に、九州MTLが大きな役割を果たしている。とくに、潮谷愛一郎は、本妙寺集落に頻繁に通い、最後には患者の秘密までも打ち明けてもらえるほど親密な関係を作っていた。その彼が、熊本市方面委員の十時英三郎が作成した本妙寺集落のハンセン病患者宅を示す地図に手を加えて、さらに正確なものを作成した。それが強制収容に利用されたのである。潮谷にしてみれば不本意なことであったかもしれない。潮谷は、その後、各療養所に「収容」された本妙寺集落出身の患者たちを慰問して歩いている。

六　一九四〇年の患者一斉調査――戦前で最大の詳細な調査

おそらく、本妙寺集落を解体して、熊本県関係者はホッとしたことであろう。私たちもこれまで、この本妙寺事件が熊本県における「無らい県運動」の戦前のピークであると考えてきた。

ところが、その後、驚くべき事実が判明する。それは、厚生省の指示による全国一斉調査の結果であった。熊本県における一斉調査は、本妙寺事件直後の一九四〇年九月一日から二〇日まで実施された。

前年の『レプラ』第一〇巻三号に、次のような記事が掲載されている。

なほ明昭和一五年には全国癩患者の一斉調査を行うこととなっているが、従来のとは異り特に正確なる患者数を知るために厳重、精密を期している実施期間は昭和一五年四月より同年一二月末までに行い、その方法としては（一）全国を各療養所の担当区域に従って一一のブロックに分け患者の探求、診断を行う（二）調査の委員は各療養所の職員を首めとして各府県衛生技術官と警官とが協力して行い患者の診断に際し療養所医員が不足の場合は府県衛生課の技術官で癩診断が堪能なる者若くは大学病院皮膚科医員の経験者に応援を求める（三）濃厚地区域にては成るべく住民全部の診断をする（四）新患者の探求には既に台帳に記載してある患者の周囲者を検診し又は村の噂や開業医の申告を参照する（五）調査カードは厚生省予防課で作成し各療養所と府県に配付する。カードへの記載事項は

（イ）年齢、生年月日、男女別、（ロ）原籍、現住地、（ハ）病型と主なる症状、（ニ）癩に関する家族歴と同居人の数、その年齢、（ホ）職業家系、（ヘ）収容の必要性、程度、即ち病毒撒布の危険程度、（ト）患者の性質は善良なるか悪質なるか

このように、戦前では最大規模の、患者の性質まで報告させるほど精密なものであった。

「新患者の探求」に際して「村の噂」を参考にするように指示されていることに注目できるが、一斉調査にあ

たっての熊本県の意気込みを、『九州日日新聞』が、次のように報じている。

国辱病「癩」の撲滅を期して全国一斉に「癩」の調査をなすことになったので、熊本県では来る九月一日から同二〇日迄県下一千の全警察官を総動員して戸口調査に準じて県下各戸別に調査をなし県下にひそむ「癩」を虱つぶしに調べあげ県下から「癩」を一掃し「無癩県」にすべく意気込んで居る（「癩の調査を前に／診断虎の巻／県下警察官に講習」七月二二日）。

しかしながら、結果として判明したのは、県にとって驚愕すべき事実であった。全国に六二一九名の未収容患者が存在することがわかったが、熊本県は六二九名とその一割強を占めており、しかも一九三五年の調査による未収容患者四七二名より一五七名も増えていたのである。全国で未収容患者数が増えているのは熊本県ただ一県であった。この一九四〇年調査で未収容患者数が増加した理由は、いくつか考えられる。

第一に、本妙寺集落問題に目がいきすぎて、在宅患者の把握がおろそかになってしまっていたのではないか、ということである。第二には、九州療養所の収容能力の問題と、光田健輔がいうところの「遠慮」であった。九州療養所が存在する熊本県は、療養所の収容能力が限られている状況下で、県内の患者よりも他県の患者を優先的に入所させてきたというのである(3)。

このことを踏まえると、熊本県の無らい県運動は、本妙寺事件の後から本格的に展開するはずであったと考えられる。たとえば、内田守などは、「無癩常会」を提唱している（『楓の蔭』一九四一年一〇月）。「無癩常会」とは、戦時中の「隣組」のようなもので、民衆の相互監視制度を利用して未収容のハンセン病患者をあぶりだそうとするものであった。ここまで徹底した無らい県運動の推進が構想されていたのである。

しかし、戦争の激化と療養所の収容能力という物理的制約のために、無らい県運動に本格的にとりかかることは不可能であり、課題は戦後に持ち越されることになった。菊池事件のFさんも、この一九四〇年の一斉調査で名前があがった可能性が高い。

第二章　戦後の無らい県運動

一　宮崎松記「癩の調査収容に関する意見」

一九四七（昭和二二）年五月二七日、宮崎松記は「癩の調査収容に関する意見」を厚生省に提出し、その中で次のように主張している。

三、無記名申告制の採用。
癩患者の存在するため近接居住者は迷惑を感じ乍ら、取るべき策を取らず困惑しているものもあるであろうから、この際癩患者の存在を知ったものは無記名を以て其所在を保健所又は県市町村の衛生当局に申告投書せしめるよう新聞ラヂオ等の報道機関を利用して一般に勧奨する。
申告を受けたる当局は直ちに保健所又は療養所と連絡し、技官を派遣して患家を訪問検診の上、癩と確認したる場合はこれを台帳に登載して収容の手続きをとる。
四、都道府県に対する患者の発見並に送致の督励。
（中略）我国の癩浸透の現状は恰も古畳のようなものでたたけばたたく程埃が出るのが当然であり、……
五、患者台帳の整備。
昭和十五年を最後に其後一斉調査を休止していたため、……（『近現代日本ハンセン病問題資料集成』戦後編第四巻、不二出版、以下『集成』と略記）。

ここで注目すべきは、密告の奨励である。ハンセン病患者の発見のために、国民全体を監視者（スパイ）にしようというのである。[4] そして、ハンセン病の現状は「恰も古畳のようなものでたたけばたたく程埃が出る」と、後の国会三園長証言のときと同じ表現を使って患者の多さを指摘し、患者台帳の整備も主張している。

宮崎のような療養所関係者の強い意向を受ける形で、戦後の無らい県運動が始められたのである。

二　厚生省の通達「無癩方策実施に関する件」「昭和二十五年度らい予防事業について」

一九四七年一一月七日、厚生省予防局長名で、「無癩方策実施に関する件」と題する通達が各都道府県知事になされた。「癩の予防撲滅は文化国家建設途上の基本になる重要事案にして今一段の努力に依って無癩国家建設の成果を挙げ得る段階に在るを以て今般別紙の通り「無癩方策実施要項」を決定、とりあへず昭和二十二年度に於て第一次計画を実施致すことになった」というのである。ここに戦後の無らい県運動の全国的な開始をみることができる。

そして、「第一次実施事業」として療養所の充実・管理強化、帰郷患者の療養所復帰、未収容患者の入所、未収容患者・家族の消毒など感染予防強化が、「第二次実施事業」として療養所の増床・定員以上の収容、一斉検診があげられている。私立療養所も動員された。

それを受けて、一九四八年七月一日に開催された熊本県議会衛生常任委員会で、説明に立った総務課長代理の豊永主事は、「申す迄もなく癩は亡国病であり、之か予防撲滅は絶対に必要であります。にも不拘、予防事業は従来他の伝染病に比しまして徹底をかいた恐れがあったのであります。今般、特に政府に於きましても之を重視し、無癩方策を樹立し、癩病の撲滅を計るための患者の検診、収容予防思想の普及徹底をじっしすることになったのでありますが、本県は全国的に見て癩患者の数は多い方でありまして、之が徹底は非常に大きな事業」であると述べ、四〇万余に予算を増加した説明をしている（熊本県庁所蔵「衛生常任委員会、厚生労働常任委員会会議録（抄）」）(5)。

一九五〇年四月二二日、厚生省公衆衛生局長は、標記の文書を各道府県知事宛てに通達した。これは、一九四〇年以来実施されなかった患者の全国一斉調査を実施して、詳細な「らい患者及び容疑者名簿（台帳）」の作成を命じるものであった。当時は、ハンセン病患者と疑わしき人物を「容疑者」と表現していたのである。一斉検診は、四月から八月にかけて実施し、主に保健所がそれを担当した。そして、病気の程度に応じて入所順位をつけ、「伝染の危険が大なるものより」入所させるよう指示していた。

三　一斉調査、入所勧誘等による悲劇の事例

この時の一斉検診やそれによる入所勧誘等を原因とする悲劇が、日本全国で発生している。もっとも有名なのは、一九五一年一月二七日に山梨県で発生した一家九人の服毒心中事件である。一月二八日か二九日に、保健所が消毒に来る予定であったといわれている。

当時の「消毒」は、それはそれはものものしいもので、患者が発見された民家の周囲にロープをはり、立入禁止にして、家とその周囲を真っ白になるまで消毒したのである。それにより、周辺住民に、ハンセン病が恐ろしい感染症であることをイメージづけて、無らい県運動の協力者に仕立て上げていったのである。もちろん、患者の家族は、そこに住み続けることができなくなった。

熊本県では、一九五〇年八月三一日に八代郡のある村で、ハンセン病の父親を殺して長男がライフル自殺するという痛ましい事件が発生している。村長の話では、「村としては再三入院を勧めていたが経済的にも苦しく、それかといって法的に強制収容することができないので困っていた、さきごろ県からも調査にきてしきりに入院をすすめていた」という（『熊本日日新聞』八月一日）。八月末までの一斉検診でやってきた県の係官の入所勧誘が、この事件の引き金になったことは明白である。

この他にも、熊本県では天草郡で、恋人から自分の兄がハンセン病であることを告げられた女性が、前途を悲観して自殺をはかるという事件も発生している。患者のプライバシーもなきに等しかった。おそらく、こうした

事例は氷山の一角ではなかったかと思われる。

四　政府・厚生省の方針に忠実であった熊本県の戦後の無らい県運動

ところで、熊本県は、こういった政府・厚生省の方針にきわめて忠実であったことがわかっている。厚生省の通達があった直後の一九四七年一二月、熊本県は、郡単位で各市町村の衛生係を集め、一九四〇年調査で判明した未収容患者の現況調査を命じている。このとき、菊池郡隈府保健所主催の会合で、菊池事件の犠牲者Fさんの名が、村の衛生係A氏によって真っ先にあげられている（徳田靖之氏のご教示による）。熊本県の蟻田重雄衛生部長の回想では、「（昭和）二四年、二五年一斉検診を実施して在宅患者数の確実なる把握につとめた」という。

しかしながら、一九四九年三月末現在、菊池恵楓園は定員一〇〇〇名のところ、入所者が一〇一五名で余力ゼロの状態であった。長崎県衛生部医務保健課主事で無らい県運動を熱心に推進していた宮地照雄の回想によれば、長崎県で発見された患者を恵楓園に送ることができないので、やむを得ず管轄外の鹿児島県星塚敬愛園や待労院に送ったという（全患協菊池支部「昭和二三・四・五・六・七年当時に於けるハンゼン氏病行政の実態」『集成』戦後編第八巻）。

また、一九四九年六月九日には、熊本県下の保健所長が恵楓園で保健所長会議を開催し、「一、癩患者の診断法　二、プロミンの効果　三、熊本県救癩協会設立　四、癩予防問題　五、寄附金募集について」協議している（『西海医報』第一三号、一九四九年六月）。

このような収容能力という物理的制約が解消されたのは、いうまでもなく、一九五一年四月一〇日の恵楓園の一千床増床工事完成であった。熊本県は、さっそく一九五一年五月一五日に「らい患者収容打合会」を開催し、「すでに検診調査を終り収容必要と認められるもの約三百名も逐次入園させ、このほか強制検診で約三百名の患者が見込まれているので、九州各県の患者とあわせて本年中には同園の百％収容を目指すことになった」（『熊本日日新聞』五月一六日）。

また、熊本県予防課がまとめた「昭和二六年　熊本県癩対策概要」と題する資料にも、収容の困難さを指摘しつつも、「当熊本県の収容方針は出来るだけ多く本年中に収容を終り、先づ納得勧誘で一応社会問題等の事故を起さざるよう努力し、終局は一斉に強制権を発動し、各関係方面の協力を得てでも収容を終り度いと全員の力を集中して此の事業の遂行に努力している。／今此処に恵楓園の一千床増床によって熊本県の癩を完全に一掃しなければ永久に癩をなくする機会は得ないだらうと思れます」と書かれてあった。

一九五一年八月一七日には、恵楓園で座談会「新装成れる恵楓園を訪ねて」が開催され、そこで宮崎園長は、「在宅患者を全部収容したい」、「匿名の通知でもよい」、「差当り熊本県、九州の未収容患者だけでもどしどし御預かりしたい」と発言している（『西海医報』第三九号、一九五一年九月）。

一斉調査の結果判明した登録未収容患者は、九州で九〇九名（うち恵楓園管内が四九四名）、熊本県は二八二名であった。一九五一年の恵楓園の入所者数は突出して多く、四二六名（五〇年一三〇名、五二年一三五名）にのぼった。そのうち熊本県は、男一二〇名、女六五名の一八五名（五〇〜五二年の三年間で二八一名）になる。この三年間で二八一名入所という数字は、熊本県の未収容患者二八二名とほぼ同じである。

つまり、一九五〇年から五二年にかけて熊本県はほぼ「百％収容」を実現したのであり、なかでも一九五一年が、熊本県における戦後の無らい県運動のピークであった。

五　菊池事件について

そこで「菊池事件」であるが、先に指摘したように、その発端は一九四七年一二月に、熊本県が郡単位で各市町村の衛生係を集め、一九四〇年調査の未収容患者名をあげて現況調査を命じたことにあった。これは、一一月の厚生省の通達を受けたもので、熊本県はそれにすぐ反応していることがわかる。このとき、菊池郡隈府保健所主催の会合に、Fさんの村からA氏が出席し、村内のハンセン病患者五名の名前をあげている。うち三名は死亡、一名は病気ということであったが、真っ先に名前があげられたのがFさんであった。

そのために、Fさんがハンセン病患者であることが、村内に知れ渡ってしまった。一九四九年三月、Fさん宅に熊本県から医師二名が訪問したが、このときFさんは不在であった。一九五一年一月九日、今度はFさんに、熊本県衛生部長名で「国立療養所恵楓園への入所について」と題する入所通知が送られてくる。そこには、次のように書かれてあった。


熊本県内の療養所が好都合と考慮して指示したのですが、おくれれば岡山県へ送られるおそれもあり又、指示に反すれば強制的入所となるので当方としてもこんな手段は万止むを得ん以上は好ましくないので、貴方々としても当方の意中を充分御賢察されて健康で明朗な郷土建設に御協讃下さるようお願いします（『集成』戦後編第八巻）。


これは「入所通知」というよりも「脅迫」である。入所が遅れれば、故郷から離れた岡山県にある長島愛生園か邑久光明園に送致するぞ、もしくは強制的に入所させるぞ、というのである。

自分がハンセン病であることを信じられなかったFさんは、このあと、自分がハンセン病患者でないことを証明してもらうために各地の病院をまわって診察をうけた。熊大病院皮膚科の医師からも感染していないとの証明をもらって帰宅した。家族や親族は大喜びで、宴会までしたという。しかし、「軽度の神経らい」であるという恵楓園の医師の診断が優先された。厚生省公衆衛生局長「昭和二十五年度らい予防事業について」では、伝染の危険性が大きい患者から入所させるように指示されていたので、もともとFさんは入所させる必要がなかった。しかし、未収容患者はすべて恵楓園に入所させるという熊本県の無らい県運動推進に関する強い意志と方針が、厚生省通達より優先されたのである。

七月一六日、『熊本日日新聞』は、社説に「ハンセン氏病根絶のために」を掲げ、「癩（今日ではハンセン氏病とよばれる）を根絶するのはみんながその気になりさえすればけっしてそう困難なことではない。それは患者をすべて救癩施設に収容しさえすればよいからである。（中略）従来、熊本は悪い意味における癩のメッカであった。これを今後は真の救癩のメッカにすべきである。まず県下の未収容患者をみんなの理解と協力によって一日も早く入園させることを考えねばならない」と強調した。

そのようなときに、第一の事件が発生した。A氏の自宅にダイナマイトが投げ込まれ、A氏と息子がけがをしたのである。警察は、犯人は県に通知したA氏を恨みに思っているFさんに間違いないとしてFさんを逮捕し、恵楓園内に設置された拘置所に送致した。そして、一九五二年六月九日、Fさんは熊本地裁の出張裁判で懲役一〇年の判決を受けたのである。

そもそもFさんはダイナマイトの扱い方を知らなかった。導火線のようなものが家宅捜索の結果見つかったことが動かぬ証拠とされたが、母親もそのようなものを自宅で見かけたことはないと言っている。

こうしてFさんは、菊池恵楓園内の拘置所に収監されたが、六月一六日に看守のすきをついて脱走した。いや、看守の「すき」をついてという表現は正しくない。Fさんの証言によれば、看守はFさんに近づくのを嫌がっていたという。ハンセン病患者とされたFさんを、実は看守の方が避けていたのである（『集成』戦後編第八巻）。

拘置所を脱走したFさんが行方をくらましているうちに、一九五二年七月七日、刃物で滅多刺しされたA氏の他殺死体が発見された。この事件の犯人もFさんだとされ、Fさんは警察から指名手配されることになった。こうして、警察による「山狩り」などの大規模な捜索が開始された。

七月一二日、Fさんがある小屋に潜んでいたところ、二人の警官に発見され、逃走したが逮捕されてしまった。その際、警官が至近距離から拳銃を発射し、Fさんは右腕に重傷を負った。Fさんは隈府の信岡病院に送られ弾丸の摘出手術を受けるが、激痛におそわれ意識がもうろうとしている状態で取調べを受け、殺人を自白し、調書に拇印を押した。しかし、七月一四日に隈府警察署から熊本地検に送検されるとすぐに自供をひるがえし、無罪を主張したが、起訴され裁判にかけられることとなった。

一九五三年七月二九日、菊池医療刑務所の特別法廷で熊本地裁の出張裁判が開かれ、検察の求刑通り死刑判決がくだされたが、この裁判ほどハンセン病に対する偏見にみちみちたものはなかった。裁判官をはじめ関係者はすべて白い防護服に身を包み、足には長靴をはき、証拠物を点検する際は火箸のようなもので取扱ったという。

Fさんは、ただちに福岡高裁に控訴したが、一二月一三日に控訴棄却となった。二七日には最高裁に上告したが、それも一九五七年八月二三日に棄却された。

あくまでも自分が無罪であることを主張するFさんは、その後、熊本地裁に再審請求を行った。一九六二年四月一三日、三度目の再審請求を行ったが、それも却下された。そして、九月一四日に福岡拘置所に移送され、その日のうちに死刑が執行されたのである。

六　菊池事件の問題性

現在から振り返ってみると、菊池事件にはたくさんの問題点が指摘できる。

ダイナマイト事件が発生すると、A氏に密告されたFさんの遺恨による犯罪であるという予断から、Fさんが犯人であると決めつけられた。だが、Fさんが恵楓園の拘置所に勾留されている間に、A氏の家が放火されるという事件が発生している。つまり、この放火事件をあわせて考えれば、A氏に恨みを抱いている人物は他にもいたことが、たやすく想像できる。この放火事件を徹底的に追及していれば、真犯人にたどりつく可能性があったにもかかわらず、警察はFさんに対する予断と偏見のためにそれを怠ったのである。

次に、A氏殺害事件も、凶器とされた物が途中で変わり（鎌から短刀のようなものへ）、かつ証拠として押収された短刀からは血液反応が出なかった。最初は鎌を殺害に使ったとされたが、司法解剖の結果、短刀ようのものでできた傷口であるとわかると、不思議なことにFさんが潜んでいた小屋から短刀が発見されたのである。最初の捜索では発見されなかったものであった。

そして、その短刀から血液反応が出なかったというのもおかしな話である。血液反応が出なかったのは、Fさんが犯行後にため池で短刀を洗ったからだと検察側は説明したが、このような非科学的な説明がこの裁判では通ってしまったのである。

当時の取調べは、自白偏重、証言偏重であり、その結果、数多くの冤罪事件が発生していることは、今日では自明である。Fさんの裁判でも、大叔父や叔母の、「これでやって来た」、「今やってきた」とFさんが語ったという証言が決定的な証拠とされた。しかし、大叔父と叔母の証言は、警察の誘導によってコロコロと変わっており、現在であるならば証言能力が疑われてもおかしくないものである。

それに加えて注目すべきことは、量刑の異常な重さである。これは、同時期に発生したハンセン病患者による各種事件の判決と比較してみるとわかる。

たとえば、一九五〇年七月一五日に発生した鹿本郡の強盗殺人未遂事件の犯人は、星塚敬愛園からの脱走者であった。最初、恵楓園を脱走して敬愛園に行き、その敬愛園も脱走してまた熊本に戻ってきて、共犯者にそそのかされて犯行に及んだのである。しかも、短刀で刺した相手は巡査であった。それでも、一九五一年三月二日にくだされた判決は懲役三年である。

さらに、一九五一年九月三〇日に発生した琵琶崎待労院の傷害事件は、同室の患者をナイフで滅多刺しにし、三〇日間の重傷を負わせたものであった。被害者は、この傷がもとでのちに死亡している。一九五二年二月六日に判決が言い渡されたが、懲役一年、執行猶予三年というものであった。

これらの事件と比較すると、Fさんの、ダイナマイト事件でいきなり懲役一〇年、そしてA氏殺害事件で死刑、という量刑はいかにも重すぎるという印象を否めない。

また、死刑執行の異常な早さも気になるところである。当時の慣行として、死刑執行の日時が決まった者に対しては、一週間ほど前から食事もよくなり、教誨師がたびたび面会するようになるといわれている。Fさんの場合はまったく異なり、福岡拘置所に移送されて即日死刑が執行されている。一説には、福岡拘置所にはハンセン病患者を入れる施設がなかったために、即日執行されたのではないかという。

このように考えてくると、Fさんの逮捕・裁判・死刑執行の背景には、Fさんをどうしても死刑にしなければならなかった権力側の強固な意志が働いていたように思われる。その証拠に、福岡高裁で控訴棄却になった時の裁判長の却下理由書には、次のようにあった。

　又被害者□□□は衛生係の公職にあって県の予防課に通告したことは自分の職責上忠実に履行した事であってそれを遺恨に殺そうとしたことに対して悪夢を反省する様にと刑を課せられたにも拘わらず何等心を飜えさないばかりか殺害致死に到らしめたことは持て《ママ》の外である（『集成』戦後編第八巻）。

福岡高裁の裁判長が、「公職」にあって無らい県運動を「忠実に履行」していた人物に対して「遺恨」をもって「殺そうとしたこと」に対して「反省」させるために刑を課したと言っているのである。

ここで、ダイナマイト事件が発生したのは、熊本県の無らい県運動がピークであった一九五一年であったことを、もう一度確認しておきたい。まさに、Fさんは、無らい県運動を担当した元衛生係が殺害されたことに対する、「懲罰」「見せしめ」として死刑に処されたとしか考えられないのである。Fさんは、Fさん自身が語っていたように、間違いなく無らい県運動の「人身御供」にされたのであった。

おわりに

最後に、以上述べてきたことを箇条書きふうにまとめてみたい。

①無らい県運動の前から県レベルの取り組みが試みられたが、実働部隊を伴わなかったために挫折した。戦前の無らい県運動が熊本県で本格的に展開するのは、一九三四年からと考えられる。

②本妙寺事件は、熊本県の無らい県運動の象徴のように考えられてきたが、実は、本妙寺事件の後にこそ無らい県運動がさらに強化されるはずだった。しかし、太平洋戦争の勃発と療養所の収容能力の限界という物理的制約がその実施を困難にした結果、課題は戦後にそのまま持ち越された。

③九州療養所が熊本県にあったことが、逆に、熊本県の無らい県運動にブレーキをかける方向に作用した。光田健輔が指摘したように、自分の県の未収容患者を後回しにして、他県の患者の収容を優先させたのである。

④戦後、菊池恵楓園の一千床増床工事の完成によりそれらの制約条件が解消されたことで、ようやく熊本県における無らい県運動が本格的に展開され、それは一九五一年前後にピークを迎える。

⑤菊池事件は、そのピーク時に発生したものであるが、そもそもFさんは、厚生省の通達によれば収容の対象にはならなかったはずである。しかし、熊本県内の未収容患者は一人残らず収容するという県及び菊池恵楓園関係者の強固な意志により、Fさんは菊池恵楓園に収容され、権力によってダイナマイト事件とA氏殺害事件の犯人に仕立て上げられ、処刑された。

⑥そして、その背景には、ハンセン病患者に対する差別と偏見が存在していた。それは、関係者だけでなく、無らい県運動に動員された住民感情も同様であり、黒髪校（竜田寮児童通学拒否）事件にも共通するものである。[6]ハンセン病患者であることがわかってしまったら、その地域に住み続けることができなくなるような状況の中で、Fさんの家族・親族までもがFさんに「早く死んでもらいたい」と言わざるをえないような追い詰められた状態にあったことを、私たちは忘れてはならないだろう。そこに、戦後の無らい県運動が、戦前のそれよりもはるかに強烈に展開した最大の理由がある。

註

（1）宮崎松記の所長就任が無らい県運動の「促進力」になった証拠は、本文に掲げた以外にも多数上げられる。毎年の「癩予防週間」には、地元の二大紙である『九州日日新聞』と『九州新聞』に必ず「癩撲滅」に関する原稿を寄せたほか、ラジオにも熱心に出演している。また、九州MTLの座談会等にも欠かさず出席している。医学者としての宮崎は、らい菌は感染力が弱く強制隔離の必要性もそれほど強くは感じていなかったかもしれないが、療養所の所長としての立場はそれとは別であった。宮崎は、「癩撲滅」「強制隔離」という国策の実現のため、積極的に協力していったのである。

（2）一九三六年の熊本市長主催の「衛生座談会」に出席した宮崎松記は、「皇紀二千六百年を期して熊本市よりらいを根絶す」というメモを書いている（熊本日日新聞社編『検証・ハンセン病史』河出書房新社、二〇〇四年）。

（3）光田は、一九四一年八月一日の『楓の蔭』第一二四号に発表した「無癩国日本は如何にして実現せらるるや」の中で、「今迄でも青森県、香川県、熊本県の如き自分の県に多数の患者があっても他の連合府県に気兼ねして入れることを躊躇した」と指摘している。ちなみに内務省の調査で、一九三五年と四〇年の未収容患者数を比較してみると、福岡県：二九七↓九七、佐賀県：一二六↓九〇、長崎県：二四二↓一七二、大分県一三二↓一一四などとなっており、とくに福岡県の減少が著しい（『集成』戦前編第七巻）。福岡県は九州療養所の負担金額も最大であった。

（4）前述したように、戦前にあっては、「新患者の探求」に際して「村の噂」を参考にするよう指示されたことはあったが、密告までは奨励されていなかったと考えられる。この点が、戦前と戦後の無らい県運動の最大の相違である。

（5）この資料は、塚本晋氏の提供による。なお、塚本氏には、これ以外にもたくさんの資料提供を受けた。記して感謝したい。

（6）黒髪校事件に際しては、『熊本日日新聞』に多数の投書が寄せられた。その中で、一九五四年二月二八日の「読者の広場」に掲載された「母親としての願い」に注目したい。この母親の子どもは、黒髪小に通学中であった。彼女の結論は、「ライが恐ろしい病気であればあるほど、危険性の少しでもある人を隔離してその病気の根絶に邁進するのこそ、人類全体の人権問題であり、人間愛ではないでしょうか。宮崎先生が、お医者さんであり、良心的であられるならば、そこにジレンマはお感じにならないでしょうか」、というものであった。

戦後の無らい県運動と菊池事件

徳田靖之

第一章　戦後における無らい県運動の展開とその特徴

一　戦後の無らい県運動の特徴

日本におけるハンセン病隔離政策の、世界に例がない特徴のひとつが「無らい県運動」である。未収容のハンセン病患者が一人もいない都道府県を達成しようとして、住民からの「通報」などを奨励し、官民一体となって展開された戦前の無らい県運動は、戦後、日本国憲法下において、より強化されたかたちで再開されている。(1)

その特徴は、次の三点に要約することができる。

第一には、「無らい県」を達成するうえで、地域住民の役回りが徹底的に重視されたことである。

戦後の無らい県運動の火付け役を演じた菊池恵楓園の宮崎松記園長は、一九四七（昭和二二）年五月に「患者の存在を知った者は、無記名を以てその所在を保健所又は県市町村の衛生当局に申告投書せしめる」ことの必要性を説いて、住民の通報こそが無らい県運動成功の鍵を握っていることを露骨に明らかにしている。

そのうえで、戦後の無らい県運動においては、地域住民は単にハンセン病患者を見つけ出して、これを当局に覚知せしめるだけではなく、家族に守られて療養所への入所を拒む患者とその家族に対して、地域社会から徹底して排除することを通じて、家族をこうした差別・迫害から逃れさせるために、患者自らが入所を選択せざるをえないという状況を作り出すという、「あぶり出し」の役回りを演じたのである。

この点において、戦前における本妙寺事件のような官憲による物理的強制入所ではなく、地域住民からの排除が、事実上入所を強制した点に戦後における無らい県運動の特徴があるということができる。[2]

第二の特徴は、療養所における増床運動との連動が図られたということである。

戦前の無らい県運動が戦時下であった事情もあり、十坪運動などの民間の協力を求めるなど患者収容能力の限界から一定程度の制約を受けざるをえなかったのに対し、戦後は国による増床計画と併行して進められたため、徹底的な収容を可能にした。[3] このことは、無らい県運動の推進にあたって、地方自治体が積極的、主導的役割を果たすことを導いた。

第三の特徴は、無らい県運動を推進するイデオロギーが、ハンセン病は国の辱であるとする国辱論や民族浄化を妨げる存在と規定する民族浄化論といったファシズム的なものから、ハンセン病の感染拡大から社会を守るための「社会防衛論」へと転化したということである。

こうした社会防衛論は、同時にハンセン病の患者を救うためでもあるとの「救済論」を伴っており、住民が無らい県運動に呼応して、患者と疑われる者を積極的に通報していくことを容易にしたという機能を果たしたということができる。

二　戦後の無らい県運動を可能にした要因

このような無らい県運動が、日本国憲法下において展開されるに至った要因は、次の三点にある。

第一は、戦前から展開された無らい県運動により、地域の隅々にまで、住民一人ひとりの意識の内部にまで、ハンセン病に対する偏見が根付いていたということである。

こうした意識が、日本国憲法下においても、ハンセン病患者や家族を地域から排除していくということに抵抗なく参画することを可能にしたのだと思われる。

第二は、日本国憲法における人権保障規定の弱点としての「公共の福祉」論である。基本的人権が「公共の福祉」に反しない限りにおいて認められるという憲法解釈が、「社会防衛」のための隔離を肯定したということである。[4]

第三は、GHQのダブルスタンダードというべき、ハンセン病政策である。

アメリカ本国では、特効薬プロミンが開発される以前からハンセン病についての絶対隔離政策は廃止されており、GHQの政策担当者らは、ハンセン病が隔離を必要とするような疾病ではないことを承知していた。プロミンを日本国内に持ち込んで、その普及を促したのは、他ならぬGHQのサムス大尉である。

しかしながら、沖縄をはじめとする南方諸島において占領直後に米海軍が発令した布告では、ハンセン病患者の絶対隔離を命じており、以後もこの政策はGHQに踏襲されている。

同じハンセン病という疾病に対する公衆衛生政策をなぜに米国内とは異なる形で展開するに至ったのかについては必ずしも明らかにされていないが、いずれにしてもGHQが容認したことが、無らい県運動を可能にした背景事情として大きかったことは明らかである。

三　熊本県における戦後の無らい県運動の特徴

この点については、別稿において詳述されているので重複して論じることは避けることとするが、後述の菊池事件との関係で、以下の点をその特徴として指摘しておきたい。

第一は、熊本県においては、戦後無らい県運動への着手が異常に早かったということである。熊本県は、一九四七年一一月の厚生省予防局長の通達に呼応して、同年一二月には、県下各地で保健所主催の衛生主任会議を開催し、市町村別にハンセン病患者の名前を読み上げて、現況調査を指示するに至っている。第二は、菊池恵楓園の一千床増床計画と連動して、徹底した収容が行われたことである。一九五一年における菊池恵楓園への収容状況は表のとおりであり、熊本県における「未収容患者」の発見・収容がいかに突出していたかということが数字によって裏付けられている。

県名	人数
長崎	52
佐賀	16
福岡	41
大分	47
熊本	185
宮崎	9
鹿児島	22
その他	54

第三の特徴は、熊本県が無らい県運動を牽引したということである。市町村を督励して未収容患者の発見と現況把握を行い、収容に際しても熊本県が主導的な役割を果たしている。この点について菊池恵楓園の庶務課長だった下瀬初太郎は、「一千床増床当時、収容については、熊本県の西村、長崎県の宮地の両衛生係がよく遂行してくれた」と個人名を挙げて評価している。

第二章　菊池事件の発生からF氏の逮捕まで

一　発端

菊池事件の発生した村の衛生係A氏が熊本県が開催した郡内の衛生主任会議に出席したのが一九四七（昭和二二）年一二月一五日、一六日のことである。席上、同村に五名のハンセン病患者がいるということが読み上げられ、その現況調査報告書を提出するよう指示がなされた。その筆頭に読みあげられたのが、菊池事件の犯人とされたF氏であり、事件の被害者となったのが、この会議に出席していたA氏である（本稿においては、遺族の方々のプライバシーに配慮して関係者を匿名で表記した）。

A氏は、こうした指示に従い、同村における五名の現況調査を行い、五名のうち三名がすでに死亡していること、一名は高齢で病床にあること、F氏のみが壮健で農業に従事していることを把握し、一九四九年二月に熊本県に対して、その旨を報告した。熊本県はF氏を強制収容する方針を固め、同村に対しF氏の家族関係の詳細や自宅への略図等を報告するよう指示するところとなり、A氏は同年七月、これらの書類を自ら作成して県へと提出した。

これを受けて熊本県衛生部長が、F氏に対し菊池恵楓園へと入所するよう通告したのが一九五一年一月九日であり、通告書には一月二六日に収容車を派遣することが記載されていた。

F氏とその家族、親族にとっては文字通り「青天の霹靂」であった。ハンセン病であるなどと全く夢想だにしていなかったからである。

すでに無らい県運動は本格的に再開されており、全国各地で未収容のハンセン病患者に対する「患者狩り」ともいうべき状況が生み出されていたため、F氏がハンセン病ということになれば、F氏とその家族だけでなく、親族全体が差別や迫害の対象となりかねない時代であったから、F氏のみならず親族にとっても文字通り一族の存亡にかかわる事態だと認識されたのである。

このため、F氏は叔父らとともに村役場を訪れて激しく抗議し、菊池恵楓園を訪ねて事実無根であると訴えたが、園の医務課長はハンセン病であることは間違いないと断言して収容予定を全く変更しようとしなかった。

窮地に立たされたF氏は、一月一五日に家を出て、北九州、山口の多数の診療所を訪ね、ハンセン病ではないとの診断を得たうえで、さらには熊本大学皮膚科を受診し、教授から「ハンセン病の徴候はない」との診断書を入手して帰宅したのである。行方不明だったF氏について捜索願いまで提出していた家族や親族は、祝宴を催すなどしてF氏を迎えたのであり、F氏はもちろん親族らは、これで一件落着したと安堵したことはいうまでもない。ところが、教授の診断書を持参したF氏に対し、菊池恵楓園の医務課長はハンセン病であるとの見解を変えず、あくまで収容を敢行することを通告するに至ったのである。

このため、F氏はもとより親族らは、このような事態となったのは、A氏が通告したためであるとその怒りの矛先をA氏に向けることになったのであり、叔父をはじめとするF氏の親族らがA氏に対し「脅迫的」な言動に及ぶといった事態も生じたため、狭い山村において、村中がF氏とA氏とをめぐる一連のトラブルを固唾を飲んで見守るという状況が生じたのである。

二　ダイナマイト事件

こうした状況の中で、一九五一年八月一日深夜、A氏宅にダイナマイトが投げ込まれるという事件が起こった。A氏はもとより、村中の多くの者がF氏の犯行であると思い込み、警察は二日後に、アリバイを主張し、全面否認するF氏を逮捕、確たる証拠もないままに殺人未遂で起訴がなされた。これがダイナマイト事件と呼ばれる第一次事件である。

F氏は公判でも否認を続けたが、翌一九五二年六月九日、熊本地裁は懲役一〇年の判決を言い渡した。弁護人は即日控訴したが、F氏は判決の一週間後の六月一六日、勾留されていた菊池恵楓園内の熊本拘置支所から逃走し、指名手配されるに至った。「有罪が確定すればもちろん、仮に無罪となっても「らい予防法」により終生菊池恵楓園に収容されることになるという自らの置かれた状況に絶望して、家族や親族にこれ以上迷惑をかけないためには、死を選ぶしかないと思いつめての逃走だった」と、F氏は後に述懐している。

F氏が郷里に立ち寄ることは必定とみなされ、警察によって実家付近をはじめ村全体に厳しい監視の目が張りめぐらされたことはいうまでもない。

三　殺人事件の発生とF氏の逮捕

そうした矢先の七月七日朝、A氏が全身二〇数ヵ所の刺切創を負い、死亡していることが発見されるに至った。F氏は、殺人犯であるとして、村を挙げての捜索のなか、七月一二日、実家近くの農小屋で発見され、警察官により二発の銃弾を受けて重傷を負った状況で逮捕されている（これが、菊池事件と呼ばれる第二次事件である）。

第三章　菊池事件における公判から死刑執行に至るまでの異様な経過と無らい県運動

一　憲法違反の特別法廷

殺人事件の公判は、「特別法廷」と呼ばれる恵楓園内の仮設法廷で開かれた。

いうまでもなく、日本国憲法三七条一項は、公開の裁判を受ける権利を保障している。その例外とされているのが、裁判所法六九条二項の特別法廷である。この制度は、一般に裁判所の建物が災害等で使用しえない場合の特例として認められたものである。ところが、最高裁判所はこの規定をこともあろうにハンセン病患者に適用し、ハンセン病療養所内の仮設法廷で公判を開くことを許可したのである。

療養所は、隔離施設であるから、いかなる意味においても公開の法廷でありうるはずがない。最高裁判所自体がハンセン病に対する偏見のゆえに、憲法違反を犯したということになる。(5)

そのうえで、この特別法廷では、裁判官らは予防衣と呼ばれる白衣及び手袋を着用し、証拠物等は箸で取り扱われたのであり、まるで「汚物」扱いをされたのである。

無らい県運動の嵐が全国を席巻する中で、公判はハンセン病に対する著しい偏見に基づいて行われたということができる。

二　弁護の不在

こうしたハンセン病に対する偏見が最も端的に現れたのが、F氏の国選弁護人の弁護活動である。弁護人は、次のような非常識な行動をとっている。

第一は、最初の公判において、起訴状に記載された殺害に関する事実を認めるかどうかと裁判長に問われて、「現時点では別段述べることはない」と答弁したのである。

F氏が自分は無実であると訴えた直後に、このような答弁を行ったということは、弁護人は本格的には争うつもりはないことを表明したというべき態度をとったということになる。

第二は、殺害行為を立証するために、検察官が提出した八四点に及ぶ証拠書類のすべてに同意したのである（同意とは、いわゆる伝聞証拠を証拠として採用することに同意するという手続きであり、これにより、証拠の作成者に対する反対尋問を省略することになる）。

こうした証拠の中には、凶器とされた短刀の発見に関する捜査報告書や短刀が凶器であるとする法医学鑑定書及びF氏から犯行を聞いたとする親族らの供述調書等が含まれており、これらの証拠については、被告人が無実を訴えている事件において決して同意してはならないものである。

第三は、裁判所が実施した検証に立会わず、また、公判においてF氏に対して不利な事実を述べる証人とくにF氏を取調べた警察官に対して、ほとんど質問をしなかったということである。

このような弁護人の行動は、憲法及び弁護士法によって弁護人に課せられた弁護人としての職責を放棄するものであり、懲戒処分を受け、弁護士資格を失うに至るほどの失態であるが、裁判所はこのような弁護人の言動に対して何一つとして注意を促すなどの訴訟指揮をとっていない。

つまりF氏は、憲法三七条三項によって保障された正当な弁護を受ける権利すら奪われたということである。

三　見せしめとしての死刑判決とその執行

「特別法廷」という密室での審理、そして弁護人のこうした非常識な弁護活動のゆえに、被告人が全面否認している殺人事件であるにもかかわらず、審理はわずかに四回の公判が開かれたのみであり、最初の公判からわずか八カ月後の一九五三年八月二九日には、死刑判決がなされている。

控訴審に至って新たに結成された弁護団の献身的な弁護活動にもかかわらず、死刑判決は最高裁による上告棄却によって一九五七年八月二三日に確定した。弁護団は、さらに第一次から第三次にわたる再審請求を行ったが、その第三次再審請求中の一九六二年九月一一日、法務大臣がF氏に対する死刑執行指揮者に署名するに至り、二日後の九月一三日には再審請求が却下され、翌九月一四日死刑執行がなされている。

菊池医療刑務所支所には死刑台がないため、F氏は同日朝福岡拘置所に移送され、同拘置所にはハンセン病患者を収容する房がないとして、即日死刑が執行されたのである。

F氏やその弁護団が、さらに再審請求に及ぶことは確実であることを知りながら、F氏の口を塞ぐために強行された死刑執行であり、無らい県運動の協力者（功労者）というべきA氏を殺害したということを重視し、国策への反逆者に対する「みせしめ」として死刑執行されたものと評すべきである。

四　無らい県運動に蝕まれた司法

このような密室での、弁護士不在の審理は、憲法を守るべき立場にある司法が「らい予防法」によって支配されるハンセン病隔離政策を憲法の及ばない治外法権の領域として認めていたということを意味する。(6)

日本国憲法が刑事被告人に対して保障している権利をハンセン病と疑われた者には、一切認めないということを是認しているからである。

日本国憲法制定の直後であり、新憲法に基づく新たな司法を築き上げることを使命として深く自覚していたはずの裁判官や弁護人らが、このような憲法に反する審理に誰一人として異和感を感じなかったということに、ハンセン病を恐ろしい伝染病であるとして特別視し、ハンセン病と疑われた者が市民社会（地域）に存在することを許さないという無らい県運動が、こうした司法関係者にも深く浸透していたことを端的に裏付けている。

菊池事件は無らい県運動が契機となって発生し、無らい県運動によって個々の司法関係者までもが、ハンセン病と疑われた者は社会から排除されて当然だとの偏見に蝕まれた結果として犯されたえん罪事件である。

第四章　菊池事件における親族供述等と無らい県運動

本章では、菊池事件の証拠として検察官から提出されたF氏親族等の供述内容を分析して、無らい県運動がハンセン病と疑われた者やその親族にどのような惨禍をもたらし、そのことにより同事件の捜査や審理がどのように歪められたのかを明らかにする。

一　F氏の母の供述

警察での供述

「FがA（被害者）をうらんでいたことは事実であります。昨年一月県から突然、ライ患者だから菊池恵楓園に入園するようにとの通知が参り、Fは私の家の柱でありますので、一家皆悲しみ、うらみ、Fもひときわ悲しんで一家全部で死んでしまおうかとも申して居りましたが、Fをライ患者として県に知らせたのはAであり、同人が村長の印を勝手に使い県の方に通知したのだという噂を聞き、AをFはうらんでおりました。

しかし、その後Fは突然家出致しましたので、私は自殺でもしたのではないかと心配して警察に保護願を出しましたところ、一月程たった二月中頃突然戻って来て、門司の方の医者に見せたら病気ではないということで証明書をもらって来たといって喜んでおりましたが、三月頃役場にFの伯父が呼ばれ、どうしても恵楓園に入園しなければならないとの事でありました。

そのままFが家に居り、入園の日が決まらない中に八月、Aさん方にダイナマイトを仕かけた事件が起きまして、Fがその犯人という事で捕まり、恵楓園の拘置所に入れられた訳です」

「Fは、小学校三年中途でやめて家でずっと農業をやっていました。父が亡くなり、妹は三つで学校を続けることができなくなったからです」

第二回公判での証言

何故拘置所から逃げたと思ったか

　死のうと思って逃げたと思います

逃げた後、家に戻ったことはないか

　ありません

恵楓園に入れという通知はどこからあったのか

　役場からです

何故入れというのか

　病気があるので入れと言って来ましたが、私の家では、そのとき何故ひょっこり言って来たかと驚きました

誰が言ったか知らぬか

　わかりません。その後役場の係の人が言ったということを聞きました

誰かが村長の印を使い勝手に報告したことは知らないか

県の方に調べに行きましたら届けてあるということでした。家では診察もしていないのにどうしてだろうと言っていました

その前、私の家の戸口もとまで誰か来て「Fは病気でもしていなかったか」と言いますので、そんなことはないと言いました。その時Aさんが道の上の方に居られたことがありました

恵楓園に入れという通知があってから被告人はどうしたか

どうしても恵楓園に行かねばならぬなら親戚に迷惑をかけると言って正月一五日ころ家を出ました

それで直ぐに警察に届けました。家では死んだのだろうと思って心配していましたら、三〇日位してから帰って来ました

その間あっちこっち医者にみてもらったが病気ではないということであったと言いますので、家では祝いをしました

それから又恵楓園に入れと言って来たことはないか

二月の末頃言ってきました

そのまま、この前の事件まで家にいたか

いました

通知はどこからあったか

役場からです

二　ダイナマイト事件被害者A氏の供述

「Fは、小学校二年生の時にライの症状が出ましたので退学し、昭和一五年体力検査の時にも診断の結果ライとの事であり、兵隊にも行きませんでした。

私は昭和一八年一一月より昭和二五年一〇月まで村役場に勤めておりました」

「昭和二三年一二月、隈府町役場で保健所主催の衛生主任会議があり、この時、保健所から、村にはF外四名ライ患者がいるので現況を報告してくれと言われました。

私は、昭和二四年二月七日に、F外一名（外三名は死亡）について健康状況を報告しました」

「昭和二五年一二月県からFに収容すると通知があったとかで、Fは一二月一七日ころ恵楓園に診断に行きライとの事に本人は入園したくなかったのでしょう。昭和二六年一月から二月にかけて門司に逃げ、二月中旬頃帰って来て門司でみてもらったところ病気ではないと言っておりました」

「昭和二六年二月二二日午後一時ころ、原商店前を通りましたところ、Fの叔父ら三名で飲食していて、私に「一寸待て」と言うので、中に入っていくと、叔父が「お前が役場にいる時の衛生報告書を考えてみろ。お前もカカも子も居るのに、そんな事をするとたたき殺してしまうぞ」と言いました」

「二月二四日県衛生部と恵楓園より医者が来て、役場に於てFの親族も集まり会談した結果五月迄に入園することに決まりました」

「犯人は私の考えでは、F以外にないと思います。同人は、ライ患者であり、恵楓園には既に入院する様決定しており、この手続をしたのは私だと誤解しているようですから、このような場合、恵楓園に入院することは、家族と生き別れになるのであり、本人としては、これを非常に苦痛に思っていた様ですから」

三　F氏の伯父の供述

「（Fが）恵楓園に入ってお上に世話になる位なら死んで終わった方がよい等と言っていたので、私は「死んでも良か、お前一人おらんもんと思うておればよか」と言ったことはありました」

「私共もFが恵楓園に行けば、後に残った母や妹や子ども達が途方に暮れ悲惨な目にあう事は判っておりましたし、伯父としては、可愛想な人間だと気の毒に思って居りました。

……私情においては可愛想と思っておりますが、（このような恐ろしい計画をする）人間は、この際自分の親戚とも思いたくありませんし、厳重に処分して下さい」

四　隣人の供述（1）

「F氏方のすぐ上に住む。道路をはさんで四・五間の距離。

（二月下旬ころ、Aさんと二人で役場に税金の申告に行く途中、Fさんの叔父一家の人たちがAさんを呼びとめたので）気の毒の様な気が致しました。その時直感しましたのは、以前人の話で聞いていたAさんが役場で衛生係として勤務中Fさんをライ病で県の方へ通報されたとかで、そのことが原因で叔父さんもAさんに向かってあのよう荒い言葉をかけられたと思ったのです」

「Fさんは、一月ころ、約一ヶ月位無断で家を出られ、確かに二月のはじめ頃、ひょっこり帰宅され……二、三日してからFさん宅で病気がなかったのでと思いますが、その祝があり、私もまいりました。

その席上で、叔父さんが（役場のやつで）あいさつする奴がいる。月夜の晩ばかりじゃなか。闇夜の晩もあると思うとれと誰に言うこともなく申されていたので、これはAさんに対しての言葉だと思いました」

五　隣人の供述（2）

「Fさんが恵楓園に行かなければならぬことやその手続をしたのがAさんだという噂を聞いたのは、本年一月ころのことです。そして、この噂は村中の評判になっておりました」

「「Fさんは、Aさんのことを自分ばかりを病気も無いのに恵楓園にやるとはひどい」というようなことを申しておりました」

「Fは、気が短い方ですが、仕事は真面目にやる方で、今まで喧嘩などして警察のお世話になった事はないと思います」

六　F氏の叔父の供述

ダイナマイト事件での警察での供述

「三人で焼酎を飲んでいる所へAさんが一人店の前を通りかかったので、Aさんが衛生係主任をしておられた時に、私の甥Fをらい病院にやる様に手続をしていたので、私も腹が立っていましたし、Fがいうには、医師の〈ライでないという〉診断書を持ってきたということでしたから、Aが一軒倒そうと思っているということを考えましたので、なお、一層腹が立ちました。それでAさんに対し、「打ちくらすぞ」という荒い言葉を吐きました訳です」

ダイナマイト事件公判での証言

問　Fはどうして小学校二年生くらいでやめたのか

　それは親父が死んだのでやめたと思います

問　本年一月中Fが恵楓園に入る話がまとまりはしなかったか

　私は相談にあづかっていません

　その後、役場から通知があったということをFが言ってきましたので、私らの四人で役場に行ったところ、村長から外の衛生係から通知が来たので早く家を片づけておいてくれと言われました

　それでF方の牛を売るなんかして片付けなければならぬと話し合った次第です

問　その時役場で文句を言ったのではないか

　はい、どうもなかもんば行かならんといって文句を言いましたところ、村長は県から指令が来たから仕様なかたいと言うだけでした

問　Fは何と言ったか

　Fは恵楓園に行く様なら死んで仕舞うと言ったので、どうもなければもう一度診察せねばならぬといって慰めていましたが、一月一五日の晩か一四日の晩家を飛び出したのです

問　Fに病気の疑いのあるということは、Fがいくつ位からあったか

　Fがそんな病気があることは全然知りませんでした

問　Fの一門にそんな病気をやった人はいないか

　いいえ、知りません

七　Fの大叔母の供述

「Fは仕事も熱心で力も強いので、二人前位働いておりました」

「Fと身内で私達も恥になりますのでFの事を心配して今頃どこにどうしておるだろうなど考えたことはありませんでした。早く捕らえられるとよか。死んでもすればよかたいと思っておりました」

これらの供述等から浮かびあがるのは、熊本県が発したF氏に対する一通の収容通知がF氏の家族、親戚そして地域社会全体にもたらした波紋の大きさである。

F氏だけでなく、F氏の親族らが一致して通報者と疑ったA氏に対し、「打ち殺す」などと発言し、実際に殴りかかっている事実、とくに叔父が「Aが一軒倒そうと思っているということを考えました」と述べている箇所に典型的に表されている。この一軒の意味は、F氏につながる親族一統ということであり、だからこそ、叔父らがA氏に「打ち殺す」と言うほどに激怒したということである。

そのうえで、より衝撃的な事実は、当初はF氏とともに怒っていたはずの親族らが、やがてF氏に対して、

「死んでも良か」といった形で自殺を促すような発言を行っているということである。

これらの事実は、F氏の恵楓園入所が一族にとっての「社会的苦難」であることの赤裸々な表明である。こうした形でF氏や親族らを追いつめていったのは、A氏の報告などを契機とするF氏に対する恵楓園入所通知が村中に噂として知れわたっていたということであり、このことを隣人たちは、明確に証言している。

このようなハンセン病と疑われた者とその一族が、地域社会に存在することが許されないという風潮の中で、たまたまA氏宅へのダイナマイト事件が発生したのであり、F氏が犯人に違いないとの先入観を地域社会全体に植え付けたのは当然であろう。

その後に発生した殺人事件に至っては、親族までもがF氏が犯人であることを進んで認めるかの如き対応をとり、自分たちとは無関係であることを強調するに至ったのであり、こうした供述が逆にF氏が犯人であるという判決において、決定的に重要な証拠となってしまったのである。

第五章　ハンセン病差別が生んだ死刑判決

F氏に対する死刑判決では、凶器とされた短刀と事件当夜にF氏が訪ねて来てA氏を「殺して来た」と述べたとする叔父及び大叔母の供述が決定的な証拠とされている。

この短刀は、事件当夜に訪ねて来たF氏から「小屋に置いているので取りに行くよう伝えてくれ」と依頼されたとの大叔母の供述に基づいて七月九日に発見されたとされているものであるが、F氏の指紋もなく、血痕の付着も認められなかった。しかも、七月九日に発見されたはずなのに、取調べにおいて一度もF氏に見せられておらず、小屋の所有者に対して短刀が初めて示されたのは、一ヵ月以上経過した八月二六日であり、鑑定に付されたのは八月二九日である。

捜査官が実際に七月九日に発見しており、凶器の可能性があると考えたのだとしたら、このようなことは起こるはずがない。なぜなら、このような「凶器」を発見したのであれば、何よりも第一に、小屋の所有者に示して、同人の物ではないことの確認をとるはずであるからであり、第二に、発見三日後に逮捕したＦ氏に、これを示して、凶器として使用したかどうかを確かめるはずだからである。

そのうえで、叔父は捜査段階から一貫して、事件当夜訪ねて来たＦ氏は手に匕首《あいくち》のような物を持ち、これで刺したと言っていたと述べ、小屋に包丁を置いてきたなどという話は全く聞いていないと供述していたのである。そうだとすると、小屋から「発見」されたという短刀が凶器であることはありえないこととなる。

こうした矛盾を看過して熊本地裁は、小屋から発見された短刀を凶器であると断定して死刑判決を下したのであるが、控訴審では、さすがにこの点に気付いた裁判所が事件現場付近の検証を実施した際に、叔父に証言を求め、事件当夜にＦ氏が凶器を所持していたとの供述は思い違いであり、Ｆ氏は小屋に包丁を置いてきたと述べたと供述させるに至ったのである。

しかしながら、そもそも「小屋に包丁を置いてきた」とのＦ氏の発言は、叔父が現れるより前にＦ氏から大叔母一人が聞いた話として、大叔母、叔父ともに一致して説明していたのであるから[7]、控訴審での叔父の証言は明らかに事実と異なるものであり、Ｆ氏を犯人であると認定するにあたっての矛盾点を解消するために「強要」されたものであることが明らかである。

問題は、なぜに叔父がこのような事実と異なる供述を行って死刑判決へと「協力」するに至ったのかという点にある。

当時の詳細な実情を知らぬ立場で立ち入った考察をすることは許されないが、小さな山村を巻き込んだ無らい県運動の渦の中で、一族の長としての叔父の苦衷を弄んだ権力の非情さを痛切に感じない訳にはいかない。

死刑を宣告した熊本地裁判決は、その量刑の理由として「医師の適切な治療に身を任せ、その間の精神的、肉体的の苦痛に堪え、健康回復による幸福の一日も早く来らんことに希望を持ち、一意療養に専念することこそ被告人に残された唯一の更生の途であるに拘らず……ただ一途に、自己、母、妹、親類縁者の将来に救うべからざる暗影を投げかけたのは、あくまで、Aの仕業なりと思い込み」との動機を重視したことを挙げており、死刑が国策としての隔離政策への不服従と、無らい県運動への協力者への「逆恨み」を断罪するために選択されたものであることを示唆している。

結びに代えて

菊池事件は、日本における戦後の司法における最大の汚点であると同時に無らい県運動によってハンセン病排除に駆り出された地域社会が生み出したえん罪でもある。

このような菊池事件の死刑判決が見直されないままに放置され続けることは、憲法の番人たるべき裁判所に対する信頼を根底から覆すことになるだけでなく、ハンセン病と疑われた者やその家族を地域社会から排除し続けた「社会の側」の加害者としての責任に、メスが入らないことを意味することになる。

ハンセン病隔離政策による被害の最終的な解決は、菊池事件の再審による司法の責任の明確化と無らい県運動の病理の解明なしにはありえないのだということを私たちは肝に銘じるべきである。[8]

註

（1）戦後の無らい県運動の開始をどの時点とみなすのかについて、検証会議報告書では一九四七年一一月の厚生省予防局長通達「無癩方策実施に関する件」とされている。ただ、同通達では未収容のハンセン病患者の把握に重点が置かれるにとどまっており、本格的な開始は一九四九年六月の「全国ハンセン病療養所所長会議」における無らい県運動の推進決議以降と言うべきではないかと思われる。

（2）いわゆるハンセン病国賠訴訟において、原告本人として無らい県運動による被害を訴えた日野弘毅氏は、自らの療養所の入所が、物理的強制によるものではなく、入所勧告を受けた後の、地域住民をあげての家族に対する差別の激しさに耐えかねて、家族を守るために自ら入所を申し出るしかなかったことを明らかにしている。

同訴訟において、国は、こうした事実を強制収容ではなく自発的入所であると主張した。

（3）一九四九年に三五〇床の増床で開始された増床計画は一九五〇年は一九六〇床、一九五一年は一〇〇〇床、一九五二年は一五〇〇床、一九五三年は一〇〇〇床というスピードで推進され、この五年間で、三五〇二名もの新規収容を達成している。

（4）一九五二年一一月二一日付の内閣総理大臣答弁書は、一九三一年制定の旧らい予防法について、日本国憲法には違反しないとし、その理由を「らい病毒の伝播を防止し、公共の福祉を確保するため」等と説明している。また、藤野豊『ハンセン病と戦後民主主義』（岩波書店、二〇〇六年）は、この点を戦後も継続した絶対隔離政策が「公共の福祉」という民主主義の論理の下に必然的に導き出されたと述べている。

（5）検証会議報告書によれば、ハンセン病患者に対するこうした特別法廷は、一九四七年から一九七二年二月二九日まで、九五件に及んでいる。これらの中には、刑務所や拘置所で開かれたものも含まれているが、いずれにしても隔離施設で開かれたものであることに変わりはなく、憲法三七条に違反する手続きであることは明らかである。

「らい予防法」を憲法違反であるとする二〇〇一年五月一一日の熊本地裁判決は、遅くとも一九六〇年には同法による隔離は憲法違反を問われるべきことを明らかにしているから、最高裁判所は、こうした違憲法廷を、その後一二年以上も続けていたということになる。

（6）「らい予防法」は、感染のおそれがないと認められる場合の外出を認めていたのであるから、ハンセン病と疑われたすべての者に対する最高裁判所による特別法廷の決定は、「らい予防法」をも超える絶対的な隔離の思想によるものということができる。

（7）この大叔母と叔父の供述は、F氏が逮捕される前日に、刑事訴訟法二二七条による証拠保全手続きとして、裁判官の面前で証言のうえでなされている。これを覆した叔父の控訴審での証言は、従前の証言が偽証であることを意味するものであり、このような供述をさせられるに至った叔父の心中は察するに余りあるところである。

（8）全国ハンセン病療養所入所者協議会や「らい予防法違憲国賠訴訟全国原告団協議会」等は、二〇一二年一一月七日、検事総長に対して検察官自らが菊池事件について再審請求をすべきとの要請書を提出している。

熊本県における「らい予防事業」と戦後の無らい県運動

塚本　晋

はじめに

本書で小松裕が指摘しているように、熊本県の無らい県運動は本妙寺事件を機に本格化するはずだったが、戦後に持ち越された。戦後、熊本県で無らい県運動が激化した背景には菊池恵楓園の一千床増床があった。本稿では「らい予防事業」の展開を追いながら、熊本県衛生部が無らい県運動をいかに主導したか明らかにしたい。

第一章　戦後の無らい県運動の始動

熊本県の初代衛生部長である蟻田重雄は、「熊本県に於けるらいの趨勢」（熊本県『救らいの日によせて――貞明皇后を偲んで』一九五五年三月）で次のように述べている。

警察行政から衛生行政に移管されました時は、未収容患者は推定四五〇名でありましたが、予算面にも如実にあらわれてゐますように、昭和二十四年、二十五年一斉検診を実施して在宅患者数の確実なる把握につとめました。而して昭和二十六年、二十七年に亘つて約二五〇名の未収容患者を菊池恵楓園に収容致しました。爾来、毎年五〇－三〇名を収容し、新しい科学に立脚し、設備の優秀な療養所で医療を施し、安らかに幸福な生活をされるように収容し、現在では一三七名に減少しました。尚収容しました患者の中には相当数の新発見者が含まれてゐます。

「予算面にも如実に」とあるが、らい病予防費（以下、予防費）が初めて計上されたのは、一九四八（昭和二三）年の六月定例県会である。県衛生部総務課は「予防費」について、「申す迄もなく癩は亡国病であり、之か予防撲滅は絶対に必要であります。にも不拘、予防事業は従来他の伝染病に比しまして徹底をかいた恐れがあつたのであります。今般、特に政府に於きましても之を重視し、無癩方策を樹立し、癩病の徹底的撲滅を計るため患者の検診、収容予防思想の普及徹底を実施することになつたのでありますが、本県は全国的に見て癩患者の数は多い方でありまして、之が徹底は非常に大きな事業であり、ここに之か経費を追加致しました次第であります」と、その経緯を説明している。このことから、前年一一月の「無癩方策実施に関する件」をうけたものだということがわかる。

一九四九年、県議会では予防費について三度、報告されている。三月臨時県会では「ライ病は遺伝病であると一般に信じられておりましたが、これは伝染病でありまして、早期検診ならびに収容を主眼点としこれが周知徹底をつとむるとともに、未収容患者の収容に要する諸経費」と報告されている。蟻田は前述の「熊本県に於けるらいの趨勢」で、一九四九年の一斉検診で多くの新発見患者がいたことを強調していたが、「昭和二十五年度らい予防事業について」に添付された「昭和24年度（昭和24年3月～25年3月）らい患者救護月報」では、熊本県の「新発見」は三一二名となっている（未収容患者数は四八一名）。これは、一九五〇年の戦後初の全国的な一斉検診で発見された二三二人よりも多い。

厚生省がプロミンの予算化を決定すると、熊本県も動き始める。六月九日、保健所長会議が「癩患者の診断法、プロミンの効果、熊本県救癩協会設立、癩予防週間、寄付金募集」（熊本県医師会『西海医報』第一三号、一九四九年六月）を議題に恵楓園で開かれる。[1]「プロミンの効果」が議題となったのは、六月定例県会でプロミン購入費を追加予算に計上し、その効果を喧伝することで入所の促進を図るためだった。六月一五日には、東家斎予防課長（のち星塚敬愛園長に就任）が県議会衛生常任委員会にプロミンのサンプルを持参して説明をしている。この際、東家は「我が熊本県は……隣県福岡県に比べますと、とてもお話にならぬ％を持っております」と述べているが、自治体を競わせるという無らい県運動の特徴がうかがえる。保健所長会議では「癩予防週間」「寄付金募集」も議題となっていた。六月二六日、『熊本日日新聞』（以下、『熊日』）は「ライは治る／プロミンがほしい！／〟アメ玉二つ分〟一般の理解に訴う」と題して、予防課が「ライ予防週間」に合わせて恵楓園で開いた懇談会の様子を報じている。同記事では、「新薬プロミン出現いらいプロミン施療の希望者が殺到し当局を困惑させたり、噂を聞いた未収容患者も自発的に入園を希望して」おり、「仮に三十万戸と見積もつて一戸当り十円というところだが、まああめ玉二つ分奮発してもらえば当面のプロミン施療の問題は解決する」とされている。また、「県はすでに玉名、菊池、鹿本、芦北の四郡で募金懇談会を開い」ており、「それ位でいいかと熱意を示してくれる村もあつた」という。そして六月二九日、六月定例県会で予防費が大幅に追加される。衛生常任委員会は「ライ病の消滅については予防思想の啓蒙活動に、また未収容患者の収容に平素から相当努力のあとがみえておりますが、九州でもライのもつとも濃厚である本県下には未収容の患者三百二十名を数える現況であります」とした上で、プロミンは「非常に高価なものでありますから、これを国費並びに県費をもって支弁し、更に一般の県民の同情によつてまかないたいという案」と報告している。

一〇月二六日、恵楓園で「九州各県プロミン寄贈式」が行われる。長崎県衛生部予防課長の福島恒喜は、「一昨年九州各県に於て実行した、癩の治療薬「プロミン」獲得資金募集を実施したる処、県民の一部に於ては、癩は遺伝病でなく、「プロミン」によつて快方に向う伝染病であるという認識を深め、その効果は甚大だつたと思う（未登録患者で自発的に申込んだ患者が二四名あつた位です）」（「長崎県における癩対策についての偶想」『恵楓』第二号、一九五一年一〇月）としている。一方で、寄贈式の翌月、第六回国会参議院厚生委員会において東竜太郎医務局長が「恐らく今のように治療薬はできておりますが、らい患者は一生あすこに残る、生活の根拠があすこにある、治つて再び家に帰るというようなことは考えていないのでありまして」と答弁し、軽快退所を否定していた。

しかし、患者がプロミンを求めて入所を望んだとしても、恵楓園の定員は超過状態だった。そのため寄贈式の三日後に始まった一〇月定例県会では「県下にはおおむね三百十名も未収容患者がおりまして、この中重患は是非入院加療を要するのでありますが、恵楓園は現在すでに定員を超過して収容不可能の状態にありますため、同園内に一時救護所を設置」し、「救ライ協会」が集めた寄付金五〇万円を建設費に充てることが決まる。「一時救護所」は一九五〇年四月二七日に和光寮として完成するが、蟻田衛生部長は「一千床増床の基いとなつた」（前掲「熊本県に於けるらいの趨勢」）と、その意義を強調している。県独自の一斉検診やプロミンの購入などによる予防費の増額、「熊本県救癩協会」設立や「一時救護所」設置を決定したことから、一九四九年が熊本県において無らい県運動が本格的に始動した年だといえる。

第二章　一千床増床と熊本県衛生部

恵楓園の一千床増床工事は一九五〇（昭和二五）年九月に着工する。同年の三月定例県会では、「予防費」について「患者がたくさん発見されておりますので本年度は菊池恵楓園の中に一千個の病床を設けてこれを全部収容しようとするもの」と報告される。この翌月、「昭和二十五年度らい予防事業について」が発せられ、戦後初の全国的な一斉検診が命じられる。熊本県も再び一斉検診を行い、新発見患者を二三二名と報告している。一斉検診が始まった四月、熊本県衛生部は、月刊『衛生の歩み』を創刊する。創刊号には、遠矢一斎の「ライト女史のよろこび」が収められているが、遠矢一斎は東家予防課長と考えられる。ここで東家は次のように述べている。

唯今私の課では癩療養所恵楓園の写真画報や写真映画を摂つてその中でのびのびと誰はばかることのいらない生活をしてゐる有様を県内の人々にお見せし……一日も早く入所してあの驚異的な特効薬「プロミン」注射の恩恵にめぐまれまして全快し明るい希望のある日を送つて頂けたらと思うのであります。これも私共はこのために恵楓園自体の増床運動をしていましてやつと二千人を収容するやうになりました。これも今年の七月頃からぼつぼつ出来まして二十六年三月迄には完成する予定になつております。

東家が「増床運動」を主導したとする背景には、前年一一月一六日、東医務局長が軽快退所を否定したのと同じ参議院厚生委員会でとり挙げられた「国立療養所菊池恵楓園増床に関する陳情」があった。陳情は次のように説明されている。

陳情者は熊本市熊本県庁内、蟻田重雄君でございます。陳情の要旨を申しまするると、今回の九州各県のブロック会議がありまして、その会議の上の問題といたしまして、第一に採上げましたのがこのらい療養施設の拡充問題であります。その結果らい予防を徹底するために国立らい療養所の熊本にあります恵楓園において一千床増床するということによりまして、この拡充によりまして未収容患者の一掃を図りまして、一挙にこの伝染源を断ちますならば、この問題の解決目的の大半は達せられる、こういう結論を得たのであります。

厚生省は前年度も増床を要求したが緊縮財政により実現しなかった。そのため、地方からの陳情というかたちで予算請求の根拠を固めようとしたのではないか。また、熊本県も一九四九年に県独自の一斉検診を行い、陳情の根拠として患者数の多さを強調したのではないか。しかし、衛生部長が陳情者となったことは、「らい予防事業」の成績をよりいっそう上げなければならないというプレッシャーへとつながった。

着工直前の一九五〇年八月、八代郡で患者である父を息子が射殺した後に自殺する事件が発生する。『熊日』

は九月一日に「ライ病む父を射殺／一家の柱、青年自決」と報道し、三日にも「社説」で扱っている。一日の記事には「村としては再三入院を勧めていたが経済的に苦しく……強制収容もできないので困っていた。さきごろ県からも来てしきりに入院をすすめていた」とある。恵楓園の宮崎松記園長は記事に寄せた談話で、「責任を痛感」するとしながら、「不幸な患者や家族」が「癩療養所の内容」を「よくわかっていないため」に発生したとしている。そしてさらに、次のように述べている。

在宅の患者はらい予防法第三条（行政官庁はらい予防上必要と認められるときは命令の定むるところに従い、らい患者にして病気伝播の恐れのあるものを国立らい療養所または第四条規定により設置する療養所に入所せしむべし）によつて本人の意思に反しても発見された場合入所せしむることになつているので家族はもとより一般社会の人たちも温い気持ちで大いに協力していただきたいと思う。

宮崎は強制収容の存在に言及し、「温い気持ち」による「協力」、すなわち入所勧奨や通報まで奨励している。この事件と同時に、『熊日』は九月二日に「日本一の癩療養所に／きょう起工式／菊池恵楓園を拡張」、三日に「恵楓園拡張起工式」と報じていた。悲劇的な事件をこれ以上起こさないためにも、立派な施設が整備されるのであれば患者は入所した方がいいと感じて、同情や善意から入所を勧奨し、通報した者もいたかも知れない。

一九五一年四月、一千床増床工事が竣工する。一九五一年は恵楓園の年間収容者が最多の四二六人となり、熊本県から一八五名が入所している。同年の三月定例県会で予防費は「本県下の癩病患者は全国で一番多いのでありますが、国立菊池恵楓園で病床一千床増加が4月に完成予定でありますので、未収容患者を一斉に収容するとともに未発見患者検診及び一般民に本病を思議させるための啓蒙宣伝費等の費用でありまして、半額は国庫補助」と報告されていた。「未収容患者を一斉に収容するとともに未発見患者検診及び一般民に本病を思議させる」とは、無らい県運動そのものである。

竣工直後の四月一九日、東家予防課長が発起人の一人となり、恵楓園で年二回行われることになった九州各県予防課長会議が開かれる。二六日、厚生省は「昭和二十六年度らい予防事業について」を発して「昭和二十六年度において国立らい病床一〇〇〇床増床を企図しているので、各都道府県においてもこれに即応し別紙要領により特に未収容患者の収容に重点をおき、らい予防事業を強力且つ徹底的に推進するよう格段の努力をされたい」と命じる。これをうけて、五月一五日に患者収容の打ち合せが県庁で行われる。『熊日』によれば、「東家予防課長、志賀恵楓園医務課長、各町村並びに保健所関係者ら三〇名」が集まり、「既に検診調査を終り、収容必要と認められるもの約三百名も逐次入院させ、このほか強制検診で約三百名の新規患者が見込まれているので、九州各県の患者とあわせて本年中には同園の百%収容を目指すこと」（「恵楓園、年末に満員／ここに集まる九州の患者」五月一六日）が確認される。

打ち合わせが行われた直後の五月一七日、貞明皇后が死去する。『熊日』によれば、熊本県は一一月一〇日に「貞明皇后救癩事業募金委員会」県支部の第一回理事会を開き、支部長に桜井知事、副部長に橋爪副知事（他に日本銀行熊本支店長、商工会議所会頭、熊本日日新聞社社長）、理事長に蟻田衛生部長の就任を内定する。また、割当額三七二万円を募るために町村長、地方事務所長、保健所長などを評議員に依嘱して協力を求めることを決定する（「評議員に三五〇名／救ライの募金の初理事会」一一月一一日）。熊本県は「癩の根絶を期し救癩事業の国民運動を起こす」という事業の趣旨に忠実に応えようとしていた。

第三章　無らい県運動の展開（1）——熊本県における検診、収容の実態

宮崎松記は一九五一（昭和二六）年一一月の三園長証言において次のように述べている。

それから強制収容の問題でありますが、これは以前は癩行政は警察行政の中に入つておりましたので、いわゆる警察権を以てかなり強制ができたのですが、現在は保健所関係になつております。先刻も話しましたよ

うに、保健所とか市町村に委しておきましてはいろいろな事情が纏綿しまして、事実癩の仕事はできません。熊本県などでは、癩に限つては県自体が直接やるということにいたしております。

しかし、宮崎の発言は実態とは異なっていた。三園長証言の三カ月前、八月二四日に開かれた衛生常任委員会において、「現在７００床空いているそうだが、之を充たすため保健所はどうしているか」、「発見したらすぐ強制収容か」という委員の質問に対し、東家予防課長は「保健所は町村衛生主任と連絡することにしています。そして発見した医師が視察に行つてドシドシ収容しています」、「いや納得づくで収容しています」と回答している。この際、予防課が資料として提出したのが、「昭和26年熊本県癩対策概要」（以下、「対策概要」）である。(2)「対策概要」には「本県に於ては既に癩予防事業は昭和25年度に於て一応の検診調査を終り、収容の準備が出来て居たので早速収容に全力を向け着々其の成果を収めています」とあり、四月に八名、五月に七名、六月に三二名、七月に四四名の計九一名を収容したとある。また、保健所管内ごとの収容率（収容予定者数に対する実際の収容者数の割合）も挙げられ、六月から七月にかけての平均収容率を五九％としている。「収容に対する係員の注意」という項では、「収容については執拗なる程の熱意と信念を以て、勧誘に又病気の性質の説明入所後の社会的保障及び療養所内の治療と慰安の生活状態を説明し、納得の行くまで説明しなければならない」とする一方で、

当熊本県の収容方針は出来るだけ多く本年中に収容を終り、先づ納得勧誘で一応社会問題等の事故を起こさざるよう努力し、終局は一斉に強制権を発動し、各関係方面の協力を得てでも収容を終り度いと全員の力を集中して此の事業の遂行に努力してゐる。今此処に恵楓園の一千床増床によつて熊本県の癩を完全に一掃しなければ永久に癩をなくする機会は得ないだらうと思われます。

とある。『熊日』も七月一六日の社説「ハンセン氏病根絶のために」で「従来、熊本は悪い意味における癩のメッカであつた。これを今後は真の救癩のメッカにすべきである。まず県下の未収容患者をみんなの理解と協力によつて一日も早く入園させることを考えねばならない」と訴えていた。一千床増床が実現した一九五一年、熊本

県では官民挙げて無らい県運動が推進され、そのピークを迎えていた。

恵楓園の下瀬初太郎庶務課長は「一千床増床当時収容については、熊本県の西村、長崎県の宮地の両衛生係がよく遂行していた」（全患協菊池支部「昭和二十三年・四・五・六・七年当時に於けるハンセン病行政の実態」一九五七年）と回想しているが、「西村」とは予防課の西村正雄主事である。[3] 西村主事は恵楓園医官の吉永亨が『恵楓』に連載していた「検診記」に「N主事」として登場し、検診に帯同している。「検診記」によれば、県下で行われた検診は次のようなものだった。『恵楓』第三号（一九五二年一月）に掲載された検診では、吉永は保健所職員から「町の衛生展覧会で、「癩病になると睫毛が抜けて、眼もつぶれてしまう」というポスターの説明があり、この島の一人から、「癩病に間違いない様な子供がいる」と保健所に報告があつたので診て頂きたい」と説明されている。検診の結果はトラコーマだったが、「町の衛生展覧会」がきっかけで住民が過剰に反応し、通報が行われたことになる。『恵楓』第七号（一九五四年六月）に掲載された検診では、「さつき役場でみせてもらつた書類に六十四才の女と記載してあつた……家族歴としては老婆の祖父がそれらしい病気であつたときいている」とあり、役場に置かれた台帳をもとに検診が行われていたことがわかる。このときはハンセン病と「診定」されたが、患者は残された家族が心配であることに加え、「先祖にこの病気がいたことは聞いていましたから覚悟はしとりましたがこのすじでは」と入所を拒む。そのため、吉永、「N主事」、役場の衛生係は「後にのこる娘と孫の生活を心配してやる」ことについて協議している。

このように患者が入所を拒む理由に、残された家族の生活保障を挙げることが多かった。熊本県には、一九四九年に恵楓園に入所した患者に関する一九七〇年四月一五日起案の報告書が残されている。[4] 報告書には「入所時、県、保健所、役場で相当強力な勧奨（本人は強制収容されたと云っており、最近□□町役場に何らかの事後措置を、申し立てにいっている）を実施しており、母□□の存命中の生活保障を条件の一つとして収容していることは事実である」と記載されているが、予防課は家族の生活保障と引き換えに入所を迫っていたことになる。宮崎松記も三園長証言において「社会保障の徹底によりまして、かなり強制しないでも収容し得る状態になすことができる。で保育所とか、養老院とか、そのほかの施設をこの際拡充強化して頂いて収容の裏付けをして頂く」と述べている。リデル・ライト記念養老院院長の杉村春三も「設置計画について、地元県側に於いて、東家予防課長、中島社会課長が実務的面に迄及んで涙ぐましい努力を払はれた」としているが、県衛生部にとっても、「収容の裏付け」が必要だったことがわかる。

また、前述の「対策概要」によれば、一九五一年六月二七日に天草郡牛深保健所管内で一三名が収容され、恵楓園に「輸送」されている。一方で、同じ月に天草郡で患者である兄を理由に妹が自殺未遂を起こすという事件も起こっていた（「癩患者の妹服毒」『熊日』六月二日）。一千床増床によって天草郡で収容が強化されたことが事件の引き金となったのは容易に想像できる。全患協菊池支部の早野高義は「緊急座談会、吾々は旧憲法下に生かされている——癩予防法の改正を望む」（『菊池野』第二巻六号、一九五二年八月）において、一九五一年六月に天草郡で行われた強制収容に関する「県予防課の主査」とのやり取りを紹介している。

県予防課の主査をしている某氏に事実か否かを問いただした処、彼が云うには、それは事実私がやりました。癩予防法の第三条に依り、強制収容は可能ですから説得に応じない場合は第三条の規定を適用することが出来ます。県の予算上の事もあり天草あたりになりますと、出張費も相当の額になりますからね。……実は国家警察に強制収容の是非を問い合わせたところ、それはやつてよいと云うので地方の駐在巡査に依頼してやつた訳です。ところがその人は当園に入園し一週間程して、家庭の事情か何かで無断退所してしまいました。こういう風では強制収容しても実績は上らず実際困りますとこぼしてました。

「県予防課の主査」は「予算上の事」から警察に依頼して強制収容を行い、しかも強制収容が「無断退所」を招いて「実績」につながらないことを認めていた。しかし、『昭和二六年度熊本県一般会計・特別会計歳入歳出決算報告書』によれば、予防費のうち入所勧奨や収容に直接関係する旅費は、予算現額五七万五三〇〇円に対して一六万七〇四一円の不用額を出している。「明細説明」には「不用額を生じたのは予算節約したため」とあるが、三割もの不用額を出しており、「県予防課の主査」の説明とは整合しない。

天草郡で収容が行われた翌月、恵楓園は「厚生省に於いても二十七年度予算として猶相当数の癩病床拡張予算を要求する方針である。従って拡張された病床が長く空床の儘放置されることは、この予算要求に支障を来たすので、……病床の裏付け出来た絶好の機会に速かに（少なく共本年内に）本園の拡張された病床を利用して九州各県の癩行政の画期的進展」を計るよう求めていた（菊池恵楓園『九州の癩問題』一九五一年七月）。また、福岡県衛生部医務課長の安河内五郎も「今度は自体が逆になつた。病床はあるが、利用者がなかなかない。……足りないで困っていたものが病床が大幅に拡充されると共に、利用者が無くて困るということになつたのだ」（「福岡県の癩問題とその対策」『恵楓』創刊号、一九五一年八月）と述べていたが、恵楓園には空床が目立っていた。県衛生部は「らい予防事業」の成績を上げ、空床を埋めるために、強制収容を頻繁に行っていたのではないか。

第四章 無らい県運動の展開⑵――「らい予防事業」の杜撰さ

収容の強化は恵楓園の内外に問題を生じた。一九五一（昭和二六）年一〇月、「ハンセン氏病患者が脱走して市内に出歩いているとの情報を得」た県衛生部が、予防課を通じて恵楓園に「隔離療養を厳格に励行するよう申し入れ」たことを『熊日』が報じる（「患者が出歩く／県衛生部恵楓園に警告」一〇月二日）。蟻田衛生部長が記事に寄せた談話は、次のようなものだった。

収容中の患者が市内を歩いている話があるので予防課の方から療養所側に注意した。恵楓園など千三百名に上る患者がいるのだから二、三不心得なものがあつたかも知れないが、ここは以前から模範的な療養生活を行つているところであり、もしそんなことがあつたとすれば最近相当数の新入患者があつたので、まだ園内

してもらいたい。

の空気をよく理解していなかつたためと思う。今後患者自身が自主的に規則を守つて新しい患者もよく指導記事には宮崎松記の談話も寄せられていたが、「県からの注意はたしかにあつた。しかしハンセン病患者といえばすぐ恵楓園というが、県下にはほかにも療養所があり、未収容患者も県内にまだ五百名もいるのだから、私のところの患者とは断定できない」と責任を転嫁し、論点まですり替えている。蟻田も「ここは以前から模範的な療養生活を行つて」おり、「もしそんなことがあつたとすれば」と気遣ってはいるが、多大な経費と労力を費やして収容を行っているなかで、入所者が脱走や無断外出することは県衛生部にとっても大きな問題だった。宮崎は報道の翌月、三園長証言のなかで次のように述べている。

これは事情を聞きますと止むを得ないことがありまして、私どもから言わせますと、収容の場合にもう少し手を尽してもらえばよかつた、例えば家庭的な問題が未解決のままに送り込まれて来ると、本人はどうしてもその未解決の家庭的な問題が気になりますために帰る。それで逃亡する。これは療養所といたしましてできるだけ取り締まりますが、刑務所と違いまして拘束する施設でありませんので、出たらこれは止むを得ないのであります。ところが、衛生をやつております当局から言わせますと。多額の旅費と多大の労力を費やしてやつと一人送り込んだと思つたら、もう暫らくすると逃げ帰つておるということはこれは非常に当局から言わせると不都合なことで、この療養所当局の責任が追及されるのでありまするが……。

恵楓園はじめ厚生省は、予算請求のために速やかに空床を埋める必要があった。また、衛生部長が一千床増床の陳情者であったことや予算の都合もあって、熊本県も強制収容を用いながら空床を埋めようとした。しかし、明らかに無理な収容が脱走を招いていた。宮崎は収容の強化をのぞみながら「収容の場合にもう少し手を尽してもら」いたいと県衛生部への不満を述べ、蟻田は「患者自身が自主的に規則を守つて新しい患者もよく指導してもらいたい」と責任を入所者に押しつけていた。前述(第三章参照)の「緊急座談会、吾々は旧憲法下に生かされている――癩予防法の改正を望む」において、全患協支部長の加納敏克は「現在、県の予防課や、保健所あたりの行き方は口先ばかりですね。とにかく療養所に送りさえすれば後はどうなつても」と述べているが、入所者がこのように感じるのも当然だったといえる。

「らい予防事業」に多くの労力と経費を割くことに対して批判も生じていた。一九五二年の五月定例県会では、天草郡選出の西本初記県議（自由党）が、結核対策により力を入れるべきだという趣旨から「らい予防事業」について質問している。

なお、レプラにいたしまして部長は非常に恐れられますが、私は最も恐るべきものは伝染病では何といつても結核だと思うんです。……私が先般医学博士を相手に、六人でありましたが、レプラは伝染病ではないと申しましたけれども、実に乱暴な意見だと申されましたけれども、私は、われわれ社会通念でいうところの伝染病でない、こういう意見であります。……私の村にきてご調査いただければ結構であります。決してレプラはあなた方医者が恐れるようなそういうものではありません。〔笑声〕同居生活しておつてもうつつておりません。夫婦生活をして、三十年、四十年しておつてうつつておりません。しかも発生系統を調べてみますと、お父さんがレプラであつたから子供もレプラであるということはない。もうそのさいには誰も彼も死んでしまつて誰もおらないところに突然として出る。こういうところがあなた方ただ本の上で勉強されたのと素人の私達の実際調べたものとの違いであります。

西本は経験に基づいて感染力の弱さを指摘するだけでなく、家族感染まで否定していた。しかし、西本の質問に蟻田衛生部長は答弁しなかった。

西本は「黒髪校事件」の渦中の一九五四年の三月定例県会でも次のような強制隔離政策の根幹に関わる質問をしている。

もしこれが医学的に考えましして、未感染児童が同一学校に収容できないということになりますと、未感染児童なるものは、単に竜田寮にいるところの二十三人だけではありませぬ。全国いたるところにおるわけであります。ただあすこに集団しているためにああいうような問題が起きたように思いますが、もしこれが各市町村に起つた場合にはどうなるか、なおまた成人して社会生活をする場合に社会生活はできないじやないか、結局未感染大人も一つどこかに収容しなければならぬじやないかという、こういう由々しいところの問題が起つてくるのであります。

蟻田は「言いたいことはやまやま」あるが「かねがね蟻田放言というような言葉がしばしばいわれておりますので、厚生省の方からきついカンロ令がしかれ……非常に影響的なものの言い方を絶対するな」と言われているとした上で、厚生省の見解と断りながら「そういう患者の側近からすぐに離れました子供というものは、これはこの発病というものは、絶無とはいわないが、非常に少い、よつてもつて感染という問題にいたしましても非常に弱い」と答弁している。「蟻田放言」とは、この答弁の前年、予防法改正反対闘争のさなかに厚生省の法改正に対する強硬姿勢をマスコミに洩らしたことを指している。[5] そして蟻田は答弁を次のように締めくくっている。

先般ロックヘーラー研究所のオルソンという技術者がライの研究もいたしておると思うのでありますが、私のところへまいりまして、ライの問題で質問を出したことがございます。その問題は、ドクター蟻田はライをどういうふうに考えるかというような言葉をはじめ言いましたので、それは収容の問題か、あるいはまたいまの療養所におけるコントロールの問題かといいましたらば、これはライというものをどういうふうに扱つたら一番いいと思うか、ということにつきたのでありますが、なかなかむづかしい問題で、ただいま熊本ではとくに大きな問題になつているので、これはマア学問の上からは国際的のなんら線もないので申上げたいが、自分としてはここであんたにさえハッキリしたことを言いたくないということを申し上げましたところが、非常におもしろいことを申していきました。世界全体を私は廻つておるが、ライはやはり開業医者が取扱つていくべき問題じやないか、ということを言つていきました。といいますと、ライは解放せいということじゃなかろうかと思うのであります。

「オルソンという技術者」とは、GHQの公衆衛生福祉局第二代看護課長バージニア・オルソンと思われる。オルソンは、一九五二年一一月から一九五四年一〇月までのロックフェラー財団の看護コンサルタントを務め、公衆衛生院にデスクを有していた。蟻田の答弁で注目すべきは、「国際的のなんら線もない」としながら「コントロール」という言葉を用い、「ライは解放せいということじゃなかろうか」と開放治療に言及した点にある。当時の国際的なハンセン病医学における「コントロール」とは「ハンセン病の治療方法や種類、患者の生活条件を配慮した一般公衆衛生や社会問題」を指し、「制圧」「監視・統制」「管理」と訳されてきた。蟻田の答弁の前年に開かれた第六回国際らい会議の「疫学とコントロール委員会」は、治療薬の発展を鑑みて、感染の恐れのない患者に対する終生隔離を止めるためにハンセン病対策の現行法の改正勧告をしていた(6)。日本が復帰したのは、この第六回からである。蟻田が答弁した時点では、「国際的のなんら線もない」どころか、日本の強制隔離政策は批判されていた。蟻田が国際的な動向をどこまで理解し、日本のハンセン病政策についてどのような見解だったか定かではないが、なぜ議事録が残る県議会においてオルソンとのやり取りを持ち出したのか。オルソンとのやり取りは、放言どころか日本の強制隔離政策が国際的な動向に反していることを明らかにするものだった。しかし、この答弁は注目されることなく、その後も「らい予防事業」と無らい県運動は続いていった。

おわりに

熊本県の無らい県運動は、「らい予防事業」の進展とともに一九四九(昭和二四)年に本格的に始動し、一九五一年の一千床増床によりピークに達した。しかも、蟻田衛生部長が陳情者となるなど形式の上では増床に深く関与した。そのことが収容の強化につながり、自殺者や入所者の脱走を生じさせた。さらに蟻田は「らい予防事業」の責任者でありながら、ハンセン病政策に疑念を生じさせかねない答弁さえ県議会で行っていた。強制隔離政策は無らい県運動によって「人生被害」を生じただけでなく、公衆衛生行政としても杜撰なものだったことが、熊本県における「らい予防事業」から指摘できるのではないか。

註

（1）『熊本年鑑昭和二七年版』（熊本年鑑社、一九五一年）では「県ライ予防協会」が予防課内におかれ、理事に東家予防課長の名が挙げられている。藤楓協会支部事務局も予防課におかれ、支部長に桜井三郎知事、副支部長に蟻田衛生部長、専務理事には東家斎の後任である山崎四郎予防課長が就任している。

（2）「対策概要」は熊本県無らい県運動検証委員会の請求に対して熊本県が開示した「衛生常任委員会会議録」に含まれている。県の情報公開条例により閲覧ができないため、同委員会事務局が書写したものから引用している。

（3）西村主事は愛知県で開催された「第五回貞明皇后を偲ぶ会」で表彰されている（「西村正雄氏に感謝状／救ライ事業功労」『熊日』一九五六年六月二四日）。

（4）報告書は熊本県が熊本県無らい県運動検証委員会に開示した『保護記録』に綴じられていた。『保護記録』は、入所者の家族に行われた生活援護を記録した台帳であり、□は個人の特定を避けるためにマスキングされた箇所（地名、人名など）である。

（5）蟻田は五月二五日に始まったストに対して「恵楓園の場合なんとか不慮の事態は避けたいと思う。近く患者代表と話合いに動くつもりだ。厚生省からは近く熊本の国警市警にたいし文書で万一の場合に備え十分の準備をするよう懇請するもようだが県としてもいろいろの場合の措置を考えたいと思つている」と語っている（「不慮の事態は避けたい／恵楓園問題／蟻田部長の帰任談」『西日本新聞』一九五三年六月一三日）。

（6）財団法人日弁連法務研究財団ハンセン病問題に関する検証会議編「第十五、国際会議の流れから乖離した日本のハンセン病政策」『ハンセン病問題に関する検証委員会最終報告書』二〇〇五年

無らい県運動と教育——竜田寮事件を中心として

内田博文

第一章　激しい非難の応酬

一九三五（昭和一〇）年に菊池恵楓園内に建てられた「未感染児童保育所恵楓園」を前身として、一九四二年にいわゆる「未感染児童」を対象とした竜田寮が開設した。一九四三年には竜田寮が黒髪小学校の分校となり、中学生からは本校への通学が認められた。分校の教員は本校と兼務の者が一年生から六年生をひとりで担当していた。当時、竜田寮分校の存在は「タブー」であり「忘れられた存在」であった。このような社会の空気のなかで、通学問題が発生した。菊池恵楓園の宮崎園長が、黒髪小学校の校長に本校通学許可を申請したことがきっかけとなった。校長は、「PTAが了承すれば結構だ」と返答した。園長は瀬口龍之介PTA会長（熊本県議会議長）に面会したが、PTA総会で説明することについては十分約束がなされなかった。そこで宮崎園長は、一九五三年一二月、「黒髪小本校に竜田寮児童の通学が認められないのは差別だ」として熊本地方法務局に差別撤廃の申告を行った。この後、PTA内は通学反対派と通学賛成派を中心に分かれ、熊本市教育委員会、菊池恵楓園などを巻き込んで対立が顕在化していった（「ハンセン病問題検証会議報告書」三九六－四〇二頁等を参照）。

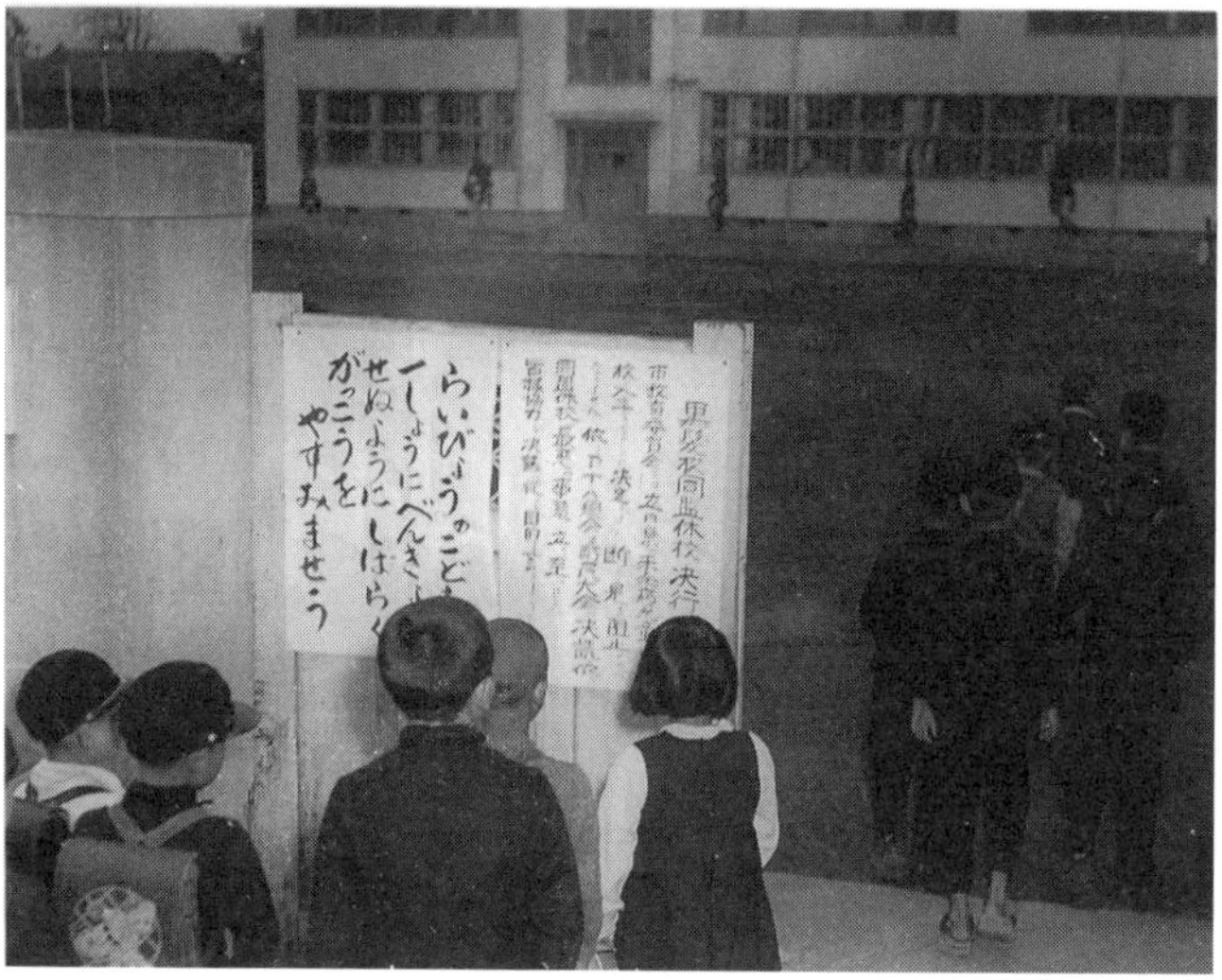
らいびょうのこど
一しょうにべんき
せぬようにしはらく
がっこうを
やすみませう

反対派が貼り出した同盟休校の貼り紙（1954年4月）

いわゆる竜田寮児の黒髪小学校本校入学問題については、賛成派と反対派との間で激しい非難の応酬がみられた。藤野豊編・解説／編集復刻版『近現代日本ハンセン病問題資料集成〈戦後編第五巻〉竜田寮児童通学問題Ⅰ』（不二出版）および同『同〈戦後編第六巻〉竜田寮児童通学問題Ⅱ』に掲載された各資料によりつつ、この応酬の実際を垣間見ることにしよう。

第二章　反対派による賛成派への非難

まずは、竜田寮児童通学反対派による賛成派の非難についてである。

一九五四（昭和二九）年二月に出された「癩未発病児童黒髪校入学反対有志会」による呼びかけ文では、次のように記されている。

癩病未発病児童の黒髪校入学反対

あなたの子供を恐ろしい癩の未発病児童と机を並べて

1．勉強さしてよいでせうか

2．食事を共にさしてよいでせうか

あなたの子孫はどうなつても構いませんか……
黒髪校区は只今重大危機に直面しています依つて左記に依り町民大会を開きますので奮つて御参加下さい

記

一、日時　二月二十八日（日）午后二時
二、場所　小幡神社境内

一九五四年六月一〇日に「黒髪会結成準備委員会」から出された呼びかけ文では、次のように記されている。

黒髪会結成にあたりて

立田寮児童の本校入学に端を発した黒髪校問題も御承知の如く市文教委員会の斡旋により四名中三名の通学により一応平穏に帰したる感がありますが、癩医学そのものがまだ未解明の部分の多い現在、例え学校に於て健康管理が実施されても完全なる予防の実績を挙げ得るや否や甚だ疑問視される現状に於て子供達自身も又皆様方もなにか「モヤモヤ」した不安や焦躁を感じてゐられる事と思ひます。又恵楓園側は残りの二十一名と例の一年生一名を早急に通学させてくれとの強い要求運動をつゞけており更にこのまゝ静観しておれば、来年度新入学の児童が大手をふつて入学して来る事も予想されるので此の際同盟休校時の様な強固なる気魄を振起して今后の事態に即応出来得る対勢《ママ》の確立を計ることこそ目下の急務と存じます。

此の度新らしい構想の下に黒髪会を結成し当面の事態収拾に当ると共に皆様方の盛り上る偉大なる熱と力によつて本問題の根源である立田寮を黒髪地区よりなくし清潔なそして健全なる教育の場として黒髪校を守り抜くため努力しなければなりません。

もとより立田寮の移転問題は、政府厚生大臣にその権限がありこれを動かすには県知事市長の尽力にまつより途はありません。そこに黒髪会結成の意義があり、又黒髪校区全町民が強固なる団結の力が発揮され初期の目的が達成されるのです。尚本会は一時的のものでなく恒久的に維持経営し黒髪地区住民の福利増進と共に文化の向上を計り地域の発展の母体ともなつて邁進したい念願でございます。
御多用中甚だ御迷惑ながら右の趣旨に御賛同下さいまして直接或は各町内連絡員を通じ、御入会下さる様御願ひ致します。

昭和二十九年六月十日

一九五五年一月に「黒髪校P・T・A」から出された説明文では、次のように記されている。

黒髪校P・T・Aは立田寮児童の直接通学に何故反対するか?

竜田寮児童は親が恵楓園に入院するとき連れて来たものでその半数は保菌者と云はれてゐます。この事を裏書きするように竜田寮からは昭和十七年以来九名の発病者を出してゐます。これは宮崎恵楓園長が参議院文部委員会の席上問ひ詰められて白状した立田寮の実体です。恵楓園や四、五名の賛成者はこの事実を殊更に隠して立田寮は一般の養護施設と同様で収容児童は健康児ばかりだから黒髪校に入れると云ふのです。吾々は、発病の恐れのある子供であるから数年間厳重に観察して大丈夫とタイコ判を押された子供だけライ患者の子供だと知られてゐる立田寮から出して健康な場所に移し、そこから小学校に通学させよと主張します。この処置のとられた子供は黒髪校にも入れると言つてゐるのです。こうすれば立田寮児童も幸福になると思ふのです。皆さんはどちらが正しいと思ひますか!!

黒髪校P.T.Aには賛成者は四、五名です。それにもかゝわらず恵楓園と賛成者は恵楓園の職員看護婦を総動員し賛成者の一部は大学生、女学生を傭つて二十九日公会堂で真相発表会と云ふものをやり如何にも黒髪校P.T.A内で賛成者が多数居るような印象を社会に与へやうとしてゐるのです。又黒髪校P.T.Aが自分達の学校に入れない為に他の学校に厄介払ひをしようとしてゐるなどと殊更に事実を曲げて悪質な宣伝にヤツキとなつてゐるのです。全市の有識者は一致して黒髪校P.T.Aの言ひ分には少しも無理がないのに何故恵楓園や賛成者が反対するのかを腹を立てゝゐるのが現在の状態です。

このように反対派による賛成派への非難には実に激しいものがある。

第三章　賛成派による反対派への非難

次は、賛成派による反対派への非難についてである。一九五四（昭和二九）年八月に「熊本市立黒髪小学校P・T・A有志一同」から出された「陳情書」では、次のように記されている。

陳情書

昨年十一月より熊本市黒髪小学校に発生いたして居ります竜田寮児童通学拒否事件は、わが国の義務教育制度史上将来にわたつて拭ふ可からざる汚点をのこすものであると同時に、良識ある国民が斉しく最早隠忍自重の域を脱して痛憤に堪えざる事件であります。

私共は何故にこれまで文部省が本問題解決の為に一大英断を以つて事に臨み、強力なる勧告を熊本市教育委員会に対し為し得なかつたかを甚だ遺憾に考えます。

希くば、文部省は本問題の処置について行政上の責任のある関係各省各機関と緊密なる聯繫の下に、私共日本の教育基本法に対して根本的疑念を抱かしめざるよう、更に今回熊本市教育委員会がとりたる奇怪極まる諒解に苦しむ措置に対し貴職の職権に基いて強力なる勧告を熊本市教育委員会に対して行い、それに依り九月一日付にて竜田寮児童にしていまだ黒髪小学校本校に通学を許されざる二年生より六年生までの学童全部を通学許可せしめるよう、特に要望いたします。

貴殿の御来態に際し、私共は人道的見地・科学的良心の立場より、最早不純なる圧迫の下に正当なる機能を喪失したる熊本市教育委員会の現状を座視するに忍びず、敢えて非礼を顧みず右陳情いたします次第でございます。

幸に貴殿の格別なる御配慮と日本教育基本法を護る重大なる貴職の責任に基いて、問題が早急に解決する事を重ねて懇請いたして止みません。

昭和二十九年八月三十日

熊本市黒髪小学校P・T・A・有志一同

大達　文部大臣　殿

一九五四年九月二九日に「黒髪校PTA（賛成派）有志一同」から出された「声明書」では、次のように記されている。

反対派の暴行傷害についての声明書

竜田寮児童の黒髪校通学問題については、我々は癩医学を信頼し、法律の正しい実施のために、反対派PTAに当初から理解と同情を懇請し続けて来た。然るに一般父兄への啓蒙運動さえ終始拒否され、総会その他の会合にも賛成者側の発言は不当に制圧され、遂には反対派は拒否運動を町内会に切替え、その政治力により市教委にさえ牽制を加えて通学を妥当なりと認むる基本原則の実施を躊躇させ、PTA間の話し合いは全く不能の状態に立至つた。

よつて我々は、癩予防の国策、教育・人権の自由、差別待遇の排除、のために、やむなく国会に陳情し、その経過報告会を九月二十七日に開催したのである。

然るに反対派は飲酒の上意識的に大挙来場し、妨害の目的を以て聞くに堪えざる暴言を浴びせたるのみならず、演壇を包囲し、備品を顚倒して演者を脅迫し、PTA委員某女（二年五組部会長）の如きは、マイクを奪つて弁士福永勝旗氏の前頭部に投擲するの暴挙を敢えてした。

今回の発表会は賛成者側としては最初の発言の機会であつたが、情況一部のラジオ放送によつて知られる如く、喧騒を極めた妨害があつた。これによつても、問題当初以来賛成者側がいかに発言を拒否制圧されて来たかゞ判るであろう。

暴行を受けた福永氏は発表会に先立ち二回ほど「生命を覚悟せよ」との脅迫状を受けていたが、これは事実となつて現われ、その打撲傷は裂傷皮下出血、静養五日間との診断を受けた。

右の暴行は立会警官の現認する事実であるが、我々は女性の発作として敢えて問題としたくはない。たゞ正当な言論を暴力を以て妨害し、直接行動に出づるごとき態度は断じて見逃すことは出来ない。この点については反対派PTAの厳重な反省懺愧と暴行者の衷心の陳謝と謹慎を要望してやまない。

若し、反対派側において何らその意志表示なき時は、我々はやむなく断乎たる措置をとることを茲に声明する。

昭和二十九年九月二十九日

黒髪校PTA（賛成派）有志一同

このように賛成派による反対派への非難は、反対派のそれに勝るとも劣らないものがある。

第四章　マスメディアの扱い

ちなみに、マスメディアの扱いを管見すると、次のようなものが記事等に散見される。一九五四（昭和二九）年四月にとられた「黒髪校瀬口PTA会長の発言録音筆記」（RKB昭和29年4月18日放送、社会の顔「拒まれた入学」より）では、次のように記されている。

〈アナウンサー〉熊本大学では、はっきり感染しないと、医学的に見ては何ら感染するおそれはないと云うことを強調しておられますが……

〈瀬口氏〉それはですね、一寸お言葉中ですが、これは熊本大学でゝすね、診断書を出しておられるけれども、たゞ単なる身体検査証であつてゞすね、吾々地元民が要望している精密な診断というものには程遠いものであると、それともう一つこれは大きい、その見忘れられたことがあるんです。

科学と云うものは現在の断面しか決定できません。如何に医者が云つても、今日の健康であるということは明日の発病しないという前提にはなりません。そうすると、断定は今日の断面に於てゞすね、こうであるから入れてい丶ではないか、明日もその通りに継続するんじやないかと云うけれども、そういう継続をすると云つておられる人達に対する不信があるんです。そこに非常なズレがある。

〈アナウンサー〉科学というものが信頼できないと云うわけですか?

〈瀬口氏〉そうじやない、〳〵。科学は今日を決定しているんですよ。然し明日以降も、そういう人達は、発病しないんだと、然し医者が今日健康であると云う一つの診断書はですね、明日以後絶対に不健康にならないという証左にはならない、これはおわかりになると思うんです。そこに地元民のですね、その考え方と、現在健康であると云うものとの間にズレがあると私は思うんです。

〈アナウンサー〉それでゝすね、私こゝに這入つて参りまして、いろんなニュースとか学校に行くと病気になるというビラも拝見致しましたけれども、小学校特に子供は純心なだけにですね、同盟休校という措置は少し、私一寸考えますと……

〈瀬口氏〉あゝ、私は最悪な方法だと、冒頭に申上げましたように、最悪な方法だと思います。然しその、何と云うかお母さん達の声と云いますか、非常に不安です。だからその不安を解決するために、凡ゆる手を尽さなければならなかつたと思う。その手の尽し方にまだいくらか不適切な点がありやしなかつたか、関係者にですね、それで、そうして追込まれた父兄達の最後の一つのレジスタンスだと思うんです。

〈アナウンサー〉PTAの会長であり、県会議長という重要な地位にあるこの瀬口さんが、今度の反対派の行動は最後に残された唯一つの抵抗であると云われるのは、一体どうしたことでしょうか!? 黒髪校を特殊学校にしないようにと、ライの子供と一緒に勉強するのはよしましようと云うあくどい宣伝の言葉やビラが、今裂しい世論の中で小さい胸を痛めながらその成行きを案じている子供達を傷けないでおきましようか!?

熊本中央放送局の一九五四年六月一七日午前七時のニュース原文の「竜田寮の廃止を企てる「黒髪会」結成の動きについて」では、次のように記されている。

最近熊本市黒髪校区で「黒髪校区一帯を文教地区とする為、立田寮を廃止する様住民の結束を求める」と云つた内容のスリ物が流されており、心ある人の批判をうけています。此のスリ物は、「黒髪会結成趣意書」というがり版ズリで、会の発起人及び責任者の名前が載つては居らず、各隣保毎にまわして裏面に記名、ナツ印を求めていますが、趣意として

「黒髪校区を文教地区及び商業地区として健全に発展させる意味から、立田寮を廃止する目的で、住民の結束を図る」といつており、更に立田寮の子供達の黒髪小学校入学問題に関して、

「現在の二年生以上の入学と、この前入学しなかつた一人の子供の入学が行われることになれば、事態は未だ解決してはおらず、問題は、これからである。この会は一時的な組織ではない」としています。

これについて黒髪校ＰＴＡ会長の瀬口竜之介氏は、「黒髪校区内には、まだ埋もれている文化財が多く、これらを整備して熊本市の文教地区として発展させることには賛成である。

この目的からすれば、やはり、立田寮は、何とか解消した方が望ましいと思う。私は文章にナツ印したが黒髪会の会長にスイセンされたら、引受けてもよいと思う」と語りました。又、黒髪校区の或る父兄は「黒髪会結成趣意書というスリモノを見たが、発起人の名前も、又責任者の名前もないということはその意味が分らない。この様な会が出来れば、政治的に利用されるオソレもあり、賛成出来ない」とこの様に語つています。

両派による非難の応酬を論理の上だけから眺めると、賛成派の非難が反対派のそれを凌駕しているといっても間違いではない。賛成派の指摘するように、反対派の言動は一九五三（昭和二八）年に旧予防法を改正して制定されたものの強制隔離政策を廃止するどころか逆に強化した「らい予防法」でさえも認めないところのものだったからである。すなわち同法は、患者の親族に関して、次のように規定していたからである。

第三条　何人も、患者又は患者と親族関係にある者に対して、その故をもって不当な差別的取扱をしてはならない。

第二一条　都道府県知事は、入所患者をして、安んじて療養に専念させるため、その親族（婚姻の届出をしてないが、事実上婚姻関係と同様の事情にある者を含む。以下同じ）のうち当該患者が入所しなかったならば、主としてその者の収入によって生計を維持し、又はその者と生計をともにしていると認められる者で、当該都道府県の区域内に居住地（居住地がないか、又はあきらかでないときは、現在地）を有するものが、生計困難のため援護を要する状態にあると認めるときは、これらの者に対し、この法律の定めるところにより、援護を行うことができる。但し、これらの者が他の法律（生活保護法「昭和二五年法律第一四四号」を除く）に定める扶助を受けることができる場合においては、その受けることができる扶助限度においては、その法律の定めるところによる。

2　援護は、金銭を給付することによって行うものとする。但し、これによることができないとき、これによることが適当でないとき、その他の援護の目的を達成するために、必要があるときは、現物を給付することによって行うことができる。

3　援護のための金品は、援護を受ける者又はその者が属する世帯の世帯主若しくはこれに準ずる者に交付するものとする。
4　援護の種類、範囲、程度その他援護に関し必要な事項は、政令で定める。
第二二条　国は、入所患者が扶養しなければならない児童で、らいにかかっていないものに対して、必要があると認めるときは、国立療養所に附置する施設において教育、養護その他の福祉の措置を講ずることができる。

このような規定が存在することを承知の上で、反対派は、なぜ前述のような法律違反の主張を行ったのであろうか。これには、官民一体になって展開された「無らい県」運動が大きく与っていたといえよう。無らい県運動は、周知のように、「社会浄化」と「同情」をその精神的な柱としていた。この「社会浄化」の行きつく先が、反対派の言動に典型的にみられるような、「らい予防法」さえをも超えた言動だったからである。たとえば、次のような言動がそれである。

竜田寮児童は絶対健康児ではなく、要観察児童であり、いつ発病するかも知れぬ児童であると思はれる。又癩の医学そのものが、まだ未解明の部分の多い現在の状態に於て、例え、学校に於て、健康管理等が行われても、完全な予防の実績を挙げ得るや甚だ心もとなく、父兄の不安、焦燥は益々増大するばかりである。故に吾々は当初の主張通り、竜田寮分校を整備拡充して、該当児童を寮内施設に於て教育するのが、一番適切な方法であると思考する。然るに恵楓園側は自ら発表した発病者の実績を無視して、「竜田寮児童は絶対に健康児なり」と提言し、新聞・雑誌等の言論機関を駆使して、皮相な人道論と、公式的な科学万能主義を社会に流布させ、吾々の立場を窮地に追ひ込む作戦を探りつゝあるのである。……本問題の根源である竜田寮を黒髪地区よりなくし清潔なそして健全なる教育の場として黒髪校を守り抜くため努力しなければなりません。

「社会浄化」の担い手が官民一体に広がり、菊池恵楓園長の宮崎松記のような「癩医学」の専門家だけではなく、「癩医学」に乏しい民衆によってでも唱えられるようになれば、当然のことながら「社会浄化」の内容が「癩医学」に基づくそれから、不安感に基づくそれへと大きく変質することは必定であった。また、それこそが人びとを無らい県運動に駆り立てる原動力になったともいえよう。宮崎らの唱える「癩医学」は国際的には非科学的で虚偽に充ちていたが、この非科学的で社会防衛色の強い「癩医学」でさえも、反対派にとっては「皮相な人道論」「公式的な科学万能主義」でしかなかったところに、無らい県運動の恐ろしさがあった。

しかしながら、「社会浄化」だけで反対派の言動を割り切ることはできない。反対派の言動には無らい県運動のもう一つの精神的な柱である「同情」論も散見されるからである。たとえば、「竜田寮とはライ患者の子弟の保育所である。だから竜田寮児とはライの子だというレッテルをはることになる。これはライ予防法第二十六条(ライ患者の秘密をみだりにもらしてはならないという条項)に違反するし、寮児の幸福を損なうことになる。だから竜田寮からの通学は、児童の幸福のために宜しくない。一般福祉施設にこっそり入れこんで、人目につかぬように、その施設のある区域の小学校に入学せしめよ」といった主張がそれである。「人目のつかない」ところで、「息を殺して」「ひっそり」と暮らす。これこそがハンセン病患者及びその家族が「幸福」を得る道だ。この誤った「善意」が「らい予防法」を超える言動に人びとを駆り立てた。そして、この「善意」を踏みにじる賛成派の、あるいは患者の言動は社会的非難に値する「暴挙」に映った。「善意」は「敵意」に転化し、この「敵意」は反対派をしてより過激な言動に走らせた。

反対派の言動は、このように「らい予防法」でさえも認めないところのものだった。しかしながら、それにもかかわらず、PTAの多数を占めたのは反対派であり、賛成派の支持者は少数にとどまった。反対派の主張通り、竜田寮は廃止され、竜田寮児は黒髪校区外の各地の施設に分散収容されていった。これには反対派の政治力が大きく影響した。それに加えて市教委が曖昧な態度をとったことも大きかった。

しかし、それだけではなかった。賛成派の言動の中にも無らい県運動の浸透が認められるからである。「らい予防法」とこれによる強制隔離政策、そしてそれらを帰結した非科学的で虚偽に充ちた「癩医学」は賛成派も所与の前提としていたということがその第一である。賛成派によれば、「今春世間の耳目をひいた竜田寮児童の黒髪小学校通学問題は、憲法、教育基本法、癩予防法に守られ、圧倒的な世論の支持を受け、市教委も一度全面通学と決定」などの主張にみられるように、「らい予防法」をもって反対派を非難する論拠の一つとされているからである。強制隔離政策が憲法違反だといった視点は微塵も窺えない。

第二は「癩医学」に関してである。「竜田寮児童の黒髪校通学問題については、我々は癩医学を信頼し、法律の正しい実施のために、反対派PTAに当初から理解と同情を懇請し続けて来た。然るに一般父兄への啓蒙運動さえ終始拒否され、総会その他の会合にも賛成者側の発言は不当に制圧され、遂には反対派は拒否運動を町内会に切り替え、その政治力により市教委にさえ牽制を加えて通学を妥当なりと認むる基本原則の実施を躊躇させ、PTA間の話し合いは全く不能の状態に立至った」「我々は、癩予防の国策、教育、人権の自由、差別待遇の排除のために、やむなく国会に陳情し、その経過報告会を九月二十七日に開催したのである」などの主張にみられるように、賛成派によれば、宮崎松記などの唱える「癩医学」をもって反対派を非難する論拠の最大のものとされている点である。プロミンの開発などによってハンセン病が全治しうる病気になっているにもかかわらず、強制隔離政策の継続の必要性を強弁するために、後遺症が残る限り全治していないとし、また、療養所内で行った断種・堕胎の正当性を糊塗するために、ハンセン病の感染においては「家族間感染」の占める割合が大きいとした「癩医学」の非科学的ないし虚偽性については何ら問題とはされていない。反対派によって、「私たちは端的に申せば、竜田寮児童のその半数近くが無症状感染児童であると信じます。このことはライ医学に通ぜざる素人としての空想や、偏見による感情から出たものではない」と論難される所以である。宮崎らの唱える「癩医学」を前提とする限り、この論難の非科学性を主張することは困難であった。

第三は「同情」論に関してである。賛成派においても、「不遇なる全国同病者並びにその家族の生活を脅かす深刻なる問題である」「私達は同じ人の親として、かかる差別的待遇をうくる寮児の父兄患者に同情の念なきをえない。しかもこれら父兄は自ら立って反対の反対運動をとる自由ももたぬ人たちである。よって私達はこれらの人々に代って正しいものの実現に努力を誓うのである。既に参議院文部委員会は快く我々の陳情を受諾した。引き続き衆議院の文部、法務、厚生委員会も虐げられるもののために立上がる筈である」等の主張にみられるように、「同情」論をもって反対派を非難する論拠の大きなものとされているという点である。患者らが「同情」論批判に向かった場合、賛成派の態度が「同情」から「反感」ないし「敵意」に転じないという保証はなかった。

賛成派によれば、賛成派と反対派の非難の応酬をもって「量が正しいか、質が正しいか、その決着の時は遠くないであろう」とされる。しかし、「量と質の争い」とはいえないことは上にみたとおりである。「量と質の争い」というのであれば、「らい予防法」とこれによる強制隔離政策が憲法に違反しないかどうかが最大の争点とされるべきであった。後遺症が残る限り全治していないとし、ハンセン病の感染においては「家族間感染」の占める割合が大きいとした「癩医学」の非科学的ないし虚偽性も俎上にあげられるべきであった。一九五三年三月に内閣が国会に提出した「らい予防法案」を入手すると、入所者らは、旧法と比べてほとんど改善されていないとして強く反発し、予防法闘争と呼ばれるハンストや作業スト、国会議事堂前での座り込み等の激しい抗議行動に入っていたからである。しかし、そうはならなかった。「無らい県」運動の枠内での「争い」という側面が強かった。「らい予防法」及び「癩医学」に基づく「社会浄化」ないし「同情」か、それとも「らい予防法」さえをも超えた「不安感」に基づく「社会浄化」ないし「同情」か、という点がそれである。賛成派においても反対派においても、「らい予防法」が規定する家族に対する援護は完全収容の実現を目的にしており、「沈殿患者」を療養所に収容するためには、病気の恐ろしさについての教育と、家族の生活保障が何よりも重要だという発想に基づくもので、社会福祉一般の水準の低さと複雑な手続き、とりわけ生活行政の厳しさが、家族援護を予防法の下に置くことを下支えした。このように認識は欠けていた。そして、このように無らい県運動の枠内での争いだとすれば、反対派の非難が賛成派の非難を凌駕していくのは当然の成り行きであった。

おわりに

賛成派の主張と熊本地裁判決とを比較すると、大きな乖離が存することは一目瞭然であろう。同判決は、たとえば国の誤ったハンセン病強制隔離政策によって患者・家族らが被った被害について、次のように判示しているからである。

原告らは、ハンセン病強制隔離政策によって受けた被害を、次のように整理した。第一は「スティグマによる被害」である。原告らは「烙印」を押され、排除され、隔離された。この差別・偏見の深さ、甚大さこそ、ハンセン病者との「烙印」を押された者の傷の深さ、甚大さである。苛酷なスティグマは、原告らを家族から切り離した。原告らは、今なお、入所の際に断ち切られた故郷との絆、家族との絆を再び結ぶことができない。時の経過とともに被害は累積し、状況は悪化していく。自分が死にさえすればもう迷惑を掛けない、そういう存在だという、苛酷なまでのスティグマは繰り返し原告らを苦しめ続け、その傷を深くしている。

第二は「隔離収容によって受けた被害」である。原告らは、家庭内・社会内生活基盤から切り離されて生活することを余儀なくされた。他者との自由な人格的交流を阻まれ、結婚や子孫を残す環境を奪われ、適切な治療の機会を奪われた。就学していた者は、学業を断念せざるを得なくなる。仕事を持っていた多くの原告らが職を辞せざるを得ない状況に追い込まれ、現実の収容により職を失っていた。原告らは、人間としての尊厳性を踏みにじられ、人格全体に立ち直ることのできない精神的打撃を受け、心身を大きく触まれた。自分は社会では無用の存在であるという強烈な人格否定の意識を植え付けられた。患者本人だけでなく、家族・親族も多大な被害を受けた。

収容に際してのあらゆる所持品の取り上げ、全裸検査、囚人服のような棒縞の服の着用、所持金に代わる園内通用券の交付、職員の横柄な態度、園名による屈辱、死体解剖承諾書への署名押捺、患者地帯と職員地帯の区別、過剰な予防着、消毒、療養所の閉塞性・自己完結性をあらわにしている火葬場・納骨堂等による心理的ショックも大きかった。患者は自己の容量を超えた怒りや悲しみにさらされた。終生隔離に伴う療養所からの厳しい外出制限、退所規定の欠如等に加えて、療養所の劣悪な住環境、極めて貧しい医療体制、極端に足りない職員、収容した患者によって賄われることを前提とした運営も、原告らに甚大な被害をもたらした。無断外出により、監禁されたり謹慎を命じられたり、何らかの不利益を受けた原告も多い。人の労働に対する侵害も看過し得ない。すべて収容者は、病状いかんに関わらず、奴隷的拘束ないし意に反する苦役ともいうべき作業が義務付けられた。強制された患者作業の種類は、医療をはじめ生活全般にわたり、重労働や火葬作業も含まれ、実に収容者の九割以上が患者作業に従事させられた。にもかかわらず、作業の対価は極めて低額であった。患者作業は、収容者たちの障害を重くし、社会復帰の大きな妨げとなった。各療養所における医師・看護婦をはじめとする医療スタッフの絶対的不足も顕著であった。そのため療養所は到底まともな医療施設とはいえなかった。本来医療福祉スタッフがなすべき仕事が、在園者の患者作業によって賄われていた。療養所においては、ハンセン病本体の治療からして貧しかった。

人間の性と愛に対する侵害も特筆される。絶滅政策をハンセン病患者の子孫にまで及ぼそうとしたのが、療養所内において子どもを生むことを禁止する優生政策、断種・堕胎の強制であった。断種は、収容者に犬畜生と同じに扱われたという非常に大きな屈辱感を与えた。女性にとって人生における大いなる喜びであるはずの妊娠が、療養所では恥であり、屈辱であり、恐怖であった。療養所における優生政策が入所者にもたらした喪失感は年を重ねるごとに深まっていった。

第三は「退所者の被害」である。退所は、隔離施設からの離脱にすぎず、差別・偏見・迫害に直接的にさらされることを意味し、居住や就業の確保すらおぼつかない状況に置かれるだけでなく、国等による社会復帰支援等の不備・不在のために何らの独自の経済的な保障も受けられず、ハンセン病についてのフォローすら社会内で受けられないということになる。自らが療養所に在園していたことを家族にすら秘匿し続けながら、強いられることのような生活は、いかなる意味においても社会復帰ではありえず、正に絶対隔離絶滅政策による被害を新たに受け続けることを意味した。

原告らは、被害をこのように整理した上で、この被害を次のように特徴づけた。特徴の第一は、被害の共通性で、「均一に社会から切り離され、収容所へと隔離され、苛酷な療養所での生活を強いられて今に至っており、その人格、人間としての尊厳を徹底的に破壊されたという点において、被害を共通している、その深刻さ甚大さにおいて異なるところはない」という点である。第二は、「新法の存在が、原告らを繰り返し攻撃し、累積的な被害を生み出してきた」という点である。第三は、「法が存続する限りにおいて、社会的な差別・偏見もそのまま存続し、かつて患者にされた者は少なくとも法廃止の時まで均質な被害を受けてきた」という点である。第四は、新法が廃止されても、原告らの被害は終わらないという点である。収容隔離によって完全に絶たれた社会との絆、重い後遺症、いつのまにか重ねてしまった齢、戻るべき家族の不在、根強く残る社会の差別・偏見のいずれもが、彼らの社会復帰を阻害している（解放出版社編『ハンセン病国賠訴訟判決』解放出版社、二〇〇一年、五二―七八頁）。

このような熊本地裁判決に照らせば、賛成派の主張が日本国憲法の考え方に立つものではなかったことは明らかであろう。ここに竜田寮問題の最大の不幸があった。賛成派の標榜した「人道主義」も「科学主義」も真のそれではなかった。「らい予防法」と強制隔離政策に、そして「癩医学」に侵されていた。国民の代表が国会で可決成立せしめた法律といえども悪法の場合はあり得る。その場合は、違憲立法審査権を使って悪法を廃止しなければならない。このような日本国憲法の考え方についても理解は十分ではなかった。悪法批判という視点は見受けられなかった。熊本地裁判決は「量の民主主義」に警鐘を鳴らし、「らい予防法」と強制隔離政策は多数者の利益のために少数者の利益を犠牲にするという多数決主義の弊害を示した典型例だと批判したが、賛成派が「量の民主主義」に抗して「質の民主主義」を擁護し得たかというと否といわざるを得ない。「質の民主主義」を擁護するためには、真の「人道主義」と「科学主義」を十分に身につける必要があったからである。もっとも、このような限界は当時の国民、市民の多くにみられるところのもので、このような限界を抱えつつも、入所者らの要望を支持し、通学賛成の行動に出た人たちの勇気は高く評価されなければならない。

二〇〇三（平成一五）年一一月に発生したハンセン病患者宿泊拒否事件によって浮き彫りにされたのは、竜田寮問題から約五〇年が経った二一世紀に入っても、無らい県運動の影響が人びとの間で根強く残っている日本の現状だった。今なお、無らい県運動を検証し続ける必要がある所以である。真の「人道主義」と「科学主義」を十分に身につけたとはいえない我々にとって、竜田寮問題はいまだ未解決の問題だといわざるをえない。

無らい県運動が非入所者・家族に与えた影響

――鳥取非入所者遺族の被害事例から

神谷誠人

はじめに――本稿の目的

無らい県運動は、ハンセン病患者を療養所隔離に追い込むとともに、ハンセン病に対する偏見差別、恐怖心を植え付けた。その対象は、患者本人のみならずその家族までにも及んだ。患者本人及び家族が社会の偏見差別、恐怖心に最も顕著にさらされるのが、ハンセン病発症時及び収容時である。

また、隔離政策下におけるハンセン病患者の中には、全体の割合からすれば極めて少数であるが（沖縄を除く）、逆療養所に収容されず社会内で生活をした非入所者がいる。非入所者の場合、療養所に収容されないがゆえに、逆に社会の偏見差別、恐怖心にさらされ続けるとともに、貧弱とはいえ療養所ではかろうじて提供された医療・福祉すら享受することができなかった。そして、非入所者とともに暮らす家族は、本人と同様に偏見差別の渦中に置かれるうえ、医療的・福祉的制度の欠陥を自らの努力で補いながら、非入所者の生活と健康を支えていくことを余儀なくされてきた。

二〇一〇（平成二二）年五月、非入所者の遺族である正男（仮名）は、鳥取地方裁判所に対し、非入所者であった亡き母の損害賠償請求権の相続分及び非入所者の子として自ら受けた被害の損害賠償を求め、国及び鳥取県を被告とした国家賠償請求訴訟（以下、「非入所者遺族国賠事件」）を提起した。

本稿では、非入所者の遺族である正男の事例を通して、①隔離政策や無らい県運動は、非入所者やその家族にどのような影響（被害）を与えたのか、②ハンセン病に対する偏見差別が家族にまで及んだ原因は何か、について考察を試みる。

第一章　事案の概要（1）

一　母親の発病と家族の崩壊

正男は、一九四五（昭和二〇）年、鳥取県において生まれた。兄四名と姉一名の末っ子である。正男の実家は農業を家業としていたが、父親が一九五一年に死亡し、母親（一九〇八年生まれ）と長兄が家計を支えていた。

正男によれば、母親がハンセン病を発病したのは、正男が九歳の夏（一九五五年）頃と推測される。当初、三八度近い発熱が二週間ほど続き、その後、顔、肩、足にハンセン病特有の症状を呈するようになった。しかし、近医では「十五日熱」とか、「タムシ」等と診断され、病気が特定できないまま経過した。

母親の手指には、拘縮と感覚麻痺が生じており、農作業で作った小さな傷から入った菌で手指が化膿することを繰り返していた。近医では治療を受けられないことから、母親は自ら傷の処置をし、ときには幼い正男に手伝わせた。処置といっても、化膿した手指にオキシドールをかける程度のことであったようだが、正男は「オキシドールを、腫れ上がった母親の手にかけると、白い泡がブワーッとわいたかと思うと、母親の白い指の骨がコローンと下の受皿に落ちる。それが、怖かった」と当時の様子を述懐している。

このようにして母親の手指が徐々に短くなっていく様子から、一九五六年頃には、近隣では正男の母親がハンセン病に罹ったとの噂が広がっていった。この噂で、長兄の妻は家を出てしまい（最終的には調停離婚）、また結婚したばかりの姉も入籍前に離縁され、実家に帰らされた。

近隣での噂が広まる中、一九五九年一月、母親は岡山大学病院三朝分院を受診したところ、鳥取赤十字病院での検査を促され、さらに鳥取赤十字病院で検査を受けた結果、「ハンセン病」との診断を受けた。

この診断以降、近隣からの苦情はいっそう激しくなり、役場は母親に対する入所勧奨を頻繁に行った。正男は、「学校から帰るとしょっちゅう保健婦（現在の保健士）が家に来ておった。玄関先で、『行く』、『行かない』で、深刻な顔で話し込んでおった」と述懐している。正男の友達も、「蜘蛛の子を散らす」ように、正男を避け始め、変な目で見るようになった。

母親がハンセン病と診断されたことで、正男の家族や親族は混乱した。母親の処遇をめぐって毎日のように家族・親族会議が行われた。家族・親族会議では、母親の甥で当時役場の保健課長を務めていた人物が中心となり話が進められていった。この人物は、役場の保健課長という立場もあり、妻から「娘も孫もおる。結婚にさしさわりがでる」と言われたことが、家族・親族会議に介入していった動機のようである。正男はこの人物から、度々「らいの蔓《つる》だけ」（ハンセン病の血筋だから、という意）と侮蔑的な態度で言われたことを覚えている。

家族・親族会議では、母親の処遇をめぐり、二つの意見が激しく対立し紛糾した。一つは、母親のハンセン病を認めず再度検診を受けさせるべきとする意見である。ハンセン病診断を覆すことで、偏見差別が子孫・親類に及ぶことを防ぎたいという意見であった。もう一方は、早く療養所に入所させるべきだとの意見である。この意見もハンセン病が自分に感染する、あるいは偏見差別が及ぶという恐怖心を背景とした意見であった。

そのような中、長兄は「母親とは一緒に暮らしていけない」と言って、再婚後の妻と前妻との間にできた子を連れ家を去った。二兄は幼少時に他家の養子となっており、三兄及び四兄は大阪で働いていたことから、母親と当時中学二年生に進級したばかりの正男は、一家の大黒柱を失うこととなってしまった。

結局、正男の家族・親族は、自宅から直接療養所に収容されると、病気が近隣に周知されることから、母親を大阪にいったん転居させ、改めて診察を受けさせたうえで、大阪から療養所に入所させることとした。

一九五九年四月頃、母親は田畑を親族に廉価で売り払い、大阪に移住した。同年五月頃、当時中学二年生であった正男も、母親の元で暮らすため大阪に移住した。

二　大阪での在宅治療の状況と被差別体験

大阪に移住した母親は、大阪皮膚病研究会らい部門が大阪大学病院の附属施設として設置した皮膚科別館（以下、「阪大皮膚科別館」）を受診した。医師は、母親をハンセン病と診断したが、療養所入所の必要なしと判断し、在宅治療を指示した（なお、このとき医師は、らい予防法が定める知事への届出を行っていない）。

阪大皮膚科別館では、DDSを中心とした投薬治療が行われ、母親の症状は一九六〇年四月以降安定した。しかし一九六三年九月、投与薬が変更された直後に症状が悪化し、一九六六年以降、母親は処方された薬（この時には再びDDSに戻っている）を服用しなくなり、また阪大皮膚科別館への通院も嫌がるようになった。

その理由の一つは、治療費・医薬品費負担の問題である。ハンセン病隔離政策下では、ハンセン病の治療には保険適用されず、阪大皮膚科別館での治療費、医薬品費は自費であった。診療記録上の通院回数は九年間で三〇〇回を数えており、当時の薬価基準に照らすと医薬品代で一回当たり五〇〇円～一〇〇〇円を要していた（非入所者遺族国賠事件・被告第一〇準備書面）。母親には収入はなく、中学校卒業後就職した正男の月収も九〇〇〇円～一万円にすぎないため、鳥取を出る時に田畑を処分して得た預金を取り崩しての生活であった。母親は正男に、底をつきかけた預金通帳を見せ、「この金が底をついたら、淀川に身を投げるしかない」と泣いていた。

もう一つの理由は、医療に対する不信感、不安感である。阪大病院でさえも、ハンセン病患者は、他の診療科目の受診を許されなかった。また阪大皮膚科別館の施設は、阪大病院の一般医療施設から離れた裏門の脇にひっそりと建てられていたため、利用者に強い被差別感覚を与えていた。正男も、母親の通院に同行した際、一般の診療受付から裏門の建物にある阪大皮膚科別館に回されたことで、大きなショックを覚えたと語っている。

大阪では、母親と正男は大阪市西淀川区出来島に住居を求めたが、この地域は府県連合立らい療養所の外島保養院が一九三四年まで存在していた地域であり、それゆえ、厳しい偏見差別意識を有する地域でもあった。周囲からすれば母親の後遺症を見れば患者であることが容易にわかったようである。正男や母親は、自宅玄関先に動物の死骸を投げ込まれたり、食堂で出された食べ物の中にゴキブリを入れられたりといった被差別体験をした。母親は偏見差別を避けるため、阪大皮膚科別館への通院や買い物以外は家に引きこもり、外出する時も布を頭から被り、顔を隠すといった、人目を避け、身を潜めるような生活を送った。

母親はハンセン病の合併症である紅彩炎を患っていたが大阪で受診できる医療機関がなく、また貯えも底をついたため、結局、正男と母親は親類の援助を頼るしかなくなり一九六七年末、故郷・鳥取に戻った。

三　鳥取での生活、高齢者施設の処遇、行政の対応

母親と正男は、田畑を廉価で買い取った親類から資金を出してもらって家を建て、鳥取での生活を再開した。しかし、近くの眼科・歯科は、母親がハンセン病とわかると暗に明に受診を拒否した。また、町民の健康診断の際、母親は診察医から「手の腐れだな」と侮辱された。正男も、母親の子であることがわかると露骨に診察を嫌がられた経験をしている。このため、正男は家から離れた地域で医院を開業する親戚を頼り、そこで母親の眼の治療等をしてもらうしかなかった。歯科についても、苦労して母親の治療を引き受けてくれる歯科医を探し出した。しかし、それでも母親は病院に通うことを嫌がり、正男は嫌がる母親をなだめながら、通院させる苦労を

重ねた。なお、ハンセン病に関しては、そもそも県内にはハンセン病に対応できる一般医療機関はなく、また、母親も正男も本病自体は治ったと考えていたことから、ハンセン病の治療は受けていない。

正男は当初、母親と同居していたが、地元では仕事がなく母親を鳥取に遺し、仕事を求めて大阪・奈良に移った。正男は関西で働いて得た収入を母親に仕送りし、また、ときおり帰郷して母親の生活を支えた。一方、他の兄姉は母親を遠ざけ、家に近づくこともなかった。母親は養子に出た二男の家でときおり風呂を借りる以外は、近所との交流はおろか、正男以外の子どもらとの交流もほとんどない、孤独な生活を送っていた。

一九八五年、母親は脳血栓で倒れ入院し、その後、鳥取県の高齢者施設に入所した。高齢者施設の他の入所者も手指がない状態から、母親がハンセン病患者であることがすぐにわかったようである。母親は他の入所者に「あとから食堂に来ればいい」と言われ食事を後回しにされる、あるいは指がないことから「猫だ」と馬鹿にされ、たびたび他の入所者とトラブルになったことが入所記録に記載されている。正男も他の入所者から「手指が欠損し丸くなった状態に対する地元の蔑称」で呼ばれ、また食事は別にされ、入浴も最後に回されるといった差別的待遇を受ける母親の姿を眼にしてきた。施設から一時帰宅する度、「ホームには戻りたくない」と涙ながらに懇願する母親を正男はなだめ、苦労して施設に戻していた。また、母親はハンセン病の後遺症である手指の知覚麻痺から、たびたび手指に傷を作り、それが化膿するということを繰り返していた。施設側は、これに対する予防やケアをほとんどしていなかったため、手指を切断する寸前にまで悪化したことが入所記録に記載されている。

このような母親の姿をみかねた正男は、一九九一年、地元保健所の「遺伝相談」に兄弟間の関係が悪いこと、その原因は母親の病気が遺伝病だからではないか、という相談を行った。しかし、保健婦の対応は、「兄弟で過去のことをとやかく争うのはおかしい。これからに向けて兄弟間で助け合うよう話し合うこと」という通り一遍のものだった。

一九九四年、母親は八六歳で死亡した。偏見差別の中で苦しみながら死んでいった母親の姿を見ていた正男は、母親に在宅治療を続けさせた自責の念と、それまでの行政側の対応に対する不満から、その後再三、保健所に説明を求め、また抗議を行った。正男への対応に苦慮した保健所は、ようやく一九九六年になって、鳥取県のハンセン病相談窓口を正男に教えた。今度は、正男は鳥取県に行政側の対応の適否を問い、説明を求めたが、同県は正男をクレーマーとして扱い、その場しのぎの一貫しない説明対応に終始した。

正男は、鳥取県の対応に不満を募らせ、次第に精神的不安定さが嵩じていき、二〇〇三年、鳥取県担当者の対応に腹を立て、腰ナタで担当者の後頭部を切りつける殺人未遂事件を起こした。正男は二〇〇四年、広島高裁松江支部で懲役三年の実刑判決を受け、三年間服役した後、二〇〇六年、満期出所した。

そして、二〇一〇年四月、国及び鳥取県を被告として、全国で初めてのケースといえる非入所者遺族の国賠訴訟を鳥取地裁に提起した。

第二章　無らい県運動が非入所者本人、親族及び地方自治体に与えた影響

無らい県運動により創出・助長された偏見差別は、患者本人のみならず家族にまで及び、それは家族関係を崩壊させるほど深刻なものであった。これは入所者、非入所者をとわないものである。

他方、非入所者の場合、ハンセン病患者あるいは回復者を排除した地域医療や福祉の体制では、自己の健康状態に応じた適切な医療・福祉の提供を受ける機会を奪われるとともに、一方で本人を支える家族は、一般の扶養義務を超えた経済的・精神的負担を強いられた。

一　非入所者本人及び親族の意識と行動

患者本人及び家族・親族は、偏見差別から逃れるためのあらゆる手段を講じようとする。

正男のケースでは、長兄及び姉の離婚が示すように、姻戚関係者が患者及びその家族との縁戚関係を断ち切ることで、自己の家系に偏見差別が及ぶことを防ごうとした。

一方、本人または親族はハンセン病であること自体を否定する、あるいは患者と親族との関係をいっさい断ち切ることで、自己及び家族・親類に偏見差別が及ぶことを回避しようとした。

前述のとおり、正男の家族・親族会議では、母親をさらに別の病院で検査させるべきとする意見と、早期に療養所へ入所させるべきとする意見が激しく対立したが、前者はハンセン病という事実を受け容れられず、ハンセン病を否定することで偏見差別から逃れようとする心理であり、後者は患者を療養所に入所させ、事実上の関係を断ち切ることで偏見差別から逃れようとする心理である。正男の二兄は正男の刑事事件における参考人調べで「当時ハンセン病は、らい病と言い本人はもちろんその家族、親戚も差別、偏見の目で見られる時代でした」と供述しており、母親の処遇をめぐる家族・親族間の対立・紛糾の根本には「家族や親族まで及ぶ偏見差別への恐怖」が存在していたことを明らかにしている。

また、二兄は母方の親戚である役場の保健課長が家族・親族会議に積極的に関与することになった理由について、「娘もいたことで、将来の結婚に影響が出てはいけないという思いがあり、ほっておく訳にはいかないと考えたから、親族会議を主導した」と語っており（前記国賠訴訟・原告訴訟代理人らの聴取録取書）、ハンセン病に対する偏見差別が、直系家族のみならず親族・姻族にまで及んでいた事実を示している。このような家族・親族間の葛藤の中で、長兄は家を去り、残った家族・親族は母親をいったん大阪に移住させ、大阪から療養所に入所させるという方策を取った。病気を否定しようとする意見と療養所に入所させるべしとの意見とを妥協させ、かつ母親が実家から収容されることによる噂の拡大を最小限にとどめるために出した結論だったのである。

さらに、驚くべきことに、本人も子どもらもハンセン病を認めたくないという意識をずっと持ち続けていた。三兄は「私は……最近までずっと母は『らい病』ではないと思っていました。そのように信じてきました……」（非入所者遺族国賠事件・被告提出書証）と語っている。阪大皮膚科別館の通院歴や後遺症の状態からすれば、母親がハンセン病であったことは疑いようのない事実である。しかしそれでもなお、「母親はハンセン病ではないと信じていた」という三兄には、「母親がハンセン病であった」ことを自ら否定することで、偏見差別を回避し、精神的負担を軽くしたいという心理がうかがえる。

また、母親本人も、自己の疾病を周囲に否定し続けていた。正男の精神衛生相談で訪問した保健所職員に対し、母親は「らいというわさで家を去り、一家をほろぼした」長男に対するうらみを語りつつも、「自分はらいではなかった」と言い張り、それを示すため「どこにも自分の体には病的変化もない」と職員の前で裸になったこともあった。

このようにハンセン病に対する偏見差別の苛烈さは、家族・親族関係を崩壊させるとともに、疾病を抱えた自己あるいは家族の存在すら、否定させるものである。

二　自治体行政への影響

無らい県運動は人びとに強烈な偏見差別を植え付けるとともに、地方自治体における医療・福祉行政にも大きな影響を与えた。すなわち、無らい県運動の結果、地方自治体はハンセン病患者あるいは回復者が存在しない地域社会を前提とした医療・福祉体制を築き上げたのである。無らい県運動における「自県からハンセン病患者を一人もいないようにする」という課題は、「患者を療養所へ収容すること」のみが究極のハンセン病対策の目標となり、在宅患者や退所者の存在、そしてそれを支える家族の存在をいっさい想定しない疾病対策を導いた。このため、地域社会で生活するハンセン病患者や回復者、あるいはその家族不在の医療・福祉の枠組みが構築された。

鳥取県は自県のハンセン病対策を、一九三六（昭和一一）年の第九回鳥取県衛生事務協議会での「昭和一〇年時で患者発生が中国六県中第一位であり、これは本病に対する消毒その他の予防方法の不徹底と無理解に起因するものである」という指示事項に始まり、当時七一名いた自宅療養患者を療養所に収容するために、財団法人鳥取県らい予防協会を結成するとともに、各市町村に寄付金を募って、長島愛生園に鳥取寮を建設し収容を促進したことで終わったと総括している（鳥取県『鳥取県史・近代・第一巻』一九六九年）。そこでは、在宅患者や退所者、あるいはその家族を対象とした県の対策はおろか、その存在さえ触れられていない。鳥取県では一九四七年から一九六三年にかけて七六名の新規発生患者が発見され、そのうち死亡した一三名を除く六三名もの患者を療養所に収容したと推計される。一方で、一九六四年以降一九七五年に至るまで、鳥取県における新規発生患者数がゼロであることからすると、同県は一九六三年の時点で「無らい県運動」の目標を達成したといえる（鳥取県『鳥取県百年の統計』一九八二年）。これにより、鳥取県はハンセン病行政に、事実上の「終止符」を打ったのである。

非入所者遺族国賠事件において、鳥取県は当時同県厚生予防課に保管されていた「患者関係綴」を同課担当者の「このような書類は残しておくべきではない」という理由で、一九七三年から一九八三年の間に全て焼却処分したことを明らかにした。「患者関係綴」は、予防法下におけるハンセン病予防業務上作成された書類である。この書類にはハンセン病患者の住所や病歴、家族構成、入退所の有無、入所に至る経緯等が記録されており、療養所に収容された者の消息や家族援護の要否、退所後の健康管理のフォロー、あるいは在宅患者の病状の把握、治療のフォロー等の患者管理上必要不可欠な書類である。かかる重要な書類が担当者の一存で焼却処分されること自体、にわかに信じがたいところであるが、これが事実であるとすれば、鳥取県は無らい県運動の目標達成とともに、在宅患者や退所者を対象とした医療的・福祉的対応を完全に放棄したことを意味する。また、鳥取県が「現在唯一存在する」として開示した「らい患者指導票」には、一九七五年に一名の患者が発見されたが、長島愛生園医師の判断で在宅治療となったことが記録されている。そこに記された鳥取県の同患者（非入所者）への対応は「必要に応じて京大を紹介」とするのみで、その後、医療的・福祉的ケアを行ったことは一切記録されていない。この非入所者は一九八五年に死亡したが、鳥取県が死亡の事実を把握したのは、実に一九九六年一〇月のことであった。すなわち、鳥取県は在宅患者やその家族に対する対応やフォローをいっさい行っていなかったのである。

正男のケースもまた、鳥取県の在宅患者・回復者に対する「無行政・無施策」を示すものであった。鳥取県では、ハンセン病治療を行う医療施設は公立・民間を含め皆無であった。同県は年に一度、長島愛生園医師による巡回診察を実施していたが、一般に広報されることはなく、正男や母親にその情報が届くことはなかった。また、県内医療関係者のハンセン病に対する偏見や差別意識は強く、言外の受診拒否、あるいは侮蔑的態度が顕著であった。このため正男や母親は、ハンセン病以外の疾病ですら、受診可能な医療機関を探すことに苦労した。

福祉の現場も同様で、母親の県立高齢者施設における他の入所者とのトラブルは、いずれも母親の手足に生じたハンセン病の後遺症を理由としたいじめや差別に起因するものであるが、施設側は母親や当該入所者の性格に起因するトラブルとして片づけてしまっている。

さらに、高齢者施設において、母親はたびたび手指に傷を負い、その傷の治りが悪く、危うく指を切断するところまで状態が悪化したこともあった。母親には、手指にハンセン病特有の後遺症である知覚麻痺があり、傷を作りやすく、また痛みを感じないため、本人も受傷に気付かず悪化させることがたびたびあったと考えられるが、ハンセン病患者や回復者の存在を想定しない医療・福祉体制の中では、施設側や職員にはそのような知識すらなく、母親の病歴や障害に対応した介護ケアが行われていなかったのである。

また、正男の再三にわたる保健所や鳥取県への苦情や相談は、母親のハンセン病が原因で兄弟間の関係が悪化し、また自分一人が負担を背負っている等の内容であった。しかし保健所も鳥取県もハンセン病に対する偏見差別の深刻さや正男の苦悩の深さを十分に理解・認識することができず、「過去のことをとやかくいわず、前向きに生きるように」「兄弟間でよく話し合うように」といった一方的に当事者の自助努力を求める安易な対応に終始してきたのである。

第三章　偏見差別が親族に及んだ要因

日本におけるハンセン病隔離政策は、感染症を前提として進められてきたが、にもかかわらず、なぜ、その偏見差別が家族・親族にまで及ぶことになったのであろうか。患者の家族、とりわけその子らが隔離政策や無らい県運動が推進される過程で、どのように位置付けられてきたのかという視点で概観する。

一　民族浄化としての無らい県運動

日本におけるハンセン病隔離政策の特徴は、「民族浄化」を目的としたうえでハンセン病が容易に感染する恐ろしい感染症であると喧伝し、療養所への隔離が唯一の予防法であると強調したところにある。

一九二六（大正一五）年、内務省衛生局予防課長高野六郎は公衆衛生雑誌『社会事業』に「民族浄化のために——癩予防策の将来」を掲載し、「民族の血液を浄化するために、又此の残虐な病苦から同胞を救ふために、慈善事業、救療事業の第一位に数へられなければならぬ仕事である」とした。また、光田健輔も同誌に「癩予防撲滅の話」を掲載し、「血族の純潔を以て誇りとする日本国が、却って他の欧米諸国より世界第一等の癩病国であることがわかる」と述べ、ハンセン病患者を「血族の純潔を以て誇りとする日本」の国辱であるとし、その撲滅のために療養所の拡張、国立療養所の設置、理想的「癩村」（「癩」特別区域）の設立等により、当時の在宅患者を含む全ての患者をこれらの施設や区域に収容・隔離する「絶対隔離」を提唱した。

このように日本におけるハンセン病隔離政策は、遺伝性疾患を否定しつつも、血統主義に立脚した「民族浄化」を至上命題に掲げてスタートした。このため古来から民衆に存在した業病あるいは遺伝性疾患という誤った疾病観が完全に払しょくされることなく、逆に、新たに「恐ろしい感染症（伝染病）」という疾病観が重層的に形成されることとなった。

二　家族間・乳幼児期感染の強調と「未感染児童」

療養所隔離が唯一の予防策とした隔離政策・無らい県運動の推進の過程で、光田ら専門家により家族間あるいは乳幼児期感染が過度に強調され、それがハンセン病隔離政策の中核を形成していった。

光田は、一九三七（昭和一二）年四月、鳥取県癩予防協会の創立総会記念講演において、「病人は毎日々々微菌を子供の時から伝染している」「一人の患者があれば親戚迄伝播してしまう」と家族間感染を強調し、「自分の兄弟姉妹に病気を伝染すまいと思いますならば、其の人は自ら進んで療養所に行ってしまえば、一人で済む」と療養所隔離の必要性を訴えた（財団法人鳥取県癩予防協会「鳥取県ノ無癩運動概況」一九三八年六月）。

戦後において光田は、いわゆる「三園長証言」（一九五一年一一月八日参議院・厚生委員会）で、「一つの村に余計にあるとか、或いはその一つの家族に限って頻々と出る」「即ち癩は家族伝染であります」と家族間感染を強調し、「村とか或いは家族とかいうようなものに目をつけて収容をして行かれるということが必要である」「予防するのにはその家族伝染を防ぎさえすればいい」と家族を対象とした療養所隔離による予防策を唱えた。さらに、再発の可能性を前提に「幼児の感染を防ぐために癩家族のステルザチョンというようなこともよく勧めてやらすほうがよろしい」「癩の予防のための優生手術ということは、非常に保健所あたりにもう少ししっかりやってもらいたい」と患者の血筋そのものを絶やすことを強く訴えた（『第十二回国会・参議院厚生委員会会議録第十号』）。

またハンセン病患者を親にもつ健常な子を「未感染児童」と呼び、社会防衛の観点から「患者予備軍」として扱った。癩予防協会の後身である財団法人藤楓協会は「未感染児童」を「病気の親と同居している間に感染の機会が充分にあったと考えられ一定の期間の発病観察が予防上必要であるとされたから、その観察中の児童を未感染児童と呼んだ」（『創立三十周年誌』）と説明しており、これは、戦前の無らい県運動の過程で「未感染児童」の隔離保育が、当該児童への感染防止を目的とした「親からの隔離」から一九三一年、無らい県運動の中核を担った癩予防協会の設立とともに、公衆衛生目的の「地域社会からの隔離」に変容したことを示している。[2]

戦後の国会においても、「未感染児童」の隔離の必要性を唱える国会議員の意見が相次ぎ、これに対する一松定吉厚生大臣の答弁は「隔離保育には議論がない」として、「保育所」における地域社会からの隔離を容認するものであった（一九四七年一〇月一六日衆議院厚生委員会）。

そして一九五三年に制定された「らい予防法」には「入所患者が扶養しなければならない児童」で「らいにかかっていないもの」に対し「必要があると認めるときは、国立療養所に附置する施設において教育、養護その他の福祉の措置を講ずる」との条項（二二条）が設けられ、「未感染児童」を療養所に附置した「保育所」に隔離することが法律上も正当化されることとなった。

三　断種・人工妊娠中絶（堕胎）

戦前、ハンセン病療養所において非合法下において行われてきた入所者に対する断種・人工妊娠中絶（堕胎）も、ハンセン病患者の子に対する忌避感・恐怖心、偏見差別意識を創出・助長してきたといえる。

国会では療養所内の夫婦舎改善問題に関連して、小杉イ子議員は結婚問題において「らい病質」と「吟味する」ことは当然であるとの認識を示し、「そういうものを余計殖やすことになる」との理由で入所者夫婦が子どもをもうけることに「絶対反対」との意見を述べている。これに対し、東竜太郎厚生省医務局長は、「さような人の子孫をますます殖やす、繁栄させるというようなふうには考えておりません」「従ってあとに子孫を残す憂いのない夫婦が大多数であるというふうに御了承願いたい」と答弁している（一九四九年一一月一六日参議院厚生委員会）。国会において、入所者やその子らの人権を否定する発言が公然となされていた現実は、まさに無らい県運動や療養所内の断種・堕胎が生み出した偏見差別意識の存在と隔離政策・無らい県運動を推進する国の意思を示すものといえる。

戦後、「優生上の見地から不良な子孫の出生を防止する」（一条）ことを目的とした優生保護法（一九五一年制定）の対象にハンセン病患者を組み込むことで、法的にもハンセン病患者の子を「不良な子孫」と位置付けた。

四　「救らい思想」に基づく「啓蒙」活動

「救らい思想」に基づいた「啓蒙」活動が家族に偏見差別に及ぶ要因となったことも看過することはできない。それは、ハンセン病患者及びその家族の哀れさ、悲惨さを強調し、療養所への隔離がそのような「可哀そうな人たち」を「救う」唯一の方策であるとする宣伝活動である。

鳥取県を例にとると、一九三六年に開催された第九回鳥取県衛生事務協議会において、県衛生課は市町村衛生事務担当者に対し「本病が伝染病にして其の経過の長く、一旦罹病せんが容易に治療せざるのみならず、種々の悲惨事を惹起しつつある現状」があるため「予防制圧に関し、格段の力を竭《つく》せと療養所収容の推進を鼓舞し、官民挙げての無らい県運動の推進を提唱した。[3]

鳥取県における無らい県運動の特徴の一つは、「十坪住宅」建設運動である。鳥取県は、一九三六年時点の調査で判明した七一名の自宅療養患者を全て療養所に収容するため、同年一一月に財団法人鳥取県癩予防協会を結成し、各市町村から寄付金を募る運動を展開し、長島愛生園内に「鳥取寮」をはじめとする合計五寮（白兎寮、立田寮、大仙寮、桂誠寮、鳥取寮）の患者寮（十坪住宅）を建設した（前掲『鳥取県史』）。この患者寮の数は、愛知県についで二番目に多い数である（岡山県『長島は語る　岡山県ハンセン病資料集・前編』掲載・資料二八八）。

立田鳥取県知事は、一九三八年三月、長島愛生園内で行われた「鳥取寮」落成式において「癩患者の如き、悲惨な処遇におかれてある者」に対する「私共健康なる者の、真に満腔の同情」から、鳥取県内における「悲惨な患者」「百数十名」を「官民一致万難を排しまして先ず鳥取県癩予防協会を設立し之等同情すべき病人を収容加療させます為に、……寮舎を建築し、之に全部の患者を収容」するとの挨拶を行っている（財団法人鳥取県癩予防協会「鳥取県ノ無癩運動概況」)。「哀れで、惨めなハンセン病患者を救う」という「救らい思想」が、鳥取県において短期間に多額の寄付金を集める動機となったことを示している。

戦後も、鳥取県は「世間態など考えず、あれこれと迷わずに一日も早く療養所に入所されるよう希望します。それが患者自身の幸福であり家族はもとより社会のためにも必要なことです」と訴えている(『鳥取県民時報』一九五二年七月)。このような「啓蒙」活動が、ハンセン病患者と家族とを一体として哀れでかつ惨めな存在であると印象づけるとともに、療養所に隔離されることが患者と家族の唯一の幸福であるという個人の尊厳理念とはかけはなれた思想を植え付けたのである。

全国的にも、癩予防協会は戦前、貞明皇后の誕生日にあたる毎年六月二五日を「救らいの日」とし、戦後は、その後身である財団法人藤楓協会が六月二五日を中心にした一週間を「らいを正しく理解する週間」と定め、毎年各地において「啓蒙」活動を行ってきた。一九七〇年代以降における藤楓協会の「啓蒙」活動は、らい菌の病原性の微弱さと治癒可能性を認めつつ、依然として療養所隔離の必要性を前提とした「家庭内感染」と「早期発見・早期治療」を強調するとともにハンセン病患者やその家族を悲惨で哀れな存在として位置付け、「上から手を差し伸べて救う」という差別者と被差別者との構図により成り立った「啓蒙」活動を続けていた。

五　考察——なぜ、家族にまで偏見差別が及んだのか

以上、概観したように、ハンセン病患者の家族は①「民族浄化」論、②家庭内感染の過度の強調、③「優生思想」に基づく断種・堕胎、④患者本人及び家族を哀れな存在と位置付けた「救らい思想」に基づく「啓蒙」活動、といった形で日本の隔離政策及び無らい県運動の推進過程においてことごとく登場してくるのがわかる。

これらは、人を療養所に終生隔離収容するという残虐性を隠蔽し正当化するとともに、民衆を無らい県運動に駆り立てる動機付けとなるものであったが、その結果、患者の近親者も感染源であるかのように認識されるとと

もに、ハンセン病患者の家族全体が社会的存在価値の低い、あるいは哀れで悲惨な存在という誤ったイメージを民衆に植え付けるものでもあった。

このことが、家系・家族関係と一体となった疾病であるかのような誤解を与え、古来の「業病観」「遺伝病観」が完全に払しょくされることのないまま、「遺伝性疾患的性格を有する恐ろしい伝染病」という偏見差別につながったのではなかろうか。正男が兄弟間の関係修復を図るため、まずは地元保健所の「遺伝相談」を利用したことも、正男自身ハンセン病が遺伝性疾患なのか、感染症なのか混乱していたことを示しているといえよう。

そして家族に対する偏見差別は、隔離政策や無らい県運動推進過程の単なる副作用ではなく、むしろ国により意図的かつ必然的に創設・助長されたと考えられる。

すなわち、終生絶対隔離政策を推進・継続するにあたって、最も大きな障害となるのが、患者本人を庇護しようとする家族あるいは患者本人が扶養しなければならない家族の存在である。この患者本人と家族の関係を断ち切り、逆に患者本人自ら、あるいは家族をして療養所収容に向かわせるために、家族に対する誤ったイメージを植え付けることが行われたといえる。鳥取県の無らい県運動においても、一貫して「家族のために療養所に行くべき」ことが繰り返し強調され、また近年まで藤楓協会を中心とした全国的な「啓蒙」活動において「家族ども不幸な境遇にある」ことが強調されていたことはその一端を示すものである。

また、終生絶対隔離政策及び無らい県運動の根底にある思想は、患者の尊厳や自立した人格を無視した社会防衛思想であることから、「社会にとって有害」とみなされる対象が患者本人だけでなく家族にまで拡大することは必然であったといえる。

完全なる患者の療養所収容を目標とした終生絶対隔離政策及び無らい県運動が、その対象として患者の家族を包摂することは必須的かつ必然的であったといえ、その意味でハンセン病患者の家族も終生絶対隔離政策あるいは無らい県運動の直接の被害者であると位置付けられるべきであろう。

むすびに代えて

無らい県運動は「患者を療養所へ収容隔離する」という官民一体となった運動としての動的側面が中核であるが、他方、「地域社会にハンセン病患者がいない状態を維持する」という静的側面も併せ有している。したがって、「ハンセン病自体が治っても故郷に帰ることができない」状況は、未だ「無らい県状態」が継続していることを意味するものと考える。

ハンセン病回復者が故郷に帰ることを阻む障害の一つは偏見差別の存在であり、もう一つは、ハンセン病あるいはその後遺症に対応した医療・福祉制度の欠如である。そして、この二つの障害はハンセン病回復者本人のみならず、それを支える家族にまで大きな影響を及ぼしていることを正男のケースは示している。

国及び地方自治体が、この二つの障害を根本的に改める施策を打ち出さない限り、無らい県状態は続くのである。ハンセン病回復者の家族をも視野に入れた、根本的解決策を探ることが、今後の国、地方自治体及びわれわれ市民に与えられた大きな課題なのである。

註

（1）①福岡安則・黒坂愛衣『「らい予防法」体制下の『非入所者』家族――ハンセン病問題聞き取り」『日本アジア研究』第七号、二〇一〇年三月　②非入所者遺族国賠事件原告ら訴訟代理人・供述録取書

（2）①滝尾英二「楓蔭寮・楓蔭会と愛生学園の子供たち」ブログ滝尾英二的こころ　②財団法人日弁連法務研究財団・ハンセン病問題に関する検証会議『ハンセン病問題に関する検証会議　最終報告書』二〇〇五年三月

（3）鳥取県『鳥取県の無らい県運動――ハンセン病の近代史』二〇〇八年

戦後　愛知県の無らい県運動

佐藤　労

はじめに

無らい県運動は、政府が主導し、官民一体となって、患者を探し出し、療養所に送った運動である。本論では、政府の命令に従って、地方自治体の一つである愛知県が、患者を探し出し、療養所に送った姿を記すことにする。

まず、日本のハンセン病患者の全体を、数から見てみよう（図表1）。一九〇〇（明治三三）年の調査で三万人程であったのが、一九二〇年代には一万六〇〇〇人ほどに減っている。一九一九（大正八）年から一九七〇（昭和四〇）年までの五〇年間で、一万六〇〇〇程から一万弱へ、戦争中に一時増えていることを除けば、患者数はなだらかに減少している（図表2）。患者数のなだらかな減少に比べて、患者のいる場所に関しては劇的に変化している（図表3）。戦前の一九三〇年から四〇年までに入所率が激増している。これが戦前の無らい県運動の成果である。そして戦後の一九五〇年から五五年にも入所率が一〇％程も増えている。一九五五年以降の入所率がほとんど変化していないのに比べて、五〇年から五五年の変化は著しいものがある。これが戦後の無らい県運動を、数字の面からみた考察である（図表1の総数〈ただし戦後は沖縄を除く〉、在宅患者数、入所患者数、有病率は厚生省医務局療養

図表１　日本におけるハンセン病患者数の推移

	総数	在宅数	在宅率	入所数	入所率	有病率（対１万）
1900	30,359					6.70
1906	23,815	23,605	99.1	210	0.9	5.00
1910				945		
1915				1,214		
1919	16,261	14,706	90.4	1,555	9.6	2.92
1925	15,351	13,126	85.5	2,225	14.5	2.57
1930	14,263	10,991	77.1	3,272	22.9	2.21
1935	15,193	9,928	65.3	5,265	34.7	2.17
1940	15,763	6,573	41.7	9,190	58.3	2.16
1946				8,182		
1950	12,626	2,526	20.0	10,100	80.0	1.65
1955	12,169	1,112	9.1	11,057	90.9	1.48
1960	11,587	942	8.1	10,645	91.9	1.34
1965	10,607	733	6.9	9,874	93.1	1.20
1970	9,565	607	6.3	8,958	93.7	1.09

図表２　総数・在宅数・入所数

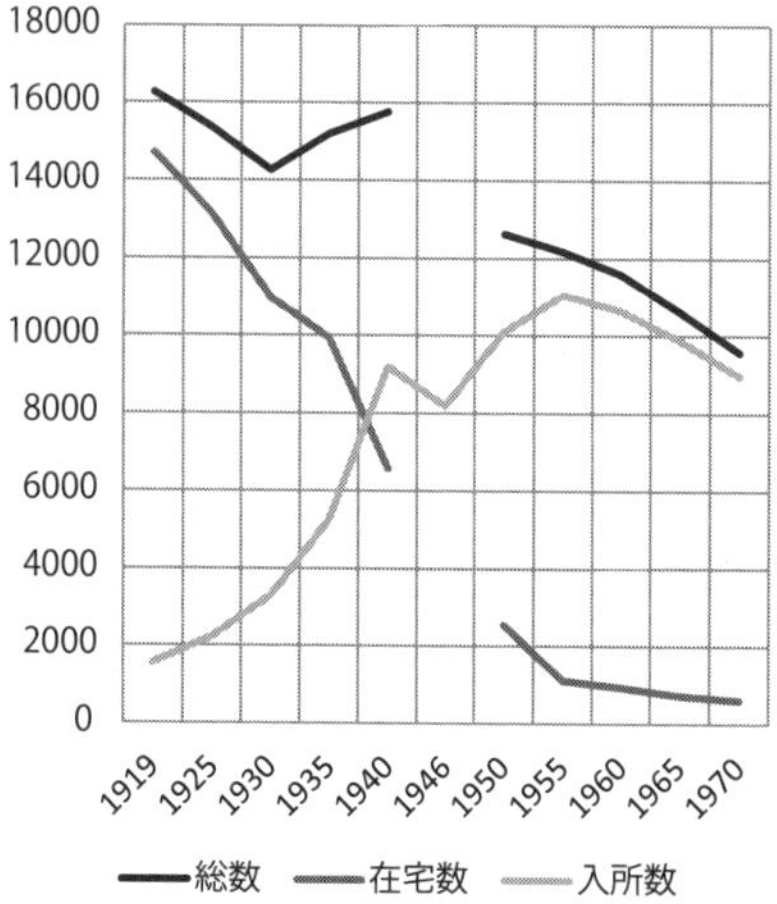

図表３　在宅率と入所率

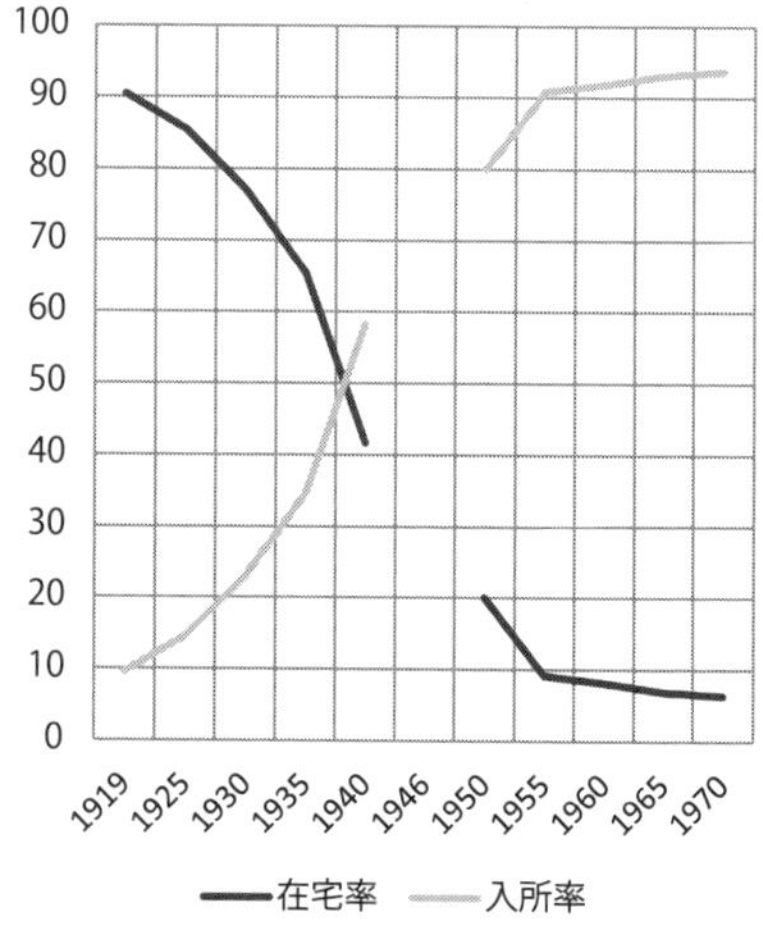

所課内国立療養所史研究会編『国立療養所(らい編)』財団法人厚生問題研究会、一九七五年の巻末の表から数字をひろって作成した。またそれを元に、在宅率と入所率を計算した)。

では、こうした数字の変化は、どのような政府の命令と、県の運動によって行われたのだろうか、そしてそれが患者それぞれの個人に対して、どのような過酷な生活を強いることとなったのだろうか、考察してみよう。

第一章 厚生省による一度目の指令

一九四七(昭和二二)年一一月六日に、厚生省予防局長は「予発」第八二五号によって、都道府県知事ほかに対して「無癩方策実施要項」を発している。その「一 趣旨」および「二 実施方針」には、こう記されている。

一、趣旨

文化国としての日本再建の基本たるべき疾病予防施策中癩予防を徹底し無癩国たらんとするものである。

二、実施方針

1. 無癩方策に関する民論を高め一般の協力を求める。

2. 形式的に流れぬ様強力且徹底的に実施し真に無癩国たらしめる様留意する。

3. 第一次として現収容施設の最大の活用を図り第二次としてその充実を行う。

「無癩国」の設立は、文明国としての日本を再建するためであると明確に規定されている。そして、「形式的に流れぬ様 協力 且 徹底的に実施」することが目指されているのである。そして、その「三 実施事項」の「(一)第一次実施事項」には、次のように記されている。

1、最近療養所入所中の患者が或は脱走し或は帰郷する為憂慮すべき状態にあるから療養所に於ける職員の充実食糧の増加文化娯楽施設の充実等を図ると共に療養所の管理を強化する。

2、帰郷患者は出来る限り速かに療養所に復帰せしめる。

3、療養所は現在別紙（一）の如く尚空床のある現状であるから各都道府県において既知の未収容患者を感染の危険の大きいものから順次入所せしめる。

4、第一次の収容患者以外の既知未収容患者及びその家族については隔離消毒その他予防指導を厳重に行い感染の防止に努める。

この実施計画の第一次収容計画は一一月末日までに行うように期間が示され、各県の未収容患者の数が一覧表で示されている。それを見ると、愛知県は九州地方以外では日本一多かったのがわかる。未収容患者数調（一九四七年四月末現在）は、二四八六と算出され、九州は七県で一二三五と全体のほぼ半数を占めている。九州には鹿児島（三八六）、宮崎（三三一）、熊本（三〇五）と濃密地域が数多く存在するからである。しかし、三〇〇台の県は全国でこの三県しかないが、二〇〇台は愛知（二五二）しかなく、一〇〇台は高知（一三四）と大分（一〇〇）である。各県は示された数字の未収容患者を、なんとか療養所に送り込むように指示されたのである。また帰郷患者をできる限り療養所に復帰させること、そして、未収容患者及びその家族に対して隔離消毒をすることが明記されている。

こうした一九四七年に発せられた、政府・厚生省の命令を愛知県は忠実に守って、無らい県運動を行い、『癩の話』（一九五〇年三月）というパンフレットにまとめている。冒頭には以下のように記されている。

「無癩県運動の前進　法施行四十週年」　愛知県予防課

今年は癩予防法施行満四十週年に当り予防法に関しては記念すべき年である。本県が無癩県運動を展開したのは昭和二二年であった。癩関係事務が警察部から新設の衛生部に移管された昭和二二年、県内における癩の全貌を知るため台帳によって整理をして見ると、死亡、行方不明、入所等を除いて、現在患者四八四人という数字が出て来た。この数字は明治三十七年の一一〇四人よりずっと少ないが、昭［ママ］十四年の三六〇人よりは一二四人も多く、前月［ママ］の救護月報よりは二〇七名も多い。戦争によって癩が増加したということは聞いたが、一、二年間に本県だけで二〇〇名も増加したということは信じられない。それに愛知県は従来から癩の多い県で全国中の順位からいうと二、三位を下らない頗る芳しくない肩身の狭い上位であるから早く何とかしなければならないと思っている矢先でもあった為兎も角この整理名簿によって、患者の個別調査を行い正確な患者数を知ること、併せて癩の伝染性を強調して癩予防の徹底を図るというのが狙いで現況調査を始めたのが無癩運動の初りである。

全国の中でハンセン病の多い県であることを、「頗る芳しくない肩身の狭い上位である」と嘆き、名簿整理で四八四人という患者数を知り、ハンセン病の伝染性を強調してハンセン病予防を徹底していることを目指しているのである。政府が「消毒」を命じると、愛知県は「伝染性を強調して」ハンセン病予防の徹底を図ることを徹底しているわけである。こうした「伝染性の強調」が、患者と家族を苦しめていくのである。この名簿に登録されている患者四八四名に対して個別調査、つまり第一期の無らい県運動が一九四七年一〇月から翌年三月までと計画されたが、実際には四ヵ月遅れて七月まで行われた。その結果、判明した数字が以下のものである。「現在患者数三〇五名、入所五七名、死亡五七名、行方不明七七名、その他一一名、この内現三〇五名には再診申出の三九名が含まれていて、この分に対しては国立療養所から係官に出張して貰い厳正な措置をとり、行方不明者の七七名に対しても主だった療養所に照会したりして調べたが、判明したものは僅か八名にすぎなかった」。

第一期計画では、名簿に登録されていた四八四人を調べた。死者が五七人、行方不明者が七七人、その他が一一人で、すでに入所させたものが五七人、これで二〇二人である。現在患者数三〇五名には再診申出が三九人含まれているので、以前からの登録患者は二六六である。二〇二＋二六六＝四六八であるが、概ねこうした数字だろう。愛知県は、一九四七年一〇月から四八年七月までの一〇ヵ月間に五七人を入所させたのである。

これらの数字で注目したいのは、まず第一に「行方不明者」が七七人と四八四の六分の一程もあることである。自宅にいることも療養所に行くこともできず、生きているのか死んでいるのかさえわからない者が行方不明者である。ハンセン病患者と登録された者のうち六人に一人が行方不明になっている事実を重く受け止めたい。この者たちは、自宅や療養所にいる者たちよりも、さらに過酷な人生を過ごしていたと想像されるからである。次に、「その他」とは何であろうか。治癒もしくは「非らい」のことではないかと推測する。そして、第二期計画が実行された。

次に第二期計画であるが、この内の啓蒙宣伝は癩予防週間を設定して印刷物の配布、ポスターの掲示を行う外、主だった保健所に於ては市町村係員などと懇談会も行った。容疑者、再診者の検診は初めは国立療養所から来て貰ったが、その後は県係官に依って検診し、斑紋癩等で専門家に依って痕跡は認められるが素人には判らない、顔面、手、足にも何等症状らしきものもなく、真性癩と決定してから一〇数年以上経過しているような者は全治者として名簿から抹消した。

このように、県の係官による検診そのものが誤診だったのかもしれないが、「真性癩」と診断されてからの一〇数年、どのような差別を受けて生活したのだろうか、想像すると沈痛な気持ちがしてくる。この第二期計画は、一九四八年四月から一九五〇年三月までの二カ年である。その目的はハンセン病の「啓蒙宣伝」、患者の入所勧誘、「容疑者」、再診者の検診、患者及家族の生活援護、入所患者に対する慰問等と記されている。患者の入所勧誘は重点的に行われたようである。

第二期計画の大要は以上の通りであるが本計画で特に重点を置いたものは、患者の入所勧誘である。初めは入所の申込者を一定員数に取纏めてから輸送することにして居たが、鉄道沿線から遠く離れた地方の患者を同日同時刻に乗車駅へ運ぶことは困難な事情のあるのにかんがみ昨秋からは地域を限定して一地方ずつ輸送することにし、既に尾張部の大部分は完了した。

患者と「容疑者」と再診者について、改めて診察して要入所と要観察者と「非らい」に区別し、要入所者に対しては重点的に入所勧奨をして、重症のものから順次、数多くを入所させていった。

以上は今回の無癩県運動の概要であるが、本計画は目下進行の途上にあることゝ現在各地療養所は何れも満員で入所出来ないことから、どの程度の成果を挙げ得るかは未定であるが、本計画に依って今日迄入所した患者は一四〇名であり、今後入所を要するものは五七名、今後観察を要するものは一二二名、他に之等の四〇％に相当する潜在患者七〇名程度が推測せられるから、本県現在の実在患者は二四〇名程度になる。これを大正八年当県の千余人に比較すれば五分の一に減少している。

第一期の終わりには患者は三〇五名いた。第二期では一四〇名を入所させ、残りは要入所五七名と要観察一二二名である。これらを合わせれば三一九人である。おおむね第一期終了時の数字と合致する。要入所と要観察を合わせた一七九名が名簿上に存在し、その四〇％に相当する七〇名程が潜在的患者と想定され、二四〇名程が第二期が終わった時点での愛知県の実在患者と考えられているのである。第一期計画が三ヵ月遅れて終了した、一九四八年八月から五〇年三月までの二〇ヵ月で一四〇名という多数を入所させているのが判明する。

第二章　厚生省による二度目の指令

前述したように、愛知県は第一期の一九四七（昭和二二）年一〇月から四八年七月までの一〇ヵ月間に五七人を入所させ、第二期の一九四八年八月から五〇年三月までの二〇ヵ月で一四〇名を入所させている。合計三〇ヵ月間に一九七名を入所させているわけである。これは、たいへん「優秀」な数であると考えられる。しかし、厚生省はまだ足りないと一九五〇年四月には「衛発」第三三九号によって、都道府県知事に対して運動を加速させるように指示している。

昭和二十五年度　らい予防事業について

わが国のらい患者は、漸次減少の傾向にあるが、さらにこれが対策を強化すべく政府においては、昭和二十五年度に国立らい病床の二〇〇〇床増加を企図しているので、各都道府県はこれに即応し、別紙要項によりらい予防事業を強力且つ徹底的に実施し、その使命達成に別段の御努力を願いたい。

この一九五〇年四月から八月までの五カ月間の無らい県運動の指示は、八条から成り立っている。「第一　らい予防ブロックの編成」「第二　らい予防技術の向上」「第三　一斉検診の実施」「第四　患者の収容」「第五　在宅患者及び療養所退所者の指導」「第六　一時救護の徹底」「第七　患者家族及び同居者に対する医療社会事業並びに救らい思想の普及」「第八　指定市の行う事業」。

「一斉検診の実施」の項目では、一九四〇年から一〇年ぶりの一九五〇年の四月から八月の間に、一斉検診を行うように命令している。保健所はハンセン病患者と「容疑者」の一斉検診をして、入所の要否および入所順位の判定を行い、名簿を作成して都道府県知事に報告すること。判定が困難な者に対しては、国立らい療養所の職員による第二次検診を行うことが記されている。また、「患者の収容」の項目では、決定した入所順位に従って、伝染の危険が大なるものより療養所に入所させること。極力入所を勧奨すること。入所しない在宅患者に対しては指導を強化して消毒その他の予防方法を行い、毎月に一回、家庭訪問をすること。軽快退所者に対しては家族を含め検診と家庭訪問をすることが記されている。また、「一時救護の徹底」の項目では、療養所のない大阪市と名古屋市に一時救護所を設けるので利用すること。浮浪徘徊のハンセン病患者に対しては、警察署と密接に連携して救護を徹底することが記されている。こうした厚生省の命令に、愛知県はどのように応じていたのだろうか。

第三章　愛知県衛生部の資料による考察

愛知県の衛生部は、戦後、一九四八（昭和二三）年と四九年には『愛知県衛生部業務年鑑』を、五〇年以降は『愛知県衛生年報』を刊行している。本論では、四八年から六〇年までを使用した。**図表4**をご覧いただきたい。保健所ごとの患者数をひろって表を作成した。一九四八年の愛知県の二五七名とは、一九四八年七月に終わった第一期計画終了時の患者数二六六名（再診申出者三九を足して三〇五）とほぼ同数である（四八年の年度末までにさらに

図表４　ハンセン病患者状況・保健所別

	1948	1949	1950	1951	1952	1953	1954	1955	1956	1957	1958	1959	1960
愛知県	257	177		167	121	102	87	65	58	44	55	48	46
名古屋市	44	31		31		13	14	12	11	5	6	7	3
豊橋	12	8		8		7	7	5	4	4	3	3	4
岡崎	8	5		10		6	6	4	4	3	4	3	3
一宮	11	6		5		5	3	1	1	1	1	1	2
瀬戸	36	23		17		8	2	2	1	0	1	1	1
半田	24	12		14		10	4	4	4	5	5	4	4
春日井	4	2		3		3	2	2	1	0	0	0	0
豊川	3	3		2		1	1	1	1	0	0	0	0
津島	19	15		15		13	11	9	9	7	10	9	9
刈谷	8	6		6		3	1	1	2	1	0	1	1
挙母・豊田	9	8		5		2	0	1	0	0	1	0	0
安城	5	5		6		4	5	1	1	1	2	3	3
西尾	20	12		12		5	5	4	5	3	3	2	2
蒲郡	3	3		2		0	0	0	0	0	0	0	0
布袋・江南	8	3				3	3	1	1	1	2	2	1
西枇把島	2	3		6		3	2	2	2	3	3	3	3
稲沢	9	7		6		2	2	2	2	2	4	3	4
河和・美浜	8	4		1		0	0	0	0	0	0	0	0
鳴海							2	1	1	1	1	1	1
八幡・知多							5	1	1	1	1	1	1
足助	3	4		5		2	2	2	2	1	2	2	2
田口・設楽	9	6		4		4	4	5	3	3	3	1	1
新城	6	4		4		4	3	2	1	1	2	0	0
田原	6	7		5		4	3	2	1	1	1	1	1

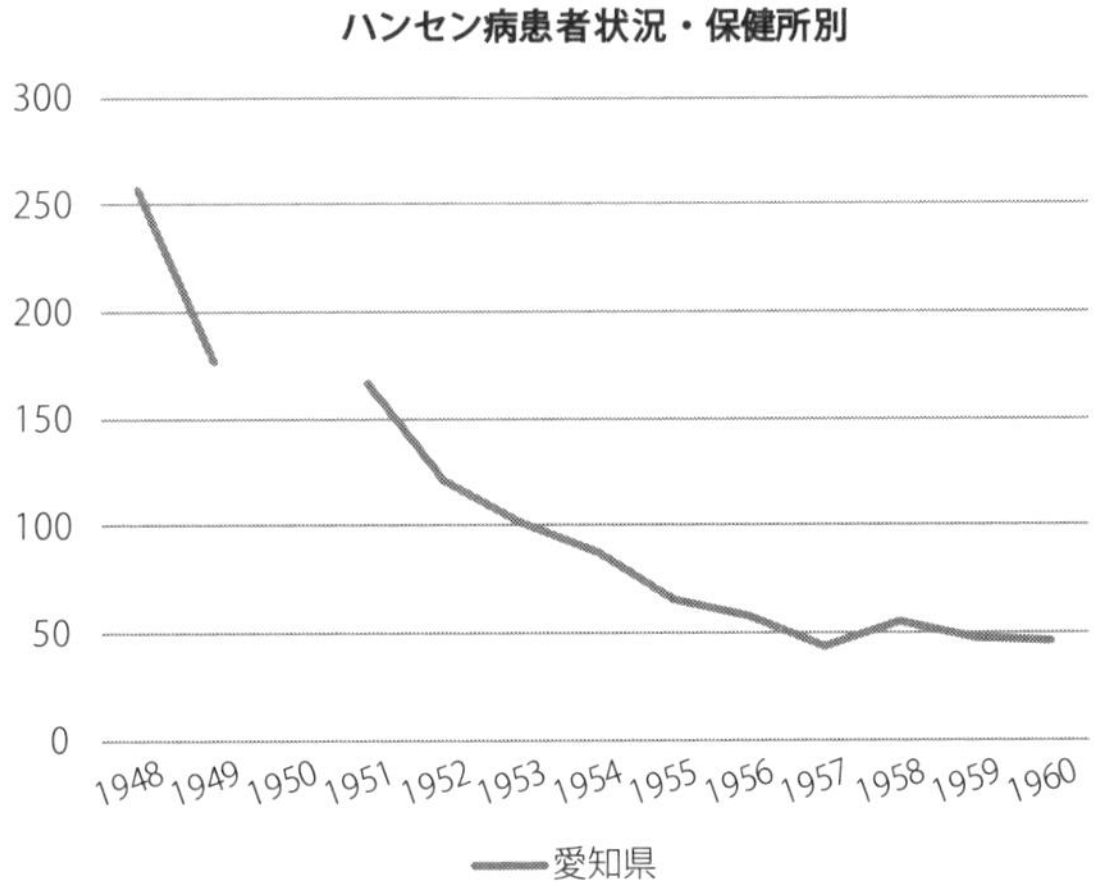

九名を入所させたのだろうか）。翌年の一九四九年度末は一七七名であり、一年間で八〇名減らしている。また一六七名、一二一名、一〇二名、八七名と一年一年と患者数を減らしているのが明瞭である。

図表5をご覧いただきたい。まず注目したいのは、一九四六年の県輸送者がいなかったという点である。愛知県から療養所に単独に入所している者（一六名）はいるが、県として患者を輸送していないのである。それに対して四七年は二九名、四八年は五四名、四九年は五〇名と、四七年〜四九年の三年間で一三三名を県として輸送している。一九四七年の厚生省の命令によって県として患者を輸送したこと、無らい県運動を推進したことが明瞭に了解されるのである。一九五〇年は二六名と減少している。しかし、一九五〇年の厚生省の二度目の指令によって、運動は再開される。一九五一年には四五名、五二年には三一名と、また活発に活動している。五三年以降が一〇名もしくは一桁であるのと比べると、四八年と四九年、五一年の多数さがひときわ目を引くのである。

この愛知県による療養所に対する患者輸送数の増減は、勧奨回数と同じ傾向を示している。一九四八年の四一五回[註]、四九年の三〇〇回という数字に対して、五〇年は一六五回と少なくなっている。五一年は二八五回、五二年は二二〇回であるから、この二つの時期に愛知県は、運動を加速させたのが勧奨回数からも見て取れる。五三年以降が、ほぼ一〇〇回台なのだから明白である。

図表6をご覧いただきたい。一九四七年からほぼ毎年三〇名から四〇名の新しい患者が見つかっている。そして、その七割から八割が入所させられているのがわかる。

次に、図表7をご覧いただきたい。一九五三年の資料からこの表が登場する。五三年の表には五二年の数値が載っているので、五二年から六〇年の数値を集計した。「患者」に分類されている者の中に、治癒・要入所・要注意がいるのは理解できるとしても、「非らい」の項目があることに驚く。これは、「らい患者」と分類したが「非らい」であった者の数である。五二年には七九名中一一名、五三年には五七名中一〇名がいる。「容疑者」の中に、「らい」と「非らい」がいるのは理解できるとしても、患者とみなされ、患者として生活してきた、差別されてき

図表5　年次別ハンセン病患者入所状況

	総計			長島愛生園			駿河療養所			その他療養所			輸送回数	勧奨回数
	計	県輸送	単独入所	計	県輸送	単独入所	計	県輸送	単独入所	計	県輸送	単独入所		
1946	16	0	16	10	0	10	1	0	1	5	0	5	0	
1947	43	29	14	21	16	5	16	13	3	6	0	6	4	
1948	70	54	16	58	54	4	2	0	2	10	0	10	7	415
1949	60	50	10	48	45	3	9	5	4	3	0	3	6	300
1950	33	26	7	4	0	4	26	26	0	3	0	3	4	165
1951	57	45	12	25	20	5	28	25	3	4	0	4	6	285
1952	44	31	13	9	6	3	30	25	5	5	0	5	6	220
1953	22	11	11	3	1	2	16	9	7	4	1	3	3	110
1954	26	16	10	2	0	2	20	16	4	4	0	4	4	120
1955	26	6	20	1	0	1	20	6	14	5	0	5	2	196
1956	20	3	17	0	0	0	18	3	15	2	0	2	1	223
1957	16	6	10	2	0	2	12	6	6	2	0	2	4	130
1958	21	12	9	1	0	1	19	12	7	1	0	1	8	137
1959	15	7	8	0	0	0	14	7	7	1	0	1	4	128
1960	17	9	8	2	2	0	13	7	6	2	0	2	9	137

図表6　年次別発生ハンセン病患者現在状況

	発生患者数	患者の現在状況					発生地					
							名古屋市			その他の市郡		
		入所	在宅現在	軽快抹消	死亡	その他	計	男	女	計	男	女
1946	6	2	2	2	0	0	0	0	0	6	4	2
1947	30	23	2	1	2	2	3	2	1	27	16	11
1948	37	30	2	1	2	2	8	5	3	29	21	8
1949	39	27	2	1	5	4	8	6	2	31	22	9
1950	40	26	10	2	1	1	10	6	4	30	22	8
1951	30	22	4	3	1	0	6	3	3	24	18	6
1952	41	32	9	0	0	0	13	8	5	28	19	9
1953	25	16	5	2	0	2	8	5	3	17	12	5
1954	29	24	5	0	0	0	6	4	2	23	13	10
1955	29	20	6	2	1	0	6	1	5	23	14	9

図表7　患者及び「容疑者」の専門医による検診状況

	患者					「容疑者」		
	検診員数	治癒と認められるもの	「非らい」と認められるもの	要入所と認められるもの	要注意と認められるもの	検診員数	「らい」と決定せるもの	「非らい」と決定せるもの
1952	79	13	11	19	36	11	6	5
1953	57	9	10	12	26	14	7	7
1954	73	18	5	24	26	27	5	22
1955	88	14	0	29	45	17	1	16
1956	35	6	2	18	9	15	1	14
1957	40	6	1	25	8	6	1	5
1958	29	6	0	11	12	22	3	19
1959	35	3	0	12	20	7	3	4
1960	31	2	2	12	15	10	3	7

た者が、実はハンセン病患者ではなかったことに役人は何を感じていたのだろうか。次に患者たちが受けてきた差別の実情を見てみよう。

第四章　患者個人への影響

ハンセン病国家賠償訴訟裁判では、多くのハンセン病回復者が、被害の実態を法廷で証言している。その中には愛知県出身者もいた（『ハンセン病違憲国賠判決全史』第9巻、皓星社、二〇〇二年）。

宇佐美治は、一九二六（大正一五）年六月に愛知県海部郡（現在の津島市）に生まれた。一九三六（昭和一一）年小学四年にハンセン病を発病し、腕や大腿部や背中などに白い斑紋が出て、近医を受診しハンセン病と診断され、週に一度ほど大風子油の注射で治療を受けていた。この近医は届け出義務違反を犯して県に報告していなかった。しかし、一九三八年小学六年の夏休みに、名古屋医科大学（現在の名古屋大学医学部）附属病院の特別皮膚科を受診して、大学病院から県に通報され、そこから学校に連絡が入り、一一月に小学校を辞めさせられている。成績優秀だったが宇佐美は有名中学への進学を諦め、内申書のいらない中学へ入学したが、症状はなく健常人と変わらない生活をしていた。一九四四年四月から学徒動員で重労働をし、食糧不足もあって症状が悪化して顔が腫れ、結節が出現する。同年一二月に工場を辞めて自宅に帰り、首つり自殺を試みるが失敗する。また、四五年六月にも猫いらずを飲んで自殺を試みるが失敗する。自分の生きる望みがないことよりも、家族が村八分にされるのを見て、死のうと決断したようである。村八分がひどくなったのは、保健所や警察、村役場などによる入所勧奨があったためかもしれないと述懐している。宇佐美自身は、いったん療養所に行けば、二度と故郷へ帰れないと思いながら治療薬プロミンを求めて、一九四九年四月に長島愛生園へ入所している。**図表5**の一九四九年に長島愛生園に入所した四八名のうちの一人が、宇佐美であったわけである。そして**図表4**の津島保健所の四八年の一九名から四九年の一五名へ減った四名のうちの一人が、宇佐美であったわけである。宇佐美の証言によれば、「ハンセン病の患者ではないのに強制収容された人も大勢」いたということである。梅毒の注射を打ちながら患者付添いをさせられた梅毒患者など、愛生園では一九五〇年までに収容された「非らい者」は延べ五七名、一九六九年までに退所した「非らい者」は七八名と記されている。強制入所の他に、宇佐美は「あぶり出し」について、次のように述べている。

このような物理的な強制収容の例も挙げればきりがありませんが、仮に物理的な強制がない場合であっても、精神的な強制、すなわち療養所へ入らざるを得ないような環境に追い込まれるという形での強制は必ずあったといっていいと思います。これを私たちは「あぶり出し」と呼んでおりました。

入所勧奨は、検査・治療に行った大学病院で言われたり、または保健所の職員やサーベルを下げた警察官が自宅にやってきたりと、勧奨する主体も勧奨の方法も様々ですが、とにかく話を聞いて多いのが、真昼間に、隣近所に目立つように白衣を着て、しょっちゅう嫌がらせのようにやって来る、というものです。特に着物を売ったり、食料品を取り扱う仕事（食堂や八百屋、魚屋など）の場合は、店に来て仕事を辞めるように言われ、または現実に辞めさせられたそうです（五三一頁）。

こうした被害の実態を、同じく愛知県出身の平野の叙述で、さらに確かめてみよう（平野暉人『家族の肖像』皓星社、二〇〇二年）。なお、平野暉人と平山昭二郎は同一人物であるが、いずれも本名ではない。

昭二郎（暉人）は、一九三二年一月に京都で二男として生まれた。昭二郎を産んですぐの一九三二年に母がハンセン病を発病し、父は離婚した。二年後父は再婚したが、「らい家族」という噂が広まり京都には住めなくなった一家は、一九三六年に愛知県知多郡大高の実家に引っ越してきた。大高に引っ越してきてしばらくは、嫌な噂話に悩まされることもなく落ち着いて生活していた。しかし、長男が発病したため、一九四一年一一月中旬、警察と予防衣の男が一通の封筒を持ってやってきて、多磨全生園へ移送すること、炊事場、便所、風呂場などの周囲を細かく月に五回消毒することを指示している。そして四二年一月、長男は一三歳で多磨全生園に強制的に護送された（同六三頁）。

その後一家は、大高から一九四五年に知多半島の半田へ引っ越し、消毒と無縁の生活を送り始めた（同九六頁）。製菓会社に勤めていた昭二郎は、左足の太腿に大やけどをし、近医の外科医を受診する（一九四八年）。痛みをさほど感じない昭二郎は、我慢強い男と呼ばれたが、医師は病名を父に告げた。隣人の密告により、半田市の保健所職員が訪ねてきて、「収容手続きを取る」と言い残して去った。「一九四八年、愛知県は第二次「無らい県運動」の真っ最中で、徹底したらい患者一斉収容の嵐が吹き荒れていた」のである。では行政が組織する村八分のようすを見てみよう（同一〇七頁）。

行政は平山家の家族にハンセン病患者がいるという理由で、周囲住民に安堵感を与えるため消毒という手段を取り続けた。そのため家族は致命的な被害を受けた。

昭二郎たち一家がすんでいる半田市市営住宅の住民は、行き交うと互いに挨拶を交わしていたが、大げさな消毒が始まると平山家の前を遠回りして行き来し、行き交うと口に手を当ててそそくさと離れていった。商店に買い物に行けば、「あまり来ないでください」と言われ、売ってはくれるが、「他の客が来ないうちに帰ってくれ」と言われたり、「金はそこに置いてください」と、二度と来てくれるなといわんばかりの対応をされた。周囲の住民が団結して追い出そうとしているのではないかとさえ思えた。住民たちはすれちがいざま、口を覆い、足早に去る。周囲住民のこうした行為は朝な夕なにおこなわれる日常の行為となっていた。家族にハンセン病患者がいるという理由で保健所が消毒処置をはじめたから、近くの住民が騒ぎたした、と言っても過言ではなかった。

なぜなら、一般住民のハンセン病に関する知識は、手足が腐って醜いという程度のものであり、昭二郎や智治郎〔弟・一九五〇年に発病〕には外見的にはそんな症状はどこにもなく、したがって大げさに消毒さえしなければ周囲住民にはわかるはずがなかったのだと、昭二郎は強く思った（同一一四－五頁）。

一九五〇年一一月に保健所の車が来て、昭二郎は駿河療養所へ移送されている。**図表5**の一九五〇年に駿河療養所に入所した二六名のうちの一人が、そして、**図表4**によれば半田保健所によって消毒された一人が、平山昭二郎であったわけである。近医は報告義務を違反していたが、隣人が密告している。消毒が感染予防よりも隣家へのハンセン病の恐ろしさを知らしめる道具になっていること、そうした役人の態度により、当地に住めなくなっていく様子が、よく理解できる。役人の態度によって「あぶり出され」て、療養所に行かざるを得なくさせられていたのである。これが、本論第一章で確認した「伝染性の強調」による強制である。

第五章　無らい県運動の最下層

本論では、政府の命令により愛知県が勧奨し入所させたた者が、どの程度いたかを論じてきた。いわば数字に表れた無らい県運動を論じている。しかし、この運動の最下層は数字には表れないのである。宇佐美の次の指摘を忘れてはならない。

ひどい入所勧奨を受けてその地域に住めなくなり、かといって療養所に入りたくない、ということで、巡礼やホームレスになって死んでいった人も数多くいます（前掲『ハンセン病違憲国賠判決全史』第9巻、五三一頁）。

地域から「あぶり出」されて入所した人は、治療を受けられ住む場所があったのだから、まだ良かったのかもしれない。あぶり出され故郷から村八分にされ、諸国を遍歴せざるをえない患者たちは、治療も受けられず衣食住も不十分であったのだろう。そうした最下層に苦しんで死んでいった患者たちへの想像力なしには、無らい県運動のほんとうの悲惨さは捉えられないことを肝に銘ずべきである。現在生きている人、入所している人だけでなく、さらに悲惨な人たちが、たくさんいたことを忘れてはならないのである。

結論

愛知県は、九州・沖縄地区を除けば、日本一ハンセン病患者の多い地域であった。ハンセン病を文明国の恥として無くそうとする政府の命令を、愛知県はそのままに受け止め、無らい県運動を忠実に活発に展開していた。一九四七年に政府から命令があってから、三〇カ月の間に一九七名を入所させ、愛知県を「綺麗な」県にしようと懸命だった。一九四七年に名簿を整理した時に四八四名いた患者は、**図表4**によれば一九四八年には二五七名に、一九四九年には一七七名、一九五四年には八七名と、まさに激減している。

保健所による過剰な入所勧奨と「伝染性の強調」による過酷な消毒が、「あぶり出し」と村八分の原因を作り、住む場所を追われて行方不明になる者や、入所せざるを得なくなる者をつくったのである。戦前の無らい県運動が身体的強制が強かったのに比べて、戦後の無らい県運動は精神的に追い詰めていったともいえよう。

宇佐美はこう述べている。「療養所へ行くか、家で死ぬか、という二つの選択のうち、家で死ぬことに失敗した私は、家で治療をする道が閉ざされている以上、療養所へ行くしかなかったのです」(五三〇頁)。このように、療養所へ行かざるを得なくしたのは、厚生省の命令が原因である。

註 一九四八年の勧奨回数四一五回は、単に一九四八年の回数を示すのか、一九四八年までの数年間の回数を記しているのか不明である。初出する数字がそれまでの累積であることは、それ以外の数字で頻出しているからである。推測するに、四七年は二九人に一一五回、四八年は五四人に三〇〇回ほどが妥当かもしれない。

市町村における無らい県運動——和歌山県湯の峰温泉の動きから

宮前千雅子

はじめに

本稿は、国の隔離収容を定めた「癩予防法」制定以前から制定後に、市町村においてハンセン病者を地域社会から排除し療養所へ隔離しようとする動きがどのように展開されていったのかを明らかにしようとするものである。

近代の湯の峰温泉（和歌山県）において、健康者とハンセン病者が「混浴」していた状態から浴場が分離され、最終的には病者の入湯場への給湯停止にいたる過程については、すでに矢野治世美によって明らかにされている（矢野治世美「ハンセン病と和歌山県——近代の湯の峰温泉をめぐって」『紀要』第三号、和歌山人権研究所、二〇〇九年六月）。

本稿に与えられた役割はその成果を踏まえたうえで、なぜ浴場を分けようとの動きが出て来たのか、そしてそれが給湯停止に至るのは何を契機としているのかを解明していくことである。なぜならば湯の峰温泉において病者排除の論理が具体的に何に起因していかなる作用を病者に及ぼしていくのかを実証することは、ハンセン病者絶対隔離政策に市町村というもっとも基礎的な地域共同体における動きを位置付けていくことになるからである。

前近代の湯の峰温泉に、ハンセン病者等が入湯する「非人湯」「乞食湯」が存在していたことはすでにこれまでの研究で明らかにされている。[1] それは中世末から近世初期に語られた、ハンセン病となった小栗判官が湯の峰温泉に入湯することで病が治癒したという説経節「をぐり」を背景とし、他の浴場とは隔絶された場所に位置していた。印刷出版された刊行物はもちろん私的な日記などにもそのことは記されており、病者が湯治に訪れることのある温泉場として社会的にも認知されていたことは確かであろう（暁鐘成編『西国三十三所名所図会』巻二、一八五三年や「三熊野参詣道中日記」財団法人神道大系編纂会『神道大系　文学編五　参詣記』一九八四年など）。

第一章　浴場の分離

火災後の湯の峰温泉

一八八九（明治二二）年施行の「市制・町村制」において周辺の村々で形成された四村《よむら》の大字となった湯の峰温泉（湯の峰区）において、具体的にどのような変化が訪れたのかは判然としない。一九〇〇年の新聞報道によれば、三つの浴場を備えハンセン病者と皮膚病者も入湯してはいたが（『紀伊毎日新聞』一一月二九日）、以下に引用する資料には「健患混浴」と表現されており、健康者と病者が分かれていない状態となっていたことが推察できる。

一九〇三年六月四日、湯の峰区在住者五人の連名で「土地改良ニ関スル村会開会願」が村会に提出された。それに先立つ同年五月末に起きた湯の峰温泉における火災により、「浴室ヲ初メ村社、薬師堂寺院、橋梁各自ノ住家、納屋、物置、土蔵等」に至るまで村が全焼したことを機に、「浴室其他ノ改良ニハ此災害ヲ動機トシ、是非世運ニ遅レズ、適当ナル浴室等ヲ建設」したいという地域の要望があった。なぜ「浴室」の「改良」を望むのか、その理由を述べるにあたり湯の峰温泉のそれまでの状況を説明し、かねてより良好な泉質は「諸病ニ効験」があるため「病患浴客」も多く、健康者と病者は「健患混浴」の状態であったとする。しかしながら昨今の医学の進歩から、かつては「遺伝性」の病気と認識されていたハンセン病も「伝染病ノ部類ニ属スル」ことが明らかとなり、湯治客も「大ニ忌厭シ」て減少している現状から、浴場はもちろん旅舎やその建設位置などを「改良」して「癩患者ヲ初メ肺病其他伝染病ニ属スル各患者ヲ、厳重ニ隔離スルノ浴室等ヲ建設」計画中に火災に見舞われたのだと申し立てている。そして「離隔浴室及其旅舎」建設には川の流れを変更させるなどの埋立工事が必要となり、そのための多額の資金負担はとても湯の峰区住民ではできない事情から、村債の発行を請願したのであった。この建設工事がすなわち「土地改良」なのである（「土地改良ニ関スル村会開会願」『本宮町史』近現代史料編、二〇〇〇年）。

火災を契機として出された訴願であるが、前提には健康者とハンセン病をはじめとする病者との分離こそが「時世ニ伴ウ」「世運ニ遅レ」ない浴場整備であるとの認識が区内にすでに存在している。一九〇七年の「癩予防ニ関スル件」に先んずること四年の時期において、それはどこからもたらされたものなのであろうか。

衛生面から焦点化される温泉地

『温泉の百科事典』によると、「第二次世界大戦前においては、全国統一の温泉法が存在せず、温泉の保護・利用に関する取締まりは各府県令に委ねられていた」という（阿岸裕幸編『温泉の百科事典』丸善出版、二〇一二年）。ただし温泉に対する政府の施策は個別の法令のなかに位置付けられており、とくに衛生行政との関連からそれを明らかにした高橋陽一によれば、一八七九年のコレラ大流行を境に「より伝染病対策にシフトした」施策が展開されていったとしている（高橋陽一「明治前期の温泉と政府——衛生問題・温泉論と旅先地域の動向」、日本温泉文化研究会『湯治の文化誌　論集温泉学Ⅱ』岩田書院、二〇一〇年）。以下、一八七九年以降の温泉に対する施策を検討していく。

一八七九年一二月、政府は国の衛生行政の基本施策を地方へ浸透させるため、府県や町村に対して衛生業務担当者の職掌を指示した「府県衛生課事務条項」および「町村衛生事務条項」を策定した。とくに「町村衛生事務条項」には掃除方法や建築方法に留意して「衛生上ノ利害ヲ考ヘ漸次改良ノ見込」を個別に考えるべき施設のひとつとして学校や病院などとともに「温泉場等」が挙げられている。また郡区長に通知して予防法に着手すべきコレラなどの急性伝染病とは別に、郡区長に上申すべきものとして「癩病、脚気、瘧疾等地方病ノ有無」も列挙されている。「地方病」としてではあるが具体的に病名が挙げられるなど、町村に対して「温泉場」と「癩病」が課題とされていることがわかる（「町村衛生事務条項」「府県衛生課事務条項」、高木周次『衛生公布類纂』一八八〇年）。翌一八八〇年四月には和歌山県でもほぼ同じ内容の「町村衛生事務条項」が、ついで一〇月には村民に接して衛生事務にあたる衛生委員に対してより具体的な「町村衛生委員事務取扱手続」も整備された。「取扱手続」によると、「事務条項」にあった「衛生上ノ利害ヲ考ヘ」た「漸次改良」とは「温泉場」などが不潔な場合の掃除はもちろん、「建築方等不良ニシテ健康上ニ障害アリト認ムルトキ」には戸長などと協議して「改良ノ法」を立てるべきとされ、またハンセン病については患者数の推移などを「其町村ノ医師ヨリ三ヶ月毎ニ」郡区長に届け出ることとされた（「町村衛生事務条項」「町村衛生委員事務取扱手続」『和歌山県史　近現代史料八』一九八四年）。温泉を有する湯の峰区（当時は湯峰村）にとって、衛生面からの設備「改良」が現実問題として迫られる内容となっている。

また県内に多数の温泉が在地する和歌山県において温泉の近代化を目指して「鉱泉湯治場取締規則」が策定されたのも一八八〇年一一月のことで、第一〇条にコレラなどとともに「其他伝染病ニ罹ル浴客アルトキハ」旅舎は速やかに戸長へ届け出て指示を受けるべきと記された（「鉱泉湯治場取締規則」『和歌山県令達類纂』一八九三年）。まだまだ急性伝染病への対処が主であった時期ではあるが、コレラなどとともに記された「其他伝染病」は先の「町村衛生事務条項」の「地方病」と共鳴したのではなかろうか。他府県でも「鉱泉湯治場取締規則」と同様の法令が出されているが、和歌山県は早い時期に法令を整えており、(2) たとえば後述するように病者の存在なども含め似通った環境にある草津温泉のある群馬県が同様の法令を整備するのは一八八八年で、それには「清潔法実施」についての項目は設けられているものの、病気に罹患した客の届出などの記載は一切含まれていない（「鉱泉場取締」『現行群馬県布達大全』一九〇一年）。

以上のことを勘案すれば、湯治客の減少という課題を抱えていた湯の峰温泉が（その理由をハンセン病が「伝染病」であることを知った浴客が「混浴」を忌避した結果であると認識していた）、「町村衛生事務条項」や「町村衛生委員事務取扱手続」で衛生面から改良を講ずべき施設に温泉場が挙げられたことと（それには「癩病」患者の上申も示されていた）、さらには「鉱泉湯治場取締規則」で旅舎は伝染病を届け出るべきとされたことから、ハンセン病が「伝染病」であると国際的に確認される一八九七年以降、とくに病者たちの浴場を別にすることを検討し始めていたということではないだろうか。すなわち当時の湯の峰温泉には、温泉振興からの湯治客減少への危機感と、新たな衛生施策から求められた施設改良という課題、そして伝染病対策という三つの課題が混在していた。なかでもとくに「町村衛生事務条項」と「町村衛生委員事務取扱手続」で衛生面から「温泉場」の「改良」策を具体的に立てるべきとされたことは、湯の峰区住民から出された「隔離浴室」建設をすなわち「土地改良」と称する訴願に強く影響を及ぼしているのではないか。

また、それより少し以前に、同じくハンセン病者の入湯で知られる群馬県の草津温泉でも似通った動きが起こっていた。一八八七年、戸長を中心として「草津温泉改良会」が設立され、「ハンセン病者を一般湯治客の目から隠蔽し、草津温泉の全般的な「不潔」さを改善する」ために、それまで温泉街に居住していたハンセン病者を湯之沢に移住させ、「下町」と呼ばれる湯之沢部落が誕生している（廣川和花『近代日本のハンセン病問題と地域社会』大阪大学出版会、二〇一一年）。草津においても病者の居住区を別置することによって問題解決を図ろうとしており、湯の峰における動きとの共通性が指摘できるのである。

実際に湯の峰温泉においてその後、健康者と病者との浴場などの分離がどのように実施されたのかが判明する原資料は、現在のところ確認できていない。ただし、その計画の内容については新聞が報じており、その概要を抽出してみると次のようになる。「癩病患者の浴槽を普通病患者の浴槽より二三町に設け」、浴槽はもちろん「夜具・食器等」も洗浄して「普通病患者」を立ち入らせないとしており、健康者と病者との分離の計画というよりも、病者のうちの「癩病患者」と「普通病患者」とを分離する計画に力点が置かれていることがわかる。さらには「未だ帰雇せざりし医師を組合に於て雇い入れ診断せしめ」と、医師の雇用も視野に入れられていた。この記事の情報源は県警察部衛生課の技手であることからも、これらの計画が和歌山県も関わる「癩病患者」の分離のための施設改良であったと考えられる（『紀伊毎日新聞』一九〇三年一一月二九日）。また火災後まもなく、浴場などの新築計画を報じた別の記事においても、土地を埋め立て「癩病患者にのみ入浴せしむる事」と報じられており、病者一般ではなくハンセン病者の分離が取りざたされている（『紀伊毎日新聞』一九〇三年六月二八日）。

以上のようなことから、「癩予防ニ関スル件」前夜の湯の峰温泉にとって、衛生面から病者全般というよりもすでにハンセン病者の存在が大きな懸案事項となっており、それへの対処で現状を乗り切ろうとしていた矢先に大火に見舞われ、一九〇三年の「土地改良ニ関スル村会開会願」に至ったということであろう。

下湯の別置

ハンセン病者のみ区分けされた浴場がどのような経緯で建設され、経営されたのか、唯一そのあらましが確認できるのが、自身もハンセン病者でありキリスト教の伝道のため湯の峰温泉に一時滞在した小倉兼治（渓水）の著書である。

小倉は、湯の峰温泉にあったハンセン病者の居住地について、「この湯之《ママ》峰に一軒だけ癩病専門の宿屋があって、それを下湯（しもゆ）と呼んでいた。ずっと以前松村という癩者が此の湯の峰に来て湯治していたが、癩者が一般人と同じ宿屋に泊って混浴するのが患者自身も気兼であり、一般人としても良い気持がせぬという不自然な実情からして、癩病者が安心して入浴の出来るような癩病専門の宿屋を自分が経営しようと私財を投じて、宿屋を設け、彼もそこに落ち着く事になった」と記している（小倉渓水『瀬戸のあけぼの』基督教文書伝道会、一九五九年）。

すなわち小倉が滞在した一九三〇年前後の湯の峰温泉には、ハンセン病者専用の浴場が存在し、病者自らが運営していた。その土地や建物の所有は「東京の中田重治」であると小倉は著書に記しており、それは彼が入信していた日本ホーリネス教会創始者、中田重治であろうと推察される。中田は、自らも病者であり草津で伝道活動をしていた安倍千太郎[3]とも懇意にしており、伝記によれば一九二五（大正一四）年九月に湯の峰を訪れたことが

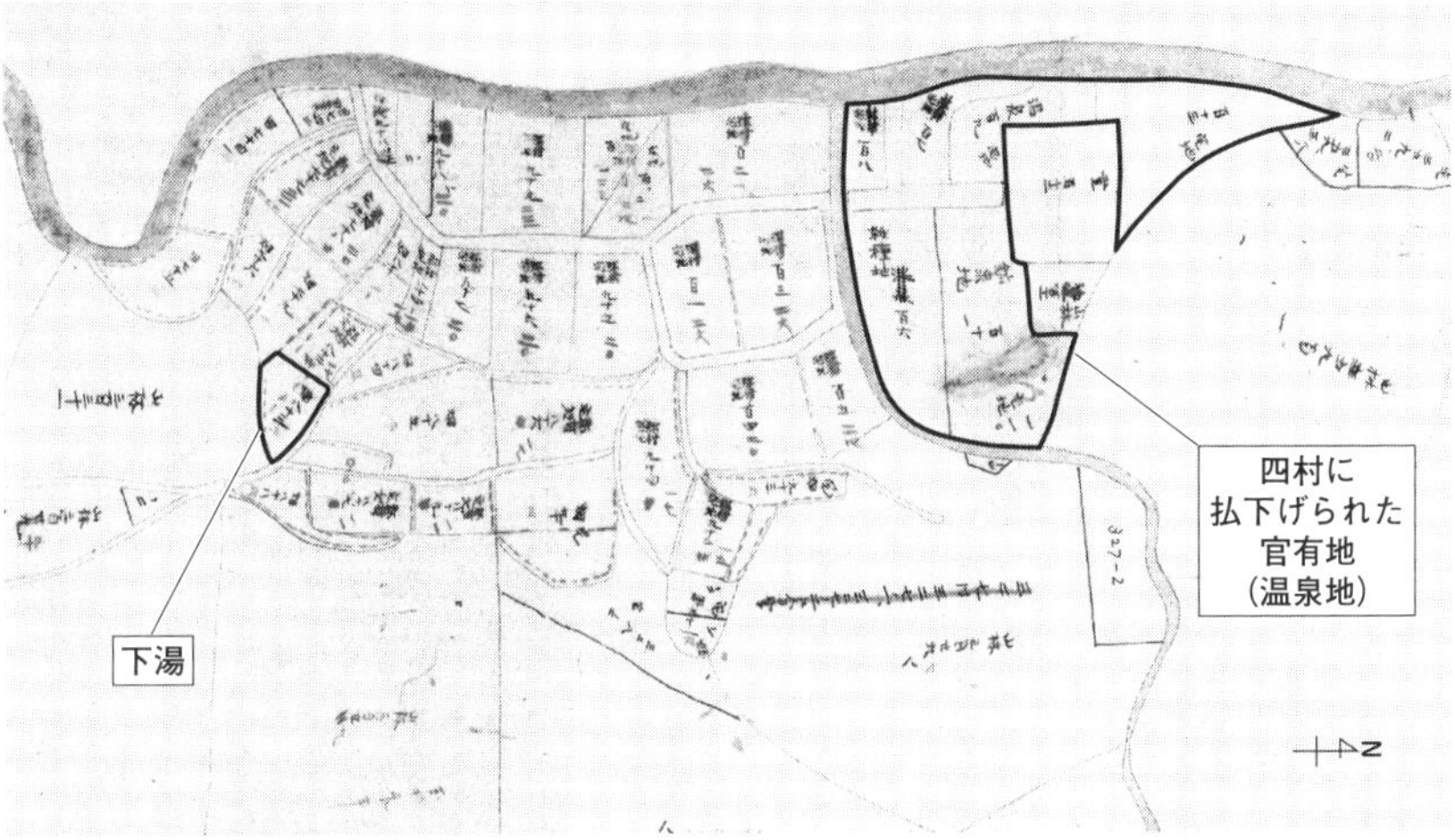

縮尺不明。和歌山県地方法務局田辺支局所蔵の明治初期の地籍図の上に、旧土地台帳の1920 ～ 30 年代の地番から「官有地」と「下湯」を表示した。

記されている（米田勇『中田重治伝』中田重治伝刊行会、一九五九年）。

実際に筆者が和歌山地方法務局田辺支局で旧土地台帳を確認したところ、湯の峰に一九二五年二月から一九三二年一一月までの六年半あまりの間、「東京市豊多摩郡淀橋町字柏木」の中田重治が所有者となっていた土地が存在していた。その地番とのちに官有地から四村に土地所有が変わる温泉地とを地図に示すと**図**のようになる。

なお小倉の著書には彼が滞在していた当時、湯の峰には「止宿して湯治している男女の癩患者が十数名」いたことも記されている。

また四村役場文書には湯の峰温泉の再建に関する「浴室建築工費見積表」が添付されており、そこには「小字名　温水」に五種類の「浴室」「浴槽」などが、「小字名　垣内」には「隔離浴室」が「浴槽」とともに建築予定であったことがわかる（「浴室建築工事見積表」『四村村会議事録』明治二二～四二年）[4]。おそらく「垣内」に建設予定されている「隔離浴室」こそがハンセン病者専用の浴場であり、「温水」に計画されている設備は健康者のものなのであろう。時期はずれるが一九二九（昭和四）年の四村の歳入決算表には、「温泉使用料」として一年間の「下湯料」が「一六四円」と挙げられている（「昭和四年度和歌山県東牟婁郡四村歳入歳出決算」『四村役場文書』昭和四年「会議甲」）。

これらから類推すると、「隔離浴室」は公費で建設され、それを松村という病者が代表して管理し一括して村に湯の使用料を納めていたか、もしくは公費で建設された「隔離浴室」と土地をある時期に松村が私費で購入し（所有は中田重治とし）、湯の使用料を支払っていたということであろう。いずれにせよ、湯の峰温泉で湯治するハンセン病者自身、自分たちが滞在する施設を病者自らが経営していると考えるような状態、すなわち下湯は周囲からは独立し、孤立し、隔絶された状態であったことは確かであろう。

なお、下湯が設置されたのは旧土地台帳の記載そのままだとすると、一九二五年二月であり、小倉が湯の峰温泉に到着する三年前のことであった。

第二章　温泉からの排除

条例の策定

小倉が湯の峰に着いた一九二八（昭和三）年は、「癩予防ニ関スル件」が施行された後であるが、そこで暮らすハンセン病者たちは隔離の対象となる患者とはみなされず、療養所への収容対象とはなっていなかった（『紀伊新報』一九二九年三月七日）。

ただし病者の集住地であることは県や国から把握されていた。一九一六（大正五）年に内務省衛生局が実施した「療養所ニ収容セサル癩患者」に関する全国調査においても、和歌山県は湯の峰温泉と高野山へ集まる病者を挙げている。そしてその取締りは「血統病ナリトノ思想脱セサル為メ、法規ニヨル予防消毒法ノ実行困難ナリ」と説明し、予防のためには「貧富貴賤ノ区別ナク悉ク患者ヲ一定ノ病院、療養所等ニ隔離収容スルニ在リ」と隔離の必要性で締めくくっている（「療養所ニ収容セサル癩患者ニ関スル件」『近現代日本ハンセン病問題資料集成』補巻九、不二出版）。また一九二〇年の同じく内務省衛生局による「各地方ニ於ケル癩部落、癩集合地ニ関スル概況」でも、湯の峰温泉は和歌山県の「癩部落」のひとつとして挙げられている（「各地方ニ於ケル癩部落、癩集合地ニ関スル概況」『近現代日本ハンセン病問題資料集成』〈戦前編〉二巻、不二出版）。このように再三にわたって湯の峰温泉がハンセン病者の集住地であると国や県により認知されるということは、地域共同体においても病者の存在が顕在化し、問題視される過程であったのではないか。下湯で暮らす病者に対して、地域からより明確な拒絶の動きが進んでいくことになる。

それは昭和初期、村会における「四村温泉浴場及温泉使用料条例」の議論で案件となっていた。その条例には「四村温泉」内に「疾病者ノ共同入浴」場は設けられているものの、「浴場ノ使用ヲ拒絶」する対象に、「他ノ入浴者ニ不快ノ感情ヲ起サシムル恐アリト認ムル容貌若クハ形態ノ者」と「伝染性疾患アル者若クハ其疑アリト認ムル者」が挙げられており、ハンセン病者の入湯を拒否しようとする村の態度が表れている。この条例は一九二八年の「四村温泉浴場及温泉使用条例」、そして翌一九二九年の「四村温泉浴場及温泉使用条例施行細則」のふたつに分かれて成立しており、「疾病者ノ共同入浴」場は「条例」に、「浴場ノ使用ヲ拒絶」は「施行細則」に盛り込まれている（「四村温泉浴場及温泉使用条例」「四村温泉浴場及温泉使用料条例施行細則案」『四村役場文書』昭和三年・昭和四年「会議甲」、『本宮町史』近現代史料編、二〇〇〇年）。

ではこの施行細則にみえるハンセン病者入湯の拒絶は、何が引き金になっているのであろうか。それは湯の峰温泉において大正後期に課題となっていた官有地（鉱泉地）の払下げ問題が関連するのではないかと考えられる。

官有地払下げ

一九二〇年八月に五人の村会議員が連名で村会に提出した「官有地払下ケニ関スル件」の「理由書」には、次のように記されていた。湯の峰温泉は官有地であるが、これまでは湯の峰区を代表して村長がそれを借用し湯の峰区が経営してきたが、温泉の設備は「極メテ不完全」な状態であり、それを「社会公益ノ精神ニテ理想的ニ経営スルコト」が緊急課題である。なおかつ現状のままでは「個人若シクハ私団体等ノ払下ノ不安」があり、それは「一村ノ発展上最モ憂慮スベキ結果」を招きかねないため、村への払下げが急務であるとした（「官有地払下ケニ関スル件」「理由書」『四村役場文書』大正九年「会議甲」、同『本宮町史』）。

すなわち前近代的な設備から「社会公益」などを念頭においた温泉の近代化を目指す四村の思惑と、温泉が個人などに払下げられてしまうことへの危惧が背景に存在している。実はこれが村会へ提出される少し前に「小栗湯の熱湯を木管で大阪に輸送」という表題で大阪への温泉の輸送計画が報じられており、「湯峰温泉の持主玉置良平外十三名と交渉承諾を得たる」とされていた（『大阪朝日新聞』一九一七年一二月二九日、同『本宮町史』）。「湯峰温泉の持主」の一人とされている玉置良平とは湯の峰区の居住者であり、区からの申請書などに名を連ねる地域の有力者である。当時の湯の峰温泉は、地域の有力者が温泉の使用方法を村の了解を得ずに決定しかねない状況があり、それに対する危惧が官有地払下げの要求へとつながったのではないかと考えられる。(5)

またこの「理由書」の前には、湯の峰温泉のどの部分を払下げ要求するのか細かな字名や番地まで記されており、それによると、字温水の七筆を含めた八筆の土地が挙げられている（「官有地払下ケニ関スル件」、同『本宮町史』）。払下げを要求したのは鉱泉地であるので、当然、泉源を中心とした土地であり、それを核にした土地群であろうと想像できる。ただ、ここに挙げられている字名には先に紹介した「浴室建築工費見積表」に存在する字「垣内」、すなわちハンセン病者用（「隔離浴室」）に割り当てられたであろう字名が存在しない。旧土地台帳の情報も踏まえると、村が払下げを要求した鉱泉地は健康者にかかわる土地のみであって、ハンセン病者が居住する区画は登記上は「中田重治」個人のものであり続けたのである。

この払下げ要求はすぐに結果は出ず、最終的に払下げが決定するのは一九二五年のことで、四村と湯の峰区との調停について報じた『大阪朝日新聞』二月一七日も「湯峰問題解決　温泉は村経営」と題した記事を掲載し、

「一、土地は村に払下げを受くること」「二、温泉浴場は村経営とすること」など、計四項目にわたって協定が結ばれたとしている（同『本宮町史』）。この払下げについての詳細は「湯ノ峰温泉の権利譲渡」に詳しく、最終的に決着したのはここでも「大正十四年」とされており、上述の新聞報道と合致している（千家哲麿「湯ノ峰温泉の権利譲渡」『温泉法に関する文献』一九三九年）。

なお旧土地台帳によると、下湯にあたる土地が登記上「中田重治」の所有となるのが一九二五年二月一八日のことであり、『大阪朝日新聞』や「湯ノ峰温泉の権利譲渡」に記される調停の日付一九二五年「二月十一日」と非常に近接しており、何らかの関係性があるとも考えられるが詳細は不明である。

以上から、湯の峰温泉の鉱泉地が村有となり、湯の峰温泉が実質とも四村村営の「四村温泉」となった後に「四村温泉浴場及温泉使用条例」や「施行細則」を制定することになり、その議論の最中にハンセン病者の入湯を拒絶する議論が登場したのではないだろうか。すでに温泉経営や施設改良などから下湯にハンセン病者を分離してはいたが、村営の温泉となる機会に際し「理由書」のような「社会公益ノ精神ニテ理想的ニ経営スル」ためには「該温泉ノ設備ノ極メテ不完全ナル」状況が問題化し、「四村温泉」からハンセン病者を完全に排除しようとする動きが顕になって「他ノ入浴者ニ不快ノ感情ヲ起サシムル恐アリト認ムル容貌若クハ形態ノ者」及び「伝染性疾患アル者若クハ其疑アリト認ムル者」に結実したのではないか。村営となることは国家の末端に位置づくことであり、すでに一九〇七（明治四〇）年の「癩予防ニ関スル件」が適用された社会における病者の位置を象徴しているかのようである。条例は一九二九年四月一日から施行された。

また、これとほぼ同時期の一九二四年には、先に引用した「鉱泉場取締規則」が「浴場及浴場営業取締規則」に改定され、入浴を拒否すべき対象に「人ノ嫌忌スヘキ疾患者重キ皮膚病患者」が明記されており、この一文も条例に影響を及ぼした可能性を指摘することができる（「浴場及浴場営業取締規則」『和歌山県令類纂』一九三九年）。

しかしながら、ハンセン病者たちが暮らす下湯は個人所有のものであり、決して村有地ではなかったことから、この条例の範疇外に存在していたと考えることも可能である。ましてや全患者を隔離の対象とする癩予防法も存在しておらず、下湯で暮らす病者たちは「療養ノ途ヲ有セズ」患者とはみなされていないのであるから、その土地で暮らし続けることは可能であったはずである。にもかかわらず、病者たちは下湯から追われることになる。

下湯への給湯停止

「四村温泉浴場及温泉使用条例」が施行された一九二九年、一時期、下湯の温泉料滞納問題から給湯が停止された（『紀伊新報』一九二九年九月一五日）。それはほどなく解決するが、翌一九三〇年、四村の村会において「下湯温泉給湯廃止及湯料免除ノ件」の審議が行われた。それは同年中の下湯への給湯停止と四月以降の湯料の免除についての議案に関する審議であった。

それが村会に提起された理由は、多数の入湯者は「本村ノ発展」につながるが、下湯のハンセン病者の存在が「来遊人士ニ不快ヲ感セシムル」ことからその妨げになりかねず、病者の退去を求めたが退去しないので給湯停止とする、というものであった。

上記の議案の審議過程で村会議員から出された賛成意見は、「衛生上ノ見地」や「湯峰ノ発展」のためというものであり、これは提起理由で示された、ハンセン病者の存在が「来遊人士ニ不快ヲ感セシムル」という、温泉振興からの危機意識の表明であった。これらは一九〇三年の「土地改良ニ関スル村会開会願」とほぼ同じ論理であり、村としてはこれまでも条例などで病者の徹底的な「退去」を目論んできたがそれが叶わず、最終手段の給湯停止にいたるということであろうか。

ただし、拙速な決議を迂回するようにという慎重論も出されている。「一応彼レ等ト協議ヲ遂ゲルノ要アリト信ズルヲ以テ、本案ヲ議決スルコトハ反対」する意見、「給湯ヲ廃止スルトセバ混乱ヲ来シ拾収スルコト能ハサルノ事態ヲ惹起スベキ」として議決を延長するよう促す意見などであった。結局、意見表明した五人のうち、賛成三人、反対二人であったが、慎重論が繰り返し出されたことから議案は議決延期となり、二カ月後に「再開された村会で議決された」という（『本宮町史』通史編、二〇〇四年）。

村会議員から慎重論が表明されたことと対照的に、村当局の態度は冷酷なものであった。ある議員からの「本件ニ関シ、彼レ等ト協議セシコトアリヤ否ヤ」との質問に、「協議ヲ為シタルコトナキ」と助役は答えている。下湯への給湯停止が検討されている段階で、そこで暮らすハンセン病者と協議をしていないと、村の助役が答弁しているのである。有無も言わせず即刻給湯停止に持ち込みたいという四村の態度が顕になった答弁である（「湯峰下湯給湯廃止に関する村会審議」『四村役場文書』昭和五年「会議甲」、『本宮町史』近現代史料編、二〇〇〇年）。

その後、事態はどのように推移していったのであろうか。一九三〇年四月五日の『大阪朝日新聞』は、「湯峰温泉の下湯を廃止　入湯客誘引策に村会で可決　癩患者の姿を消さす」というタイトルでその様子を報じ、「同温泉は例の小栗判官の伝説で知られ古来癩病に効果ありと伝へられているので不幸な人々は諸国から一種の慰めと希望をもってここに入湯したものであるが、今後はそれが出来なくなったわけである」と説明を加えている。五月一八日に同じく『大阪朝日新聞』が「湯の峰に教会設置申請　地元では癩患者送還方針」との記事を掲げており、そこでは小倉兼治が「今回同地に教会を設置すべく十五日支庁を経て県知事へ認可を申請した」と報じ、続けて「同村では温泉の周囲に患者の住居することは温泉地繁栄に支障を来たすといふので温泉の送給を中止することにしたが、それでは現在入湯を唯一の慰安としている人達に取って余りにも気の毒だとの説もあり目下保留の形で結局穏当な方法により漸次原籍地へ帰国せしむるやうな方針を採る模様」と解説している。時期は定かではないが、議決された給湯停止は一時期保留状態などを経て実施されたのであろう。

翌年、一九三一年二月一三日の湯の峰温泉の経営が議題となった村会では「癩病患者ノ処置ニ関スル件」も議事として挙げられており、「警察所《ママ》ト打合、新ニ東湯元患者ヲ厳重ニ取締リ、現在員中ニ於テモ可成諭示帰郷ヲ促シ患者ノ減少ヲ取計」うとされている（「湯峰温泉経営に関する村会協議会」『四村役場文書』昭和六年「協議会決議録」、『本宮町史』近現代史料編、二〇〇〇年）。前年の村会議決により給湯は停止されてはいても、下湯は村有地ではないのであるから当然居住し続けていた病者がいたのであろう。それに対して警察と四村が協力して病者の「減少」のために動いていたことがわかる。同年六月二六日の『大阪朝日新聞』にも「湯峰に集る癩患者を岡山県に移す」との記事があり、湯の峰のハンセン病者は「同村の一問題となっているが、今同右患者約十八名を岡山県邑久郡裳掛村の国立癩療養所に移す計画あり、二十三日県から植野衛生課長同地に出張、実情を調査した」と報じている。

　小倉兼治の著書にもその頃の様子が記されている。小倉は同年、前年に開園した愛生園の園長光田健輔から手紙を受け取り、それには「湯之峰《ママ》に居る患者を皆連れて愛生園に来るように……」と書かれてあった。その数日後には、「和歌山県衛生課長が来峰し「岡山県に愛生園というよい病院が出来たから此所に居る患者はそこに入園してはどうか」」と言われたことも記している。さらにはその数日後の七月一六日には本宮警察署長が来て、「来る七月二十《ママ》までに此所を立ちのいていなければ、強制的にトラックで長島愛生園へ送る」と言い渡されたという。七月一六日といえば全患者隔離を謳った癩予防法は成立してはいたが、施行日の八月一日まで半月を残す時期である。上記の新聞報道とも事実関係が合致し、県と警察と療養所が連携し、まず療養所入所を勧め、従わなければ「強制的に」という段階がよくわかる記述である。結局、小倉の発案で七月一八日、病者たちは一〜二人を残して安倍牧師のいる草津を目指して旅立った。[6]

　本章をまとめると以下のようになる。湯の峰温泉が村営になったのを契機として「四村温泉浴場及温泉使用条例」でまずハンセン病者の入湯を拒絶した四村は、下湯に居続ける病者たちに対して給湯停止という手段で排除を完遂しようとした。その排除の論理は、「土地改良ニ関スル村会開会願」から存在していた温泉振興からの浴客減少や衛生面からの施設改善などへの危機意識であった。しかしながら病者たちは村有地でない下湯をすぐさま立ち退くことはなく、最終的には癩予防法施行直前に療養所と県、警察が連携することにより、病者たちは湯の峰温泉を離れていった。

　なお、その後の病者たちの動向であるが、草津に向かった者たちは安倍千太郎が設立した「草津明星団」に合流して宗教活動を継続したことが小倉の著書には記されている。また、湯の峰に残った者たちは一九三二年に長島愛生園に入所したことが、園所蔵の資料から判明する。その年に入所した「浮浪者　一一三人」のうちに数えられており、「和歌山　湯峯　二人」と記されている（愛生園蔵「患者記録関係」昭和七年、『長島は語る』岡山県ハンセン病関係資料集　前編、二〇〇七年）。

おわりに

ここまで和歌山県の湯の峰温泉を舞台に、地域共同体がハンセン病者をどのように排除しようとしたのか、時系列に明らかにしてきた。

まず健康者と病者とが「混浴」する現状に対して、「土地改良」という名目でハンセン病者の入湯場を別にしようとの要望が湯の峰区から出された。一九〇三（明治三六）年という「癩予防ニ関スル件」以前の時期ではあったが、「町村衛生事務条項」や「町村衛生委員事務取扱手続」「鉱泉湯治場取締規則」などで衛生面からの施設改善や伝染病対策を迫られ、かつ湯治客減少という温泉振興に課題を抱えた湯の峰温泉は、ハンセン病者の浴場を別にすることで対処しようとしたのだった。

その動きは、温泉地が村有地となり湯の峰温泉が実質とも村営となるとさらに明確化し、一九二九（昭和四）年には「四村温泉浴場及温泉使用条例」を策定するにあたり、ハンセン病者の入湯を拒絶する文言を入れるに至った。しかしながら、ハンセン病者たちの居住する下湯は土地建物とも村の所有ではなく、また「癩予防ニ関スル件」で隔離対象とされる資力のない病者とは見なされてもいないことから、病者たちはその場で暮らし続けていた。温泉地からの病者排除を貫徹しようとする四村は、病者たちの入湯場への給湯停止という手段をとる。それでも居続ける病者に対し、一九三一年の「癩予防法」施行直前、和歌山県と警察、そして療養所が連携して病者を療養所への隔離に導いた。

ハンセン病者を地域共同体の周縁に別置し、やがて外へ排除しようとする過程は、「癩予防ニ関スル件」から「癩予防法」というハンセン病関連法よりも先んじた形で、湯の峰温泉においては展開された。それは前近代からハンセン病者の入湯場を有した同地において、温泉振興や衛生面からの施設改良などといった温泉の近代化が課題となったとき、近代化の「証明」として実行されたのがハンセン病者の排除であったということではなかろうか。それは文明国を目指した日本が、ハンセン病者を「国辱」として隔離施策に着手していく過程と通底しながらも、身近な湯治客として存在していたはずの病者に対する地域社会からの明確な拒絶であった。

また、当初は湯の峰区から出されていた病者排除の要望は、温泉が村営となるにいたって四村という地方自治体の要望となった。そのとき、それは条例をはじめ法的機能をもつにいたり、具体的には病者の入湯を拒絶する文言を条例に明記し、また実際に給湯停止に踏み切るなど、より強権的な動きとして展開されていった。そして最終的には和歌山県や警察、そして国立療養所などと一体化して動き、たとえ私有地であってもそこに暮らすことは許されないという圧倒的な人権侵害として病者に作用していったのである。このことはまさしく国家の末端に位置付けられた市町村が、県や国と連動しながらハンセン病者を療養所に隔離していく無らい県運動の一翼を担った姿であった。

それを可能にする論理は、湯の峰温泉に限っていうならば、近代的な温泉地として衛生対策を講ずるなかに伏在していた。それは前近代から湯治客としてハンセン病者を迎えてきた歴史や経験をもつ湯の峰温泉の特殊な事情に起因するのかどうか、それを明らかにするためにも、さらに他の市町村の動きを追っていく必要性があろう。

ただし、当時の四村において、数は限られているもののハンセン病者排除を志向するものだけではない多様な意見が存在していたこともまた事実である。すでに矢野治世美が記事を紹介しているように、「四村温泉浴場及温泉使用条例」の内容が論議されている時期に、一村民から地域住民に対して「癩患者収容所」建設の計画が提案されていたり（『紀伊新報』一九二八年一一月二二日）[7]、病者の立ち退きを求める村議に対し「彼らも人の子だ、善良な神の子だ」として異論を唱える記事もあった（同一九二九年九月一五日）。また下湯への給湯停止の審議をする村議に対して、「諸君に癩患者の悩み苦しみを自分も共に分かち担はふとする悲壮な決心をして貰ふことは到底出来ない相談だらうか」と給湯停止に批判的な意見が掲載されることもあった（同一九三〇年二月四日）。しかしながら「癩予防法」以降は、そのような声が新聞に掲載されたり公的に表明されることもなくなっていく[8]。

ハンセン病者の排除を完遂した湯の峰温泉は、その後「淋しい山峡にあだっぽい上方女のサーヴィスを行ふことゝなった」と報じられるように観光地として模索していく（『大阪朝日新聞』一九三二年六月二六日）。それは、病者を含めた多様な湯治客を迎え入れてきた温泉としての歴史や文化を失う過程であったのではないか[9]。二〇〇三（平成一五）年の黒川温泉ハンセン病回復者宿泊拒否事件も、その延長線上に位置付けることが可能なのかもしれない。

追記　本稿を完成させるにあたり、和歌山人権研究所の矢野治世美氏にはひとかたならぬお世話になった。和歌山の部落史編纂会による調査で収集された新聞記事を提供いただいたり、資料や文献の所在などについても的確なご助言をいただいた。心からお礼を申し上げる次第である。

註

（1）服部英雄「いまひとすじの熊野道――小栗街道聞書」（『峠の歴史学　古道をたずねて』朝日新聞社、二〇〇七年）、伊藤克己「江戸時代の温泉と「癩病」――適応・禁忌と泉質・陽性」（日本温泉文化研究会『湯治の文化誌　論集温泉学Ⅱ』岩田書院、二〇一〇年）など。

（2）武田軍治『地下水利用論』（岩波書店、一九四二年）に、附録として「鉱（温）泉取締に関する地方庁令」の一覧が掲載されているが、そのうち最も早くに法律を整備したのが静岡県で一八八四（明治一七）年とされている。

（3）安倍千太郎は「ライ者の伝道はライ者の手で」との信念から、一九二二（大正一一）年に草津明星団（のち草津ホーリネス教会）を結成し、病者への伝道活動を行った。安倍にとって中田重治は宗教活動における師であり、公私にわたって交流があった。なお安倍の死後は、草津での伝道活動の中心は小倉が担った（森幹郎『足跡は消えても——人物日本ライ小史』財団法人日本生命済生会、一九六三年）。

（4）引用資料の『四村役場文書』『四村村会議事録』のうち、『本宮町史』所載のもの以外は、田辺市本宮行政局に保管されている資料である。以下、資料末尾に『本宮町史』との記載のないものはすべて同じ。資料閲覧にご尽力いただいた田辺市教育委員会の担当者の方々に感謝申し上げる。

（5）千家哲麿「湯ノ峰温泉の権利譲渡」（『温泉法に関する文献』国際観光局、一九三九年）によると、「湯ノ峰区及四村は夫々別個に之を請願したため、競願の形となり」とあり、払下げ要求は湯の峰区からも出されていたようである。詳細な事情は不明であるが、温泉資源や共同浴場の管理と利用権が明治以降課題となることがあり、この場合も湯の峰区と四村の間でどちらに管理・利用権があるのかで対立が生まれたのではないかと考えられる。

（6）小倉によると、湯の峰出発にあたり諸準備を重ねていたところ、「癩患者の住った家屋は取り壊して焼却せねばならないからその手数料を置いて行け」と「村の顔役が却ってこちらの足許を見すかし強談判に来た」という。土地建物とも中田重治の所有地となってはいたが、独断でそれらを売却することで現金を手にし、草津への旅費としたと記している。

（7）矢野治世美によると、「湯の峰は癩病患者収容所　玉置氏計画」との表題で、村長を務めたこともある玉置喜代作がハンセン病者収容所の建設を計画していることが報じられているという。玉置については部落改善事業に携わった経験をもつことなど、矢野の論考に詳しい。

（8）このような多様な声がありながら、その後、なぜ日本社会が病者を療養所への隔離収容というひとつの在り方に収斂していくのか、その点こそ明らかにされるべき大きな課題であると考える。多様な考えや多様な病者の存在形態があったことは事実であろうが、それが全体のものとならなかった点にこそ、ハンセン病問題の本質が存在するのではなかろうか。

（9）鈴木則子は、このような動きに対し「たんに温泉地経営の延長線上にあるかぎり、温泉が病者の心身を受けとめる場として再生することは困難である」と述べている。詳細は鈴木則子「温泉の歴史学」（日本温泉文化研究会『湯治の文化誌』論集温泉学Ⅱ、岩田書院、二〇一〇年）。

あとがき

「無らい県運動研究会」における討議を重ねる過程で私たちが痛感したのは、日本のハンセン病隔離政策の世界に例をみない特徴とされてきた「無らい県運動」について、その全体像を解明する作業の難しさである。その難しさは、無らい県運動における運動主体の多様性やメカニズムの重層性に起因しており、視点をどこに置いて分析するのかによって、全く違った様相を呈するため、議論が噛み合わないということがしばしば出来することになった。

多くは、検討会の討論において調整されたが、参加者の全員一致を得られた論点はむしろ少ない。その意味で本書は、各テーマごとの執筆者の意見の集合であり、研究会としての統一的な見解ではないということをお断りしておきたい。

ただ、こうした限界にもかかわらず、本書は、無らい県運動についてのはじめての総合的研究であり、日本のハンセン病隔離政策の本質的な特徴を明らかにするものとして歴史的な意義を有するものとなったのではないかと自負している。

とりわけ、無らい県運動が末端における排除の加害者として地域住民が動員されることによってその目的を達成するに至ったという特徴を有しており、これを可能にした社会の構造や住民意識の病理が今なお温存されたままであるということを本書からお読みとりいただければと願っている。

最後に、本書がこのような形で公刊されることになったのは、六花出版の山本有紀乃さんの献身的な作業の賜物であり、執筆者を代表して、心からお礼を申し上げる。

二〇一四年四月

執筆者を代表して

徳田靖之

ハンセン病絶対隔離政策と日本社会《びょうぜったいかくりせいさくとにほんしゃかい》——無《む》らい県運動《けんうんどう》の研究《けんきゅう》

著者——無らい県運動研究会（共同代表＝内田博文・徳田靖之）
定価——本体二、八〇〇円＋税
発行日——二〇一四年五月一一日　初版第一刷
発行者——山本有紀乃
発行所——六花出版
〒一〇一-〇〇五一　東京都千代田区神田神保町一-四二　電話〇三（三二九三）八七八七　振替〇〇一二〇-九-三二二五二六
組版——冬弓舎
印刷・製本所——モリモト印刷
装丁——臼井弘志
写真提供——菊池恵楓園入所者自治会（カバー・表紙・一二五ページ・二四四ページ）
真宗大谷派解放運動推進本部（一〇九ページ）
矢野治世美氏（第Ⅱ部扉）
ISBN978-4-905421-55-9
©Muraiken-undō Kenkyūkai　2014